拉曼光谱技术肿瘤学应用

主 编 张 蔷

科学出版社

北 京

内 容 简 介

本书侧重于介绍拉曼光谱技术在肿瘤学的应用，在概括介绍拉曼光谱技术的基础上，系统阐述了拉曼光谱技术在血液系统肿瘤、头颈部肿瘤、肺部肿瘤、消化系统肿瘤、泌尿系统肿瘤、骨与软组织肿瘤、女性恶性肿瘤筛查和早诊早治中的应用。

本书体现了当前拉曼光谱技术在肿瘤学的应用进展，可供基础医学科研技术人员和肿瘤诊疗领域研究生参考。

图书在版编目（CIP）数据

拉曼光谱技术肿瘤学应用 / 张蔷主编 . -- 北京 : 科学出版社，2025.6. -- ISBN 978-7-03-081839-3

Ⅰ. R73

中国国家版本馆CIP数据核字第2025KJ7644号

责任编辑：丁慧颖　沈红芬 / 责任校对：张小霞
责任印制：肖　兴 / 封面设计：吴朝洪

科 学 出 版 社 出版
北京东黄城根北街16号
邮政编码：100717
http://www.sciencep.com

北京建宏印刷有限公司印刷
科学出版社发行　各地新华书店经销

*

2025年6月第 一 版　开本：787×1092　1/16
2025年6月第一次印刷　印张：13 3/4
字数：310 000
定价：148.00元
（如有印装质量问题，我社负责调换）

《拉曼光谱技术肿瘤学应用》编写人员

主　编　张　蔷　天津医科大学总医院
副主编　梁昊岳　中国医学科学院血液病医院（中国医学科学院血液学研究所）
　　　　　魏常娟　天津医科大学总医院
　　　　　苗雨阳　天津医科大学总医院
　　　　　孔晓冬　天津医科大学总医院
编　者　（按姓氏笔画排序）
　　　　　于佳兴　天津医科大学肿瘤医院
　　　　　孔晓冬　天津医科大学总医院
　　　　　石茹雪　中国医学科学院血液病医院（中国医学科学院血液学研究所）
　　　　　齐金锋　天津医科大学总医院
　　　　　李　颖　天津医科大学总医院
　　　　　张　蔷　天津医科大学总医院
　　　　　苗雨阳　天津医科大学总医院
　　　　　周珂轩　西北大学附属第一医院（西安市第一医院）
　　　　　梁昊岳　中国医学科学院血液病医院（中国医学科学院血液学研究所）
　　　　　魏常娟　天津医科大学总医院

序　言

在现代医学发展的漫漫长路上，肿瘤始终是一座横亘在人类健康前的高山，许许多多医学工作者倾尽全力，只为寻找一条翻越它的道路。作为该书的主编，张蔷教授带领着一支充满活力与创新精神的年轻团队，他们身处临床与医学基础研究一线，深切体会到肿瘤给患者带来的巨大痛苦，也敏锐洞察到现有诊断与治疗手段的局限性。"博极医源，精勤不倦"，《拉曼光谱技术肿瘤学应用》这部专著，正是这群怀揣热忱的年轻医生，在这条艰辛道路上留下的坚实足迹。

拉曼光谱是1928年由印度科学家C. V. 拉曼首先发现的，他因此于1930年获得诺贝尔物理学奖。拉曼光谱技术在20世纪70年代开始应用于医学领域，20世纪90年代开始逐渐用于肿瘤领域的研究。

拉曼光谱看似深奥晦涩，实则蕴含着解开肿瘤奥秘的关键密码。通过捕捉光与生物分子相互作用产生的独特散射信号，它能像一名微观世界的侦探，精准揭示肿瘤细胞在分子层面的细微变化。从细胞内核酸、蛋白质、脂质的异常分布，到肿瘤组织特有的代谢物特征，拉曼光谱都能一一呈现。

在肿瘤诊断领域，早期精准诊断是提高患者生存率的关键。传统诊断方法往往依赖有创活检或复杂的影像学检查，而拉曼光谱技术为无创、快速、精准诊断带来了新希望。本书编者通过大量临床样本的收集与分析，验证了拉曼光谱在多种肿瘤早期筛查中的可行性与可靠性。他们的研究成果，有可能改写未来肿瘤诊断的临床路径，让更多患者在疾病萌芽阶段就能得到及时诊治。

在肿瘤精准治疗方面，拉曼光谱同样展现出巨大潜力。手术中，如何确保肿瘤组织被彻底切除，同时最大限度保留正常组织，一直是外科医生面临的难题。借助拉曼光谱实时分析，医生能够在手术台上迅速区分肿瘤与正常组织边界，实现精准切除。不仅如此，在评估肿瘤治疗效果、监测肿瘤复发等方面，拉曼光谱也为临床医生提供了全新的量化指标，助力制订更科学、更个性化的治疗方案。

《拉曼光谱技术肿瘤学应用》是本书编者在繁忙的临床工作之余，投入大量时间和精力进行科研探索的成果。他们查阅大量文献，反复进行实验验证，深入临床一线收集数据。每一个实验结果、每一段文字论述，都凝聚着他们的心血与汗水。尽管研究过程中遭遇诸多挫折与挑战，但他们凭借对医学事业的热爱和对患者的责任感，"敬佑生命，救死扶伤"，始终坚持不懈。

相信该书会为肿瘤诊疗领域注入新活力，为更多投身肿瘤研究与治疗的同行提供宝贵的知识和经验。也期待拉曼光谱技术能在未来的肿瘤诊疗临床实践中广泛应用，为肿瘤患者带来更多治愈的希望。让我们携手共进，为攻克肿瘤这一医学难题、守护人类健康而不懈努力！

张建宁
2025年1月

前 言

在医学科学的漫长探索历程中,肿瘤的诊断与治疗始终是备受瞩目的研究热点。肿瘤作为一类严重威胁人类健康的疾病,其复杂的病理生理机制和多样化的临床表现,使得对其精确诊断和有效治疗成为医学界面临的重大挑战。在临床实践中,传统的肿瘤诊断手段,如影像学检查和组织病理学分析,虽然发挥着至关重要的作用,但亦存在一定的局限性。尽管影像学检查能够提供关于肿瘤形态和位置的信息,但其检测肿瘤早期微观病变及分子层面变化的能力相对受限。组织病理学分析作为肿瘤诊断的"金标准",具有侵入性,给患者带来一定的创伤。此外,在样本获取、处理及诊断准确性方面,组织病理学分析仍面临诸多挑战。因此,探索一种更为精确、无创且快速的肿瘤检测技术,已成为医学研究领域亟待解决的问题。

拉曼光谱技术,作为一种前沿的分子振动光谱技术,近年来在肿瘤学研究领域崭露头角,显示出独特的优势与巨大的研究潜力。该技术利用光与物质相互作用时产生的拉曼散射效应,能够获取物质分子的振动能级信息,进而提供分子结构和组成的特征性"指纹"。该技术展现了非侵入性、高特异度和高灵敏度的特性,能够在分子层面实现对肿瘤的实时、原位检测与分析。它为肿瘤的早期筛查、诊断、病理分型及治疗监测提供了创新的视角和有力的工具。

在早期发展阶段,因拉曼散射信号强度较低及技术手段的局限性,拉曼光谱技术的应用受到了显著制约。直至20世纪60年代,激光技术的诞生为拉曼光谱技术的发展带来了关键性的机遇。激光的高亮度与单色性显著提升了拉曼散射信号的强度,进而大幅增强了拉曼光谱仪的性能,促进了该技术在化学、材料科学等领域的广泛运用。表面增强拉曼散射(SERS)技术的问世,显著提升了拉曼光谱的检测灵敏度,使其能够探测微量物质。SERS技术依托金属纳米结构的表面等离子体共振效应,实现了对拉曼散射信号的显著增强,从而为拉曼光谱技术在生物医学领域的应用提供了可行性。此外,拉曼光谱技术与其他技术的联合应用,如与显微镜技术的结合,形成了拉曼显微镜技术,实现了对样本微区的分析与成像;与光纤技术的结合,发展出了光纤拉曼光谱技术,便于在活体组织中进行原位检测;与纳米材料的结合,显著提升了拉曼光谱的增强效应,新型拉曼光谱仪展现出更高的分辨率与更快的检测速率;与机器学习及人工智能算法的结合，显著提升了拉曼光谱数据分析的精确度与效率，实现了自动化诊断与分类的可能。

本书全面论述了拉曼光谱技术在多种肿瘤疾病筛查和早诊早治中的应用成果，涵盖了血液系统肿瘤、头颈部肿瘤、肺部肿瘤、消化系统肿瘤、泌尿系统肿瘤、骨与软组织肿瘤及女性恶性肿瘤等多个领域。拉曼光谱技术能够实现对肿瘤细胞与正常细胞的分子差异的检测。通过对组织或生物体液（如血液、尿液等）的拉曼光谱进行深入分析，可以揭示早期肿瘤的征兆。拉曼光谱技术能够在分子层面揭示肿瘤细胞代谢的改变，以及生物大分子（包括DNA、RNA、蛋白质、脂质等）的结构与含量变化，为深入理解肿瘤的发病机制、病理分型及治疗靶点提供关键性的科学依据。拉曼光谱技术具备检测循环肿瘤细胞、肿瘤细胞外泌体等生物标志物的能力，从而实现对肿瘤转移的早期监测。拉曼光谱技术具备实时监测肿瘤组织在治疗前后分子变化的能力，进而对治疗效果进行评估。在化疗过程中，拉曼光谱技术能够实现对肿瘤细胞内药物作用靶点及代谢变化的精确检测，从而评估化疗药物的疗效，并对患者的预后进行预测。在放射治疗领域，拉曼光谱技术能够有效监测放射治疗对肿瘤组织及其周边正常组织的作用效果，从而预防放射治疗的过度或不足。此外，该技术亦可应用于评估新开发抗肿瘤药物的治疗效果，为药物研发提供关键性的参考数据。

拉曼光谱技术，作为一种具备巨大潜力的肿瘤诊断与研究工具，为肿瘤精准医疗领域带来了新的机遇与希望。尽管目前仍存在若干挑战，但随着技术的持续进步与完善，拉曼光谱技术在肿瘤防治领域的应用前景将日益广阔。通过本书，读者将能够深入了解拉曼光谱技术在肿瘤学研究领域的重要性及其应用潜力。本书将为致力于肿瘤学研究、临床诊断及治疗的人员提供具有参考价值的资讯和启示。本书旨在引发科研工作者及临床医师对拉曼光谱技术在肿瘤学领域应用的关注，共同促进该领域研究的深入发展，并为攻克肿瘤疾病这一全球性挑战贡献智慧与力量。坚信在不远的将来，拉曼光谱技术将在肿瘤的诊断与治疗过程中扮演更为关键的角色，为肿瘤患者带来更多的希望与福祉。最后，我们衷心感谢所有为本书撰写和出版提供支持的同仁。鉴于光谱技术与肿瘤学领域的快速进展，本书无法覆盖该领域所有最新研究成果，对于书中存在的疏漏与不足，我们诚恳地期待读者的批评与指正。

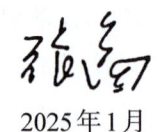

2025年1月

目 录

第一章　拉曼光谱技术在肿瘤筛查和早诊早治中的应用 …………………………… 1
　第一节　肿瘤概述 ………………………………………………………………… 1
　第二节　拉曼光谱技术简介 ……………………………………………………… 5
　第三节　拉曼光谱技术在肿瘤筛查中的应用 …………………………………… 19
　第四节　拉曼光谱技术在肿瘤早诊早治中的应用 ……………………………… 20

第二章　拉曼光谱技术在血液系统肿瘤筛查和早诊早治中的应用 ………………… 28
　第一节　血液系统肿瘤概述 ……………………………………………………… 28
　第二节　拉曼光谱技术在白血病筛查和早诊早治中的应用 …………………… 30
　第三节　拉曼光谱技术在骨髓增生异常综合征筛查和早诊早治中的应用 …… 52
　第四节　拉曼光谱技术在恶性淋巴瘤筛查和早诊早治中的应用 ……………… 69
　第五节　拉曼光谱技术在其他血液系统肿瘤筛查和早诊早治中的应用 ……… 70
　第六节　结论与展望 ……………………………………………………………… 76

第三章　拉曼光谱技术在头颈部肿瘤筛查和早诊早治中的应用 …………………… 81
　第一节　头颈部肿瘤概述 ………………………………………………………… 81
　第二节　拉曼光谱技术在甲状腺肿瘤筛查和早诊早治中的应用 ……………… 84
　第三节　拉曼光谱技术在鼻咽肿瘤筛查和早诊早治中的应用 ………………… 86
　第四节　拉曼光谱技术在喉部肿瘤筛查和早诊早治中的应用 ………………… 89
　第五节　结论与展望 ……………………………………………………………… 92

第四章　拉曼光谱技术在肺部肿瘤筛查和早诊早治中的应用 ……………………… 97
　第一节　肺部肿瘤的概述 ………………………………………………………… 97
　第二节　拉曼光谱技术在肺腺癌筛查和早诊早治中的应用 …………………… 103
　第三节　拉曼光谱技术在肺鳞状细胞癌筛查和早诊早治中的应用 …………… 106
　第四节　结论与展望 ……………………………………………………………… 110

第五章　拉曼光谱技术在消化系统肿瘤筛查和早诊早治中的应用 ………………… 114
　第一节　消化系统肿瘤的概述 …………………………………………………… 114
　第二节　拉曼光谱技术在食管肿瘤筛查和早诊早治中的应用 ………………… 119

第三节　拉曼光谱技术在肝脏肿瘤筛查和早诊早治中的应用 …………………… 122
　　第四节　拉曼光谱技术在胃部肿瘤筛查和早诊早治中的应用 …………………… 125
　　第五节　拉曼光谱技术在结直肠肿瘤筛查和早诊早治中的应用 ………………… 130
　　第六节　拉曼光谱技术在胰腺肿瘤筛查和早诊早治中的应用 …………………… 133
　　第七节　结论与展望 ………………………………………………………………… 137

第六章　拉曼光谱技术在泌尿系统肿瘤筛查和早诊早治中的应用 ………………… 144
　　第一节　泌尿系统肿瘤的概述 ……………………………………………………… 144
　　第二节　拉曼光谱技术在肾脏肿瘤筛查和早诊早治中的应用 …………………… 151
　　第三节　拉曼光谱技术在膀胱肿瘤筛查和早诊早治中的应用 …………………… 154
　　第四节　拉曼光谱技术在前列腺肿瘤筛查和早诊早治中的应用 ………………… 160
　　第五节　结论与展望 ………………………………………………………………… 163

第七章　拉曼光谱技术在骨与软组织肿瘤筛查和早诊早治中的应用 ……………… 171
　　第一节　骨与软组织肿瘤的概述 …………………………………………………… 171
　　第二节　拉曼光谱技术在骨肿瘤筛查和早诊早治中的应用 ……………………… 175
　　第三节　拉曼光谱技术在软组织肿瘤筛查和早诊早治中的应用 ………………… 177
　　第四节　结论与展望 ………………………………………………………………… 178

第八章　拉曼光谱技术在女性恶性肿瘤筛查和早诊早治中的应用 ………………… 182
　　第一节　乳腺癌和妇科恶性肿瘤的概述 …………………………………………… 182
　　第二节　拉曼光谱技术在乳腺癌筛查和早诊早治中的应用 ……………………… 186
　　第三节　拉曼光谱技术在宫颈癌筛查和早诊早治中的应用 ……………………… 192
　　第四节　拉曼光谱技术在卵巢癌筛查和早诊早治中的应用 ……………………… 196
　　第五节　拉曼光谱技术在子宫内膜癌筛查和早诊早治中的应用 ………………… 201
　　第六节　结论与展望 ………………………………………………………………… 203

第一章

拉曼光谱技术在肿瘤筛查和早诊早治中的应用

第一节 肿瘤概述

在国际肿瘤研究机构（International Agency for Research on Cancer，IARC）的最新评估中，汇总了2022年全球185个国家和地区36种肿瘤的发病率及死亡率等相关数据，2022年新发肿瘤病例近2000万例，因肿瘤死亡人数达到970万。在2022年，肺部恶性肿瘤成为全球范围内最频繁诊断出的肿瘤类型，其新发病例数达到近250万，占全球肿瘤总发病例数的12.4%。紧随其后的是女性乳腺癌（占11.6%）、结直肠肿瘤（占9.6%）、前列腺肿瘤（占7.3%）及胃部肿瘤（占4.9%）。肺部肿瘤作为肿瘤致死的主要因素，据估计其死亡人数达到180万，占总肿瘤死亡人数的18.7%，紧随其后的是结直肠肿瘤（占9.3%）、肝部肿瘤（占7.8%）、女性乳腺癌（占6.9%）、胃部肿瘤（占6.8%）。在肿瘤的病例和死亡率方面，乳腺癌和肺部肿瘤分别位居女性和男性肿瘤疾病之首。根据人口统计学的预测模型分析，至2050年，肿瘤疾病的新增病例数预计将增至3500万例。在肿瘤学研究中，除甲状腺肿瘤之外，其余各类肿瘤的男女发病率之比均超过1。在死亡率方面，肿瘤作为第二大死因，紧随缺血性心脏病之后，共导致897万人死亡，然而，其有可能于2060年跃居为首要死因。在一般人群中，肺、肝和胃部肿瘤的死亡率最高。特别是，肺部恶性肿瘤是男性因肿瘤死亡的首要原因，而乳腺癌则是女性因肿瘤死亡的主要因素。前列腺肿瘤与甲状腺肿瘤的预后状况最为良好，相比之下，食管肿瘤、肝脏肿瘤，特别是胰腺肿瘤的预后则显著较差，其5年生存率普遍低于20%。在女性群体中，乳腺癌不仅是最为常见的肿瘤类型，也是导致肿瘤死亡的首要原因，紧随其后的是结直肠肿瘤与肺部恶性肿瘤，而宫颈癌的发病率与死亡率均位居第四位。对于45岁以下的患者而言，骨肉瘤、软组织肉瘤、年轻女性中的乳腺肿瘤、白血病/淋巴瘤、脑肿瘤及肾上腺皮质肿瘤是最为常见的肿瘤类型。然而，值得注意的是，最常诊断的肿瘤类型及导致肿瘤死亡的主要原因，在各国之间乃至每个国家内部均存在显著差异，这一状况受到经济发展水平及与之相关的社会因素和生活方式因素的影响。

肿瘤是一种由基因组或分子层面的变异而引发的异质性、多因素性疾病。这些变异导致细胞失控增殖，最终形成恶性肿瘤。肿瘤可能源于多种类型的细胞生理系统紊乱，其起源可能涉及分子、细胞、组织乃至器官水平上的连续性改变，进而影响整个有机体的生理功能。肿瘤研究应当更加聚焦于肿瘤的起源机制，而不仅仅是如何抑制其生长或诱导细胞凋亡。从进化论的视角来看，肿瘤的发展似乎是由一系列体细胞突变驱动，这些突变赋予了肿瘤细胞适应不断变化微环境的能力。肿瘤细胞的自发性突变所驱动的进化构成了药物和治疗方案抵抗的主要难题。肿瘤的特异性和多样性为理解相应的疾病及制定治疗策略带来了多重挑战。肿瘤细胞作为寄生于人体内的细胞，通过利用正常细胞的营养物质和代谢产物实现其增殖。它们掌握了劫持代谢途径的策略，并能够利用组织微环境，同时具备伪装能力，以规避免疫细胞的攻击。肿瘤细胞的遗传多样性和免疫逃逸机制使得其治疗面临更大的挑战。以往的研究已经涉及遗传学、分子生物学、生物化学、生物物理学、免疫学、基因组学、蛋白质组学、系统生物学及计算生物学等多种学科和技术方法。

尽管累积的证据揭示了系统化和针对性方法在肿瘤医学领域潜在的趋势，化疗依旧作为主要的治疗手段。研究旨在提升化疗药物的选择性、降低副作用、增强治疗效果，以及探索诸如靶向治疗、免疫治疗和个性化医疗等新兴治疗策略，对于提升肿瘤患者的生存率和生活质量具有至关重要的意义。抗肿瘤药物在发挥杀灭肿瘤细胞作用的同时，亦会对正常细胞造成损伤，引发多种不良反应。此外，肿瘤细胞可能发展出对药物的耐受性，从而导致治疗效果的降低。如何有效应对这些挑战，提升治疗的特异性和效率，已成为当前肿瘤治疗研究领域亟待解决的核心问题。化疗主要通过抑制肿瘤细胞的增殖和分裂过程来实现治疗效果。鉴于肿瘤细胞相较于正常细胞具有更高的分裂速率和生长速度，在生理上承受着更为显著的内源性压力，这使得药物能够以更快的速度和更高的效率对肿瘤细胞产生破坏作用。目前，肿瘤治疗领域正经历着从传统化疗和放疗向更为个性化和精确治疗模式转变。新兴的治疗方式如小分子靶向药物、抗体药物偶联物（antibody-drug conjugate，ADC）、细胞疗法、基因疗法和糖基化修饰等，为肿瘤患者提供了更为精准的治疗选择，同时也带来了新的挑战和机遇。

小分子靶向药物治疗，通过针对肿瘤细胞特异性的信号转导途径或分子靶点进行抑制，以实现对肿瘤生长的抑制。该类药物通过识别并攻击肿瘤细胞的特异性分子标志物来发挥作用，从而降低对正常细胞的损伤。此方法在提升患者生存率方面展现出显著潜力。免疫治疗，已被证实能够调节机体免疫系统，特别是免疫检查点抑制疗法，通过阻断免疫系统中的抑制性信号通路，恢复并增强T细胞对肿瘤细胞的识别与杀伤能力，从而实现对肿瘤细胞的有效抗性。该疗法主要针对细胞毒性T细胞相关抗原4（cytotoxic T-lymphocyte-associated antigen 4，CTLA-4）、程序性死亡受体1（programmed death 1，PD-1）和程序性死亡受体配体1（programmed death ligand 1，PD-L1）等免疫检查点分子，已在多种肿瘤类型中显示出显著的疗效。

ADC是一种新兴的抗肿瘤治疗策略，其结合了单克隆抗体的靶向特异性与细胞毒性药物的杀伤效应。ADC由抗体、连接子和细胞毒性药物三个主要部分构成，通过抗体对肿瘤细胞表面特定抗原的特异性识别，实现细胞毒性药物至肿瘤细胞内部的精确递送，从而达到高效杀伤肿瘤细胞的目的，并显著降低对正常组织的毒副作用。

细胞治疗技术涵盖了嵌合抗原受体T（chimeric antigen receptor T，CAR-T）细胞疗法与肿瘤浸润淋巴细胞（tumor-infiltrating lymphocyte，TIL）疗法等多种策略，其核心在于通过遗传工程手段改造患者的免疫细胞，以实现对肿瘤细胞的特异性识别与攻击。CAR-T细胞疗法特指一种基因工程技术，该技术通过改造患者自身的T细胞，赋予其特异性识别并杀伤肿瘤细胞的能力，属于一种创新的免疫治疗手段。而TIL疗法则是一种利用患者自身免疫系统中的T细胞，针对肿瘤进行免疫攻击的治疗策略。该疗法的实施过程包括从肿瘤组织中分离TIL，随后在体外进行扩增与激活，最终将这些经过处理的细胞回输至患者体内，旨在增强患者的抗肿瘤免疫反应。

基因治疗技术通过运用基因编辑技术实现对基因序列的精确定位与修改，能够识别与细胞增殖、迁移、侵袭及化疗耐药性相关的基因。该技术不仅为肿瘤发生与发展的分子机制研究提供了理论基础，而且为肿瘤的精准医疗提供了便捷且高效的治疗手段。CRISPR/Cas9系统作为CRISPR/Cas（clustered regularly interspaced short palindromic repeats/CRISPR associated proteins，成簇规律间隔短回文重复序列/CRISPR关联蛋白）技术中研究最为深入的一种，是一种在体内进行DNA切割的方法，通过修复或改变肿瘤细胞中的基因，实现治疗肿瘤的目的。

糖缀合物是哺乳动物细胞不可或缺的组成部分，其特性在于通过共价键将碳水化合物与其他关键生物分子（如蛋白质和脂质）紧密结合，通常呈现于细胞表层。在糖缀合物的三大类别中，蛋白聚糖与糖蛋白包含经由氨基酸残基与蛋白质骨架相连的聚糖，具体如通过天冬酰胺残基连接的N-聚糖和通过丝氨酸/苏氨酸残基连接的O-聚糖。在糖脂类化合物中，聚糖与脂质成分（包括甘油、聚异戊烯焦磷酸、脂肪酸酯或鞘脂）之间存在共价连接。糖缀合物与人类疾病之间存在密切的关联性，因此，它们被视为抗肿瘤创新药物、诊断方法及治疗方法开发的重要靶点。

肿瘤内异质性（intra-tumor heterogeneity，ITH）的临床评估，是提升临床肿瘤学发展水平的一项迫切需要解决的关键议题，它与肿瘤的进展、治疗耐受性及复发情况紧密相连。此现象与复杂的分子机制相互交织，涵盖空间与时间维度的多种表现，展现出高度的个体差异性。目前，有关ITH的报道大多仅限于克隆遗传进化的范畴，然而，ITH本身是一个极为复杂的问题，这主要是因为其涵盖多种不同来源，并呈现出多样化的模式。此外，药物分布的异质性亦已被证实与肿瘤治疗紧密相关。从形态学角度来看，同一肿瘤的不同区域可能会展现出各异的基因表达模式，如肿瘤的中央区域与外部边缘区域之间可能存在显著差异。在分子层面，ITH至少可以划分为两大类别：一类主要是克隆性ITH，这类ITH能够遗传给子细胞；另一类则是功能性非克隆性ITH，这类ITH不具备遗传给子细胞的能力。肿瘤的遗传克隆进化可能源于DNA的突变与拷贝数变异。在肿瘤学领域，基因启动子区域的甲基化、肿瘤DNA的广泛低甲基化、组蛋白的甲基化及去乙酰化过程均表现出高度的普遍性。肿瘤克隆基因组的不稳定性，以及它们与微环境之间的相互作用，共同促进了非克隆表型的功能可塑性，这一现象与广泛的自分泌和旁分泌相互作用所涉及的表型范围紧密相关。

ITH对治疗策略提出了个性化需求，而利用生物标志物指导治疗选择是实现精准医疗的关键。在肿瘤治疗领域，个体化治疗与精准医疗的重要性日益凸显。借助生物标志物的辅助，能够显著提升治疗效果并降低不良反应的发生率。肿瘤生物标志物在肿瘤的筛查、早期诊断、预后预测、复发检测及治疗效果监测中扮演着至关重要的角色。开发新型、高敏感性、高特异性及高准确性的肿瘤生物标志物，对于推动个性化医疗的发展及提升肿瘤患者的治疗效果具有显著意义。当前，分子生物学领域的先进技术，包括基因组学、转录组学、蛋白质组学、代谢组学及CRISPR/Cas9基因编辑技术和高通量测序等，显著促进了肿瘤生物标志物的发现与检测进程。这些技术为肿瘤的早期诊断及靶向治疗策略的制定提供了新的视角和方法。肿瘤生物标志物可以分为多种类型，包括血液、尿液、粪便、唾液等体液或排泄物中的标志物，以及肿瘤组织中的标志物。传统的肿瘤生物标志物检测技术包括放射免疫分析（radioimmunoassay，RIA）等，现代技术如基于核酸标志物的液体活检、循环肿瘤细胞检测等，为肿瘤生物标志物的发现和检测提供了新的手段。肿瘤标志物如癌胚抗原（CEA）、神经元特异性烯醇化酶（NSE）等在恶性胸腔积液、心包积液、脑转移等疾病中具有诊断价值，可用于辅助诊断和监测病情。

肿瘤干细胞（cancer stem cell，CSC）是一类具备自我更新能力、高致瘤性、分化潜能及高度耐药性的恶性肿瘤细胞群体。这些细胞在肿瘤的发生、进展、转移及治疗抵抗过程中扮演着关键角色，被认为是化疗抵抗和肿瘤复发的主要因素。CSC具备逃避包括靶向治疗、免疫治疗及抗血管生成治疗在内的多种治疗策略的能力。CSC的鉴定与分离颇具挑战性，原因在于它们在肿瘤组织中的比例极低，并且表现出高度的异质性。此外，CSC能够通过多种机制实现治疗逃避，如通过缓慢的细胞周期进程、排出细胞毒性药物、抵抗氧化应激反应及增强DNA修复能力。CSC与免疫微环境之间的相互作用是其维持干细胞特性的关键机制之一。通过对CSC与免疫细胞间相互作用的干预或逆转免疫抑制性微环境，可以有效抑制CSC的免疫逃逸现象，为肿瘤免疫治疗策略的开发提供潜在途径。CSC不仅能够通过多种信号转导途径、基因调控及细胞间的相互作用来保持其干细胞特性，而且还可以通过促进分化治疗和微RNA（microRNA，miRNA）治疗进行精准靶向治疗。

循环肿瘤细胞（circulating tumor cell，CTC）特指那些从原发性或转移性肿瘤组织中脱离，并进入血液循环系统的肿瘤细胞。作为液体活检技术的关键组成部分，CTC检测通过分析血液样品，实现了对肿瘤相关生物标志物的特异性识别与连续追踪。相较于传统的组织活检技术，CTC检测以其微创性及实时监测的优势，显著提升了肿瘤监测的效率与患者的预后。研究者开发了多种先进的CTC分离与富集技术，涵盖了光泳、介电泳、声波电泳及磁泳等响应性分离方法，以及基于特异性分子和拓扑结构的化学分离方法。这些技术以低细胞损伤和高特异性为特点，为后续分析创造了有利条件。基于微流控芯片的CTC检测系统亦取得了显著进展，实现了高通量、高检出率的分选富集与检测，为肿瘤患者提供了高效、精确的早期筛查手段。CTC在血液中的存在反映了肿瘤的发生与发展，对于肿瘤的诊断和预后具有重要意义。CTC中的基因组变化（如染色体变异、基因表达水平的变化）及表观遗传修饰（如DNA甲基化、非编码RNA表达）可用于肿瘤的早期诊断和预后评估。通过定期检测CTC，可以动态监测疾病的进展，并及时调整治疗方案。CSC理论为理解肿瘤的异质性和治疗抵抗提供了新的视角，目前，针对CSC的治疗策略正在临床试验中得到验证，并有望提升肿瘤治疗效果。未来研究需进一步阐释CSC的生物学特性，开发更为有效的靶向治疗策略，并解决治疗抵抗问题，以期实现肿瘤治疗的个性化和精准化。

细胞外囊泡（extracellular vesicle，EV）在CSC的维持、肿瘤发生、转移潜能及肿瘤相关纤维细胞的信号调节中发挥着至关重要的作用。此外，EV通过分泌miRNA调控CSC的特性，进而影响肿瘤的转移和复发。EV在肿瘤微环境（tumor microenvironment，TME）中的重要作用体现在肿瘤进展、肿瘤微环境重塑、肿瘤转移、免疫调节、治疗耐药性等多个方面。EV的复杂组成赋予了它们特定的生物学效应，众多研究揭示了肿瘤细胞来源的EV在肿瘤、宿主细胞及其细胞外基质之间的交叉作用中所扮演的关键角色。"载药囊泡化肿瘤靶向治疗术"为中国原创的新型肿瘤免疫治疗技术，其以肿瘤细胞来源的微囊泡作为载体，包裹或负载临床常用的小分子化疗药物，通过药物靶向递送、趋化和激活中性粒细胞、逆转巨噬细胞极化表型及促进肿瘤抗原提呈等多重作用机制实现对肿瘤细胞的有效杀伤。

在肿瘤治疗领域，持续的创新与研究是必需的，以应对耐药性、副作用等挑战，从而提升治疗效果并优化患者的预后。尽管不同类型的肿瘤在分子机制和代谢变化方面存在共性，但对其根本原因和影响因素的认识尚不清晰，亟须深入探究。肿瘤研究面临的挑战在于，研究方法需从系统性互动网络分析转向更为高级和全面的数据分析及可视化技术。

肿瘤患者的治疗通常分为两个阶段。第一阶段的核心任务在于评估局部肿瘤是否具备手术条件；第二阶段则应当着重针对晚期肿瘤和（或）肿瘤复发的治疗方案的设计与执行，包括但不限于化疗、放疗、靶向治疗等手段，以控制病情的进一步发展，并致力于提升患者的生活质量。在第一阶段，为确保有效的辅助检查或治疗并预防复发，必须依赖高质量的分子信息。临床相关信息的获取主要源自对原发肿瘤组织的分析，包括DNA、RNA及蛋白质等，可通过提取方法与原位分析方法得以实现。采样时，建议选择肿瘤边缘区域，尤其是其周边间质区域及下边缘部分，相较于肿瘤中心区域，这些部位能揭示更为独特的信息层面。一般而言，边缘区域往往呈现出更高的细胞密度及更丰富的新生血管网络，这与基因表达在肿瘤中心与外周位置存在的差异性紧密相关。因此，迫切需求的是更为精细和敏感的分析技术，这些技术应具有形态学的相关性，以便在分子层面上揭示不同克隆或细胞类型的数据，以及它们与微环境的相互影响。鉴于拉曼光谱能够提供独特的分子特异性信息，其在肿瘤疾病的研究领域展现出巨大的应用前景。

第二节 拉曼光谱技术简介

拉曼光谱技术是一种基于测量拉曼散射辐射的分析方法。该技术利用单色光源（通常为激光）对样品进行照射，通过检测样品产生的非弹性散射光子，以获取有关化学键和分子结构的信息。每种分子均会呈现出独特的光谱指纹，这些指纹蕴含着丰富的生物分子信息。然而，由于信息的复杂性，通常需要借助多元统计方法来降低数据集的维度，以突出光谱中的差异性。通过这一过程，可以提取出关键的生物信息，并通过主成分分析（principal component analysis，PCA）辅助进行诊断和分类。在光子与物质相互作用的过程中，可能会出现若干种散射现象，主要为弹性散射与非弹性散射两大类。1928年，印度科学家拉曼首次观测到非弹性光散射现象，该现象随后被命名为拉曼散射。迄今为止，拉曼光谱已成为一种极具潜力的分析工具，能够为分子鉴定提供独特的化学指纹信息。拉曼光谱技术基于非弹性散射光，能够有效识别分子的振动状态。当光子与物质发生相互作用时，大部分散射光的频率会保持不变，这种现象被称为瑞利散射。然而，在入射光的照射下，也有可能发生非弹性光散射过程，即分子振动导致散射光的频率高于或低于入射光频率，从而产生拉曼散射。拉曼光谱由一系列波段组成，这些波段的位置取决于样品分子中每个官能团特有的振动频率。

拉曼光谱作为一种具备广泛应用前景的调查与诊断手段，能够有效揭示疾病的分子机制，并为疾病的诊断与治疗评估提供客观且可量化的分子层面信息。该技术通过探测样品中化学键相关的分子振动及旋转现象，获取关于分子结构、组成及分子间相互作用的详细信息。具体而言，该技术通过监测非弹性散射光的强度分布随频率变化的规律，能够获取组织样品的独特光谱特征，即光谱指纹。鉴于每个样品均具备独特的化学组成，因此，由核酸、蛋白质、脂质及碳水化合物等物质的拉曼活性官能团所产生的光谱信息，可用于评估、表征及区分不同类型的组织。目前，已研发的技术涵盖傅里叶变换拉曼光谱（Fourier transform Raman spectroscopy，FT-Raman）、表面增强拉曼光谱（surface enhanced Raman spectroscopy，SERS）、共振拉曼散射（resonance Raman scattering，RRS）、尖端增强拉曼光谱（tip enhanced Raman spectroscopy，TERS）及相干反斯托克斯拉曼散射（coherent anti-stokes Raman scattering，CARS）等。凭借其卓越的灵敏度及与体外样品的高度兼容性，拉曼光谱技术日益成为寄生虫学、药理学及肿瘤学等领域中获取细胞样品化学图像的重要工具。

拉曼光谱技术已被广泛应用于原位组织疾病的诊断领域。在药物质量筛选流程中，现代便携式及手持式拉曼光谱仪器凭借其出色的可重复性表现，得以广泛应用。这些仪器能够借助适当的数学处理手段，有效检测多种组分混合物中的微量成分，或区分结构相近且光谱特征差异细微的化合物。单细胞多参数测量技术正逐步被确立为深入理解生物系统内复杂分子与细胞功能的关键手段。尽管分析技术领域已进行了诸多研究，但针对现有方法而言，解析单个活细胞内的大量表型信息，通常仍面临较大挑战。Zhao等研发了一款多路复用的拉曼探针面板，该面板具备尖锐且可相互区分的拉曼峰，旨在同步量化单个活细胞表面的蛋白、内吞作用活性及代谢动力学。当此面板与全细胞自发拉曼显微光谱技术结合时，其实用性在各类药物扰动下的活细胞分析及表型分析中得到了验证。尤为重要的是，单细胞多参数测量技术能够实现生物学参数的强大整合、关联及网络化分析。此分析平台与活细胞技术相适配，且仪器复杂度较低，能够以稳健且直接的手段实施高度多重测量，为基本的单细胞生物学研究及应用（如细胞分选与药物检测）提供了宝贵的工具。拉曼效应源自激光的非弹性散射现象，拉曼光谱能够直接探测分子及材料内部的振动与转动状态。拉曼散射的本质在于光子和分子间的相互作用过程。通过测量拉曼散射光子的波长，可以获取分子的跃迁能。因此，拉曼光谱亦被视作化学指纹谱。鉴于拉曼光谱技术具有无标记和非侵入性的特点，其在生命科学领域得到了广泛的应用，涵盖了药物追踪、生物标志物检测及细胞工程等多个研究领域。Wang的研究团队构建了一套集成化的拉曼激活液滴分选（Raman-activated droplet sorting，RADS）微流控系统，该系统能够实现对活细胞的无标记、高通量功能性筛选。RADS系统相较于现有的拉曼激活细胞分选系统，显著提升了分选通量，同时维持了细胞活性，并且实现了与下游操作（如单细胞测序和细胞培养）的无缝衔接。

拉曼光谱技术已成功应用于非侵入性检测血液、尿液、脑脊液、唾液等生物样品，具备在活体内进行微创、实时组织监测的能力，可为临床肿瘤性疾病、传染性疾病、神经退行性疾病等的诊断提供辅助。SERS技术在血清检测中的基本原理是识别与疾病相关的SERS特征谱线，进而从分子水平探究新陈代谢相关小分子在血清中的浓度变化。在人体内，各种物质的代谢过程均需依赖血液循环系统将其输送至不同组织。血清中包含蛋白质、脂质、核酸、无机盐、糖类、维生素等多种成分。生物体的疾病发生机制和药物疗效与这些分子的构象、组成及其相互作用存在着极为紧密的关联。因此，借助SERS技术对人血清进行分析，能够对血清中生物分子性质的改变进行深入探究，从而对机体功能的改变做出判断。

基于拉曼散射技术原理，对生物样品进行分析以提取生物信息，近年来在肾脏疾病的鉴别诊断领域备受关注。结合拉曼光谱技术与算法模型，能够精确测定肾病患者血清中尿素和肌酐的浓度，以及尿液中的尿素、肌酐、尿蛋白和葡萄糖含量。该方法实现了对特定肾功能指标的无创监测，进而有助于早期筛查肾脏疾病。研究指出，以150nm金纳米颗粒（gold nanoparticle，AuNP）作为基底，运用SERS技术，能在0.01～0.5mmol/L的浓度范围内对尿液中的尿酸进行定量分析，此方法展现了高效和便捷的尿液尿酸测定能力。在临床诊断领域，拉曼散射技术在多种肾脏疾病的鉴别诊断中展现了其非侵入性、可重复性等显著优势。近期，基于傅里叶变换的拉曼光谱技术研究揭示了肾缺血再灌注后伴随的生理稳态变化，这些变化可通过特征性的振动光谱得以体现，进而用于判断急性肾损害的存在。此外，针对糖尿病肾病、高尿酸血症相关肾病、抗中性粒细胞质抗体（ANCA）相关性肾小球肾炎等多种继发性肾脏疾病的早期筛查诊断，拉曼光谱技术已开展广泛的研究探索。

慢性肾脏病（chronic kidney disease，CKD）波及全球超过10%的人口，且与其显著的发病率及死亡率紧密相关。该病在多数情况下呈缓慢进展态势，最终可能演变为终末期肾衰竭。因此，早期识别并启动有效干预措施显得尤为重要。传统上，CKD的诊断需依赖临床实验室进行血液及尿液的综合性检查，此过程耗时较长，且检测灵敏度和特异度均存在局限性。SERS作为一种新兴技术，为快速评估肾功能或损伤提供了可能。Zong等利用785nm激光激发的拉曼光谱仪，对比分析了血清与尿液样品的SERS光谱特性，为CKD的便捷检测开辟了新途径。他们采用PCA联合线性判别分析（LDA）及偏最小二乘分析（PLS），深入探究了肾功能化学指标与光谱特征之间的关联性。通过纳入不同阶段的CKD患者样品，研究证实了SERS作为评估肾脏健康状况的一种常规、快速且简便方法的可行性。将血清或尿液样品的SERS分析与PCA-LDA方法相结合，展现出在快速判定CKD阶段方面的巨大潜力。鉴于血液采集的不便性，通过无创方式获取的尿液样品，或可成为一般人群中CKD SERS快速筛查的首选方案。

张蔷领衔的研究团队成功借助拉曼光谱分析技术，对尿液峰位数据进行解析，解读了无症状高尿酸血症患者尿液内环境的异质性。通过应用正交偏最小二乘判别分析（orthogonal partial least-squares discriminant analysis，OPLS-DA）模型，深入挖掘了高尿酸血症患者的临床生化检查数据，为寻找合理的尿酸干预时机提供了科学依据。随后，利用统计学方法对数据进行分析，并通过基因表达数据库（gene expression omnibus，GEO）筛选出CKD的关键基因，最终确定了用于评估合并高尿酸血症（hyperuricemia，HUA）的CKD患者肾损害的关键生物学峰位。研究结果显示，尿酸（640cm^{-1}）、尿素、肌酐（1608cm^{-1}、1706cm^{-1}）、蛋白质/氨基酸（642cm^{-1}、828cm^{-1}、1556cm^{-1}、1585cm^{-1}、1587cm^{-1}、1596cm^{-1}、1603cm^{-1}、1615cm^{-1}）和酮体（1643cm^{-1}）等相关峰位的表达水平存在显著性差异（$P<0.05$）。在此基础上，筛选出与CKD相关的前10个差异表达基因（*ALB*、*MYC*、*IL10*、*FOS*、*TOP2A*、

PLG、*REN*、*FGA*、*CCNA2*和*BUB1*），并与OPLS-DA模型分析的差异峰位进行对比，发现谷胱甘肽、色氨酸和酪氨酸峰位可能参与了CKD识别模型的构建。该研究有助于早期发现人体内环境的微小变化，并为开发一种成本效益高、快速评估、提升筛查效率的诊断方法提供了技术支撑。精准干预内环境和能量代谢异常信号水平，可能是延缓高尿酸血症患者肾损害的潜在策略（图1-1～图1-7）。

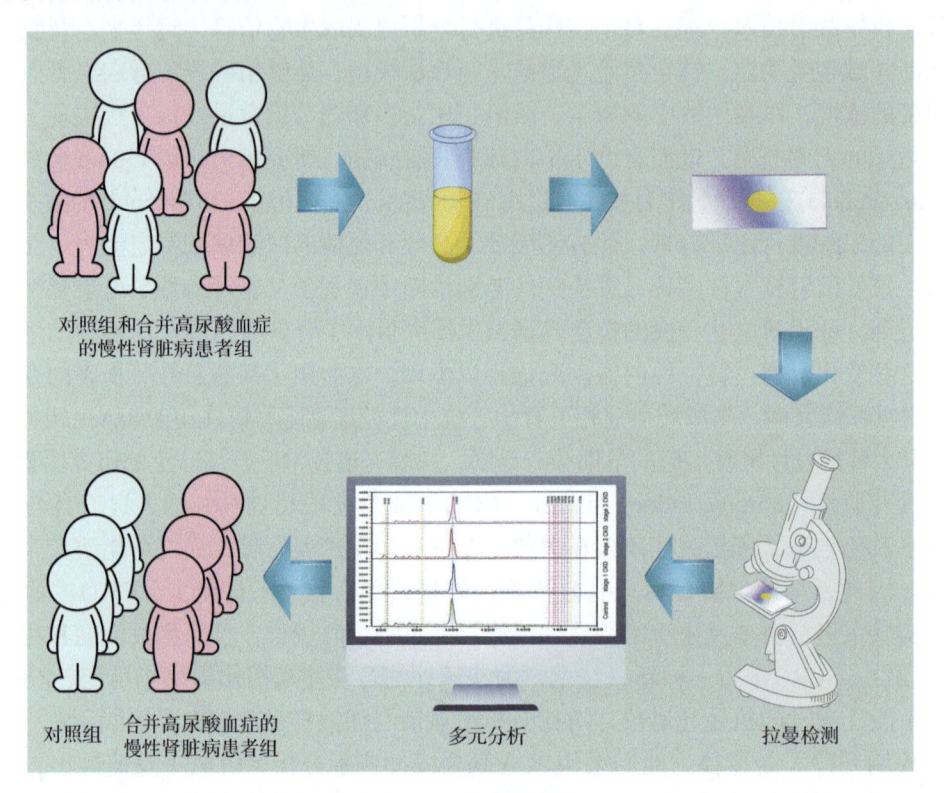

图1-1　尿液拉曼光谱采集示意图：通过拉曼光谱技术获取了研究对象的尿液拉曼光谱
利用SIMCA 14.1软件进行多变量统计分析，旨在鉴别健康人群与合并高尿酸血症的慢性肾脏病患者
资料来源：Kong X, Liang H, An W, et al. 2023. Rapid identification of early renal damage in asymptomatic hyperuricemia patients based on urine Raman spectroscopy and bioinformatics analysis. Front Chem，11：1045697

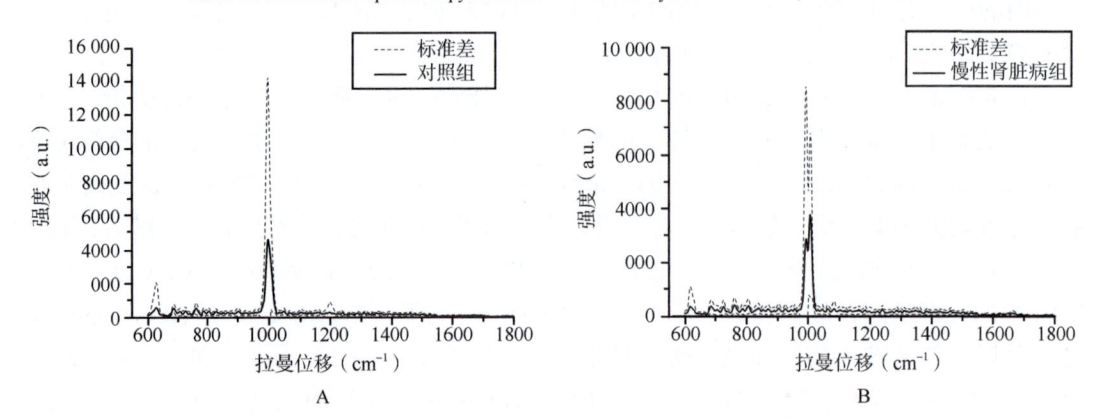

图1-2　对照组与合并高尿酸血症的慢性肾脏病组尿液样品的平均拉曼光谱图
资料来源：Kong X, Liang H, An W, et al. 2023. Rapid identification of early renal damage in asymptomatic hyperuricemia patients based on urine Raman spectroscopy and bioinformatics analysis. Front Chem，11：1045697

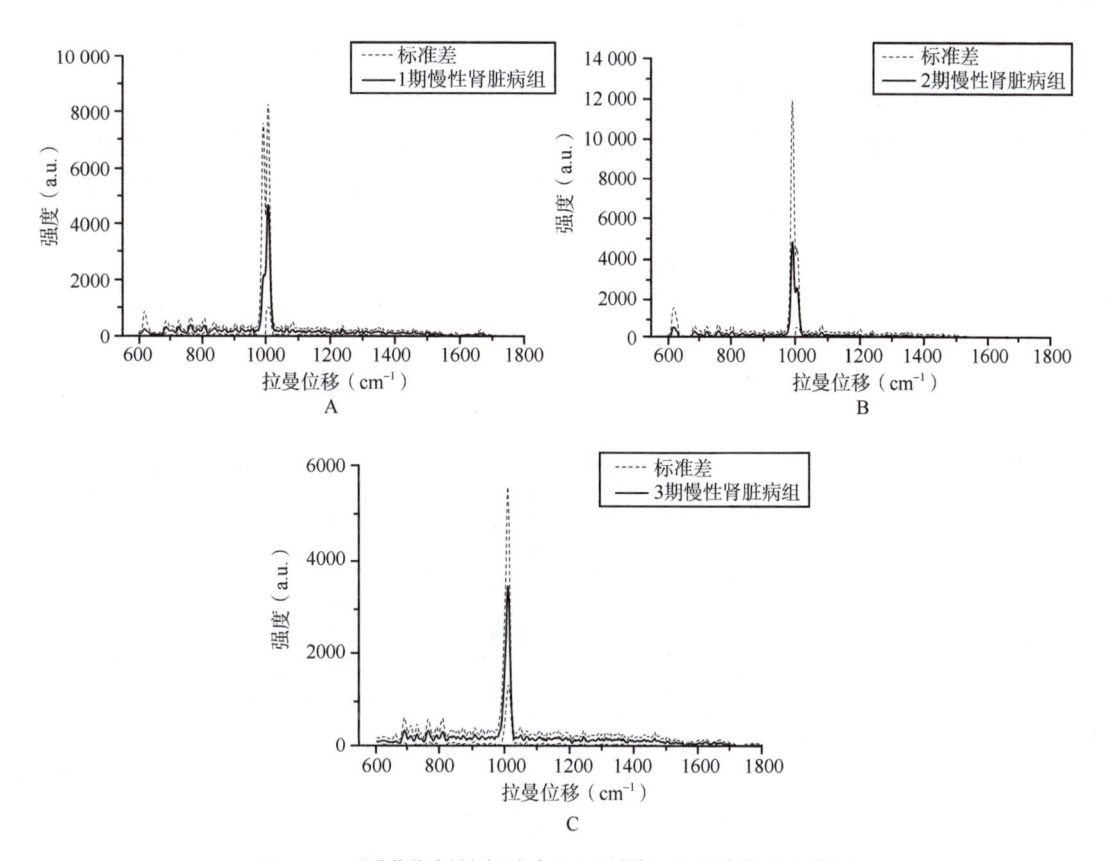

第一章　拉曼光谱技术在肿瘤筛查和早诊早治中的应用

图1-3　不同分期慢性肾脏病组尿液样品的平均拉曼光谱图

资料来源：Kong X，Liang H，An W，et al. 2023. Rapid identification of early renal damage in asymptomatic hyperuricemia patients based on urine Raman spectroscopy and bioinformatics analysis. Front Chem，11：1045697

　　诸多研究揭示尿酸作为主要的内源性水溶性抗氧化剂之一，其抗氧化作用与维生素C相似。当体内尿酸水平升高时，这可能是机体试图通过增加内源性抗氧化剂的浓度来清除自由基的毒性效应，从而启动对DNA的保护及抗脂质过氧化等生理机制。尿液光谱中的特征峰位能够揭示尿液中主要成分（如尿素、肌酐、肌酸、酮体等）的变化情况，显示出其在快速评估高尿酸血症合并慢性肾脏病患者肾功能方面的巨大潜力。研究人员通过拉曼光谱技术获取了研究对象的尿液拉曼光谱，经过多元分析成功地鉴别了对照组与合并高尿酸血症的慢性肾脏病患者组（图1-1）。图1-2、图1-3分别展示了对照组与合并高尿酸血症的慢性肾脏病组尿液样品的平均拉曼光谱图、不同分期慢性肾脏病组尿液样品的平均拉曼光谱图。但是通过单一的光谱图形和峰位分析难以区分慢性肾脏病患者组与对照组尿液物质的差异。因此，必须借助统计学分析及基于OPLS-DA法构建的分类模型，以进一步筛选出能够有效区分对照组与慢性肾脏病亚组的峰位，作为潜在的生物标志物。

　　肾脏具备显著的储备代偿功能，慢性肾脏病表现为一个缓慢且逐步发展的过程。尽管其病因各异，但随着年龄的增长，肾脏的解剖结构与生理代谢均呈现出不同程度的退行性改变，导致老年患者肾小球滤过率呈现持续下降的趋势。在临床实践中，传统的肾功能评估指标，包括血尿素和血肌酐水平，以及尿液分析中的尿微量白蛋白与肌酐比值、尿肌酐、尿微量白蛋白和尿液酸碱度等数据，均未能有效地对慢性肾脏病患者进行精确区分。研究团队通过OPLS-DA模型筛选获得的峰位，经统计学分析验证，可以明确鉴别出与高尿酸血症相关肾损害的关键峰位。图1-4展示了合并高尿酸血症的不同慢性肾脏病分期组与对照组的平均光谱数据图形和多参数分析图形，排列图、聚类图和ROC曲线被用于评估多参数分析模型的可靠性。图1-5中的得分图、载荷图及鉴别价值函数与状态变量的组合图被用于筛选潜在的拉曼光谱生物标志物。

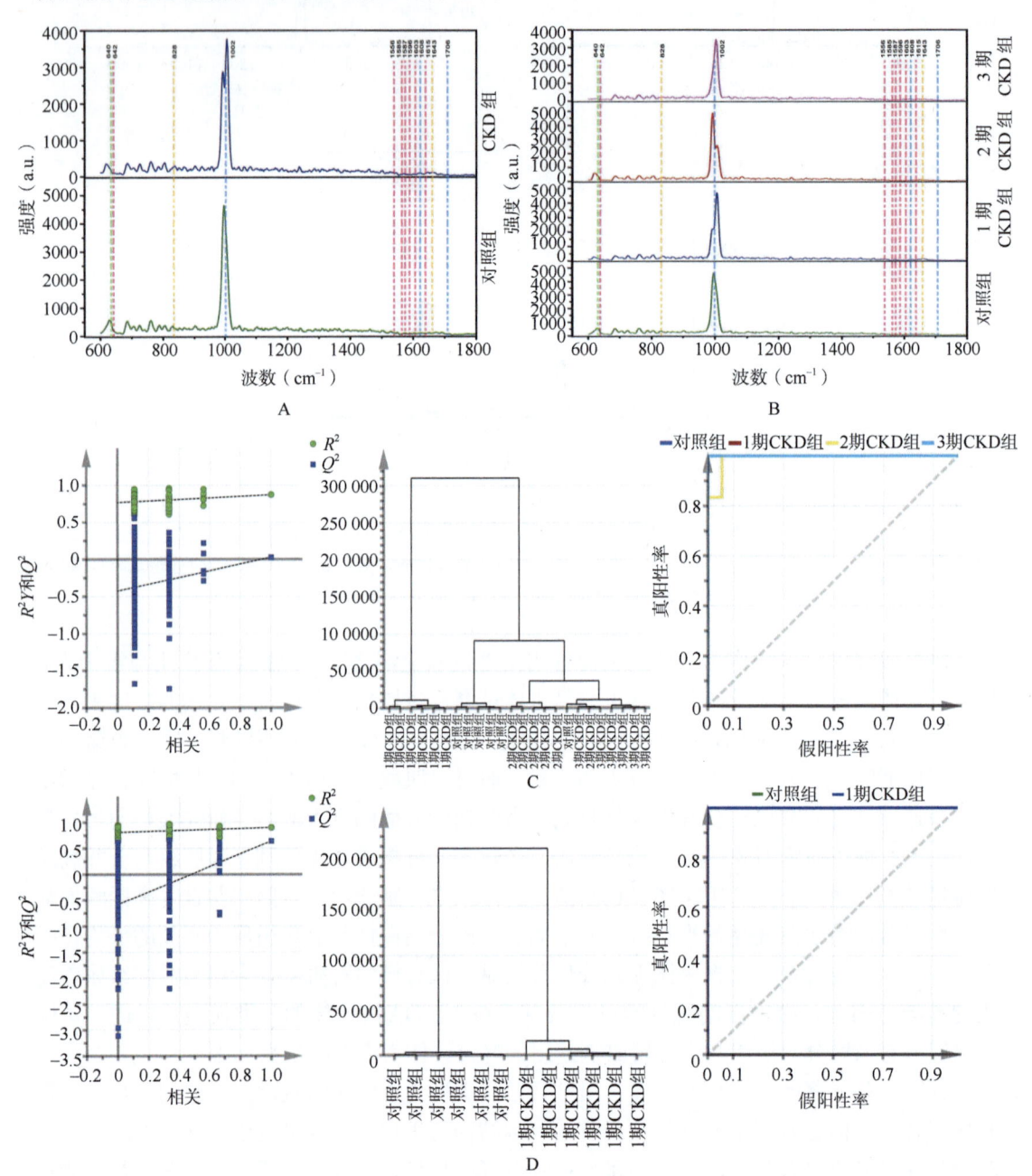

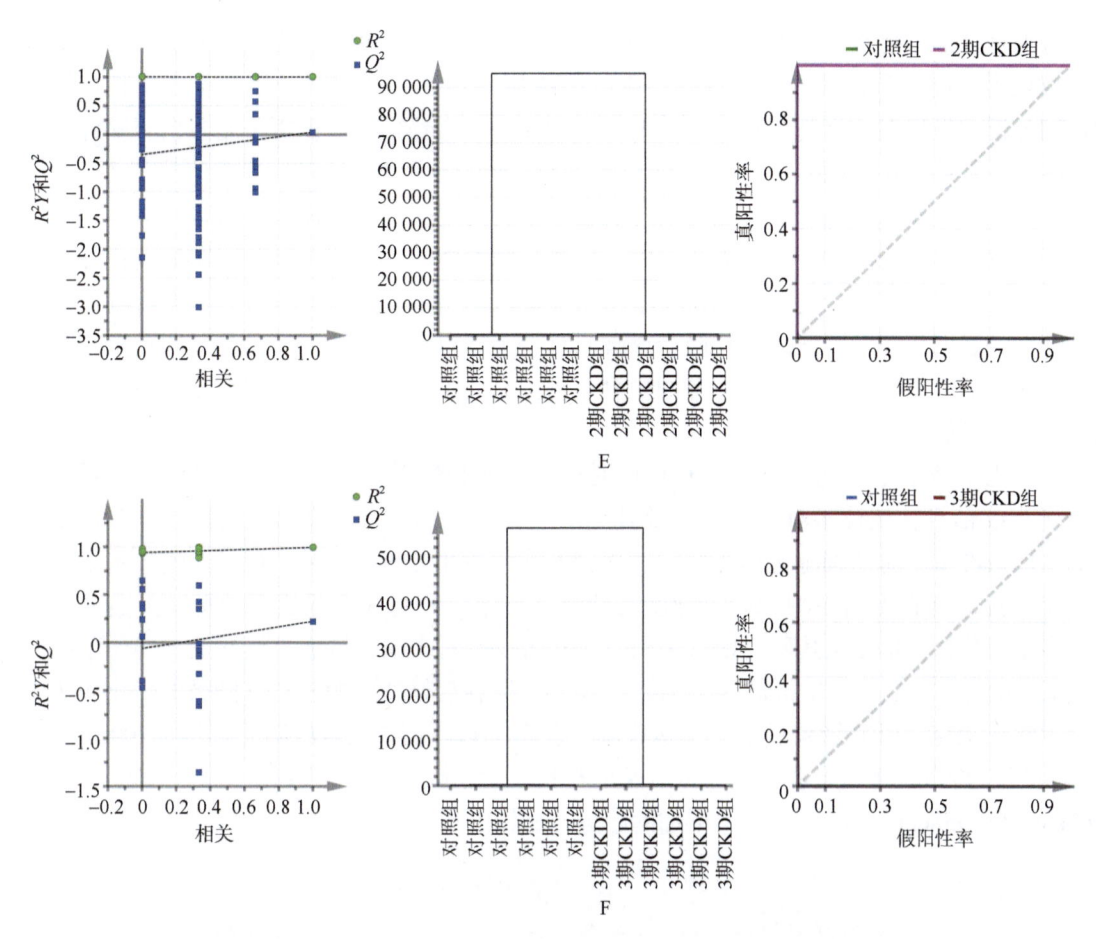

图1-4 合并高尿酸血症的不同慢性肾脏病（CKD）分期组和对照组的平均光谱数据图形与多参数分析图形

A. 对照组（绿色实线）与CKD亚组（蓝色实线）的尿液平均光谱图，其中绿色虚线表示尿酸（640cm^{-1}）的峰位；粉色虚线代表蛋白质/氨基酸（642cm^{-1}、1556cm^{-1}、1585cm^{-1}、1587cm^{-1}、1596cm^{-1}、1603cm^{-1}和1615cm^{-1}）的峰位；黄色虚线代表酮体（828cm^{-1}和1643cm^{-1}）的峰位；蓝色虚线代表尿素/肌酐（1608cm^{-1}和1706cm^{-1}）的峰位。B. 对照组（绿色实线）、合并高尿酸血症的1期CKD组（蓝色实线）、合并高尿酸血症的2期CKD组（红色实线）及合并高尿酸血症的3期CKD组（粉色实线）的平均尿液光谱图被展示出来。图中各虚线代表的峰位与A图相同。C. 对照组与合并高尿酸血症的CKD不同亚组在排列、聚类和ROC图形上的区分情况，AUC值显示对照组为1、1期CKD组为1、2期CKD组为0.990741、3期CKD组为1。D. 对照组与合并高尿酸血症的1期CKD组的排列、聚类和ROC图形，AUC值显示对照组为1、1期CKD组为1。E. 对照组与合并高尿酸血症的2期CKD组的排列、聚类和ROC图形，AUC值显示对照组为1、2期CKD组为1。F. 对照组与合并高尿酸血症的3期CKD组的排列、聚类和ROC图形，AUC值显示对照组为1、3期CKD组为1。ROC，受试者操作特征；AUC，曲线下面积

资料来源：Kong X, Liang H, An W, et al. 2023. Rapid identification of early renal damage in asymptomatic hyperuricemia patients based on urine Raman spectroscopy and bioinformatics analysis. Front Chem, 11: 1045697

如图1-6B所示，非高尿酸血症患者的尿液酸碱度值显著高于高尿酸血症组。代谢性酸中毒是慢性肾脏病病程中可能全程伴随的病理状态。结合图1-6、图1-7中对拉曼光谱峰位进行的统计学分析与合并高尿酸血症各期CKD组与对照组的临床数据，可以对筛选得到的潜在的拉曼光谱生物标志物进行验证。在尿液拉曼光谱检测中，640cm^{-1}处的峰位代表尿酸。研究发现，慢性肾脏病合并高尿酸血症患者的尿液中尿酸含量显著低于健康对照组，这表明高尿酸血症患者存在尿酸排泄功能的异常。高尿酸血症患者往往伴随血脂异

常，特别是甘油三酯水平的升高，而甘油三酯、总胆固醇及低密度脂蛋白胆固醇的浓度增加，被认为是高尿酸血症的独立风险因素。如图 1-7B 所示，通过对外周血临床生化指标的检测分析，发现对照组与慢性肾脏病亚组之间在外周血葡萄糖和低密度脂蛋白胆固醇水平上存在显著性差异，而胆固醇、甘油三酯及糖化血红蛋白水平未表现出统计学意义上的显著性差异。然而，利用尿液拉曼光谱分析技术，研究团队观察到尿液中β-羟丁酸的强度呈现出具有统计学意义的显著性差异。β-羟丁酸作为酮体的关键成分，是脂肪酸氧化分解过程中的代谢产物。基于此，推测β-羟丁酸含量的波动可能与慢性肾脏病患者的血脂代谢紊乱存在一定的相关性。此外，拉曼光谱技术具备无须对尿液样本进行预处理即可直接测定尿酸含量的能力，从而简化了尿酸的检测流程。该技术为实现尿酸的快速、简便检测提供了潜在的可能性。

拉曼光谱技术基于光与分子相互作用时产生的非弹性散射现象，能够提供研究对象的分子指纹信息。该技术对分子结构及其化学环境的变化具有极高的敏感性，能够在正常的生理条件下，对活细胞进行无标记、无创的连续生化分析。此外，拉曼光谱技术不受水分子干扰，具有无损检测和高灵敏度的特点，有望在便携式、低成本的平台上实现快速、多路的分析。Jung及其研究团队采用拉曼光谱技术对大鼠脑缺血再灌注及神经元型一氧化氮合酶（neuronal nitric oxide synthase，nNOS）抑制剂处理后海马CA1区域的生化变化进行了深入探究。研究结果显示，在脑缺血状态下，海马CA1区域的脂质含量在700cm^{-1}、1300cm^{-1}和1438cm^{-1}等特定波数的峰位出现显著下降，而蛋白质浓度则在717cm^{-1}、1002cm^{-1}、1267cm^{-1}和1658cm^{-1}等峰位表现出增加的趋势。相较于正常脑组织，缺血脑组织表现出更

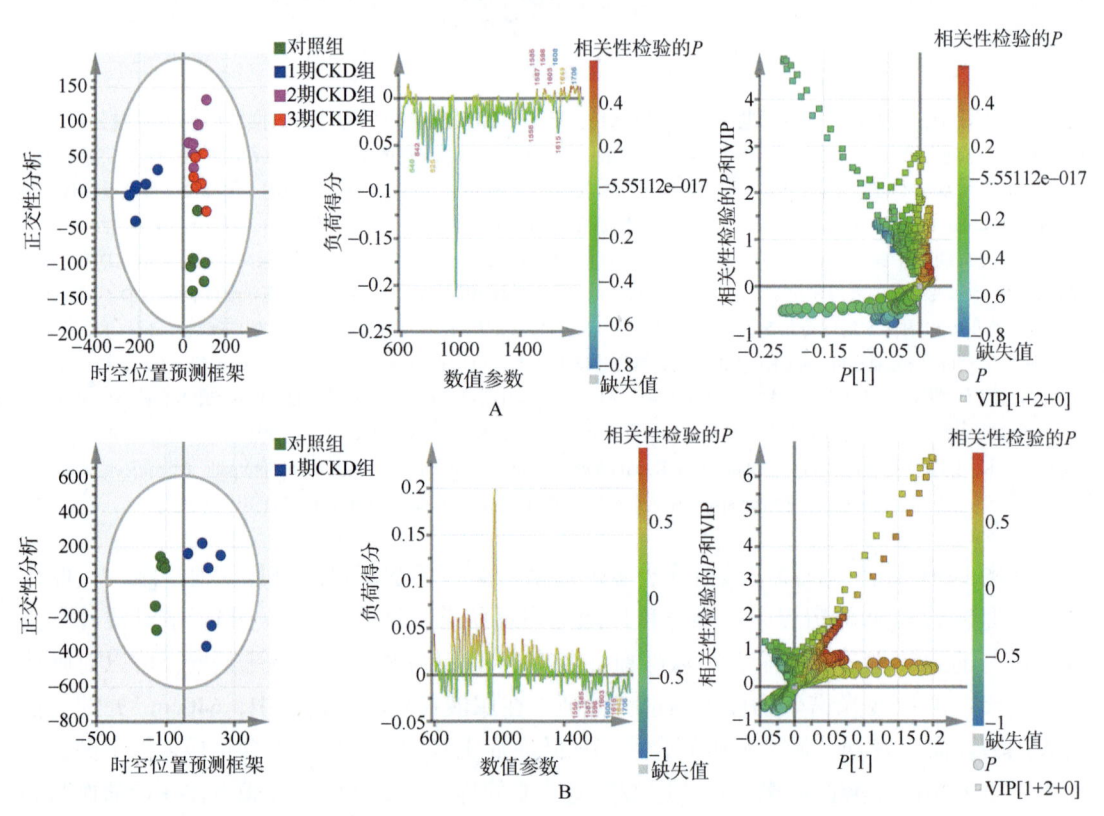

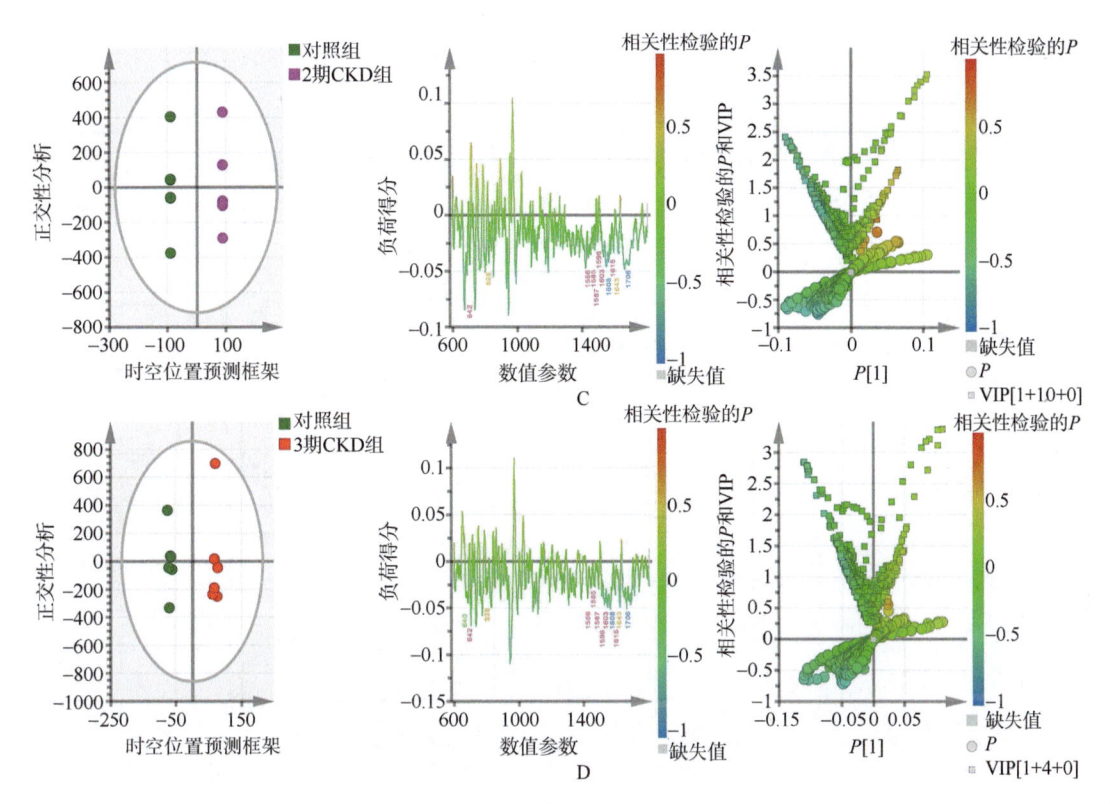

图1-5 高尿酸血症合并慢性肾脏病各期患者与对照组之间的多参数分析

构建对照组与三组不同分期的CKD患者之间的OPLS-DA模型,并绘制相应的95%置信区间(CI)Hotelling的T^2椭圆得分图、载荷图及鉴别价值函数与状态变量的组合图。A. 对照组显示出尿酸(640cm^{-1})、蛋白质/氨基酸(642cm^{-1}、828cm^{-1}、1556cm^{-1}、1585cm^{-1}、1587cm^{-1}、1603cm^{-1}、1615cm^{-1})、尿素/肌酐(1608cm^{-1}、1706cm^{-1})及酮体(828cm^{-1}、1643cm^{-1})的峰位强度均高于CKD亚组。B. 合并高尿酸血症的1期CKD组,尿酸(640cm^{-1})、尿素/肌酐(1608cm^{-1}、1706cm^{-1})、蛋白质/氨基酸(642cm^{-1}、828cm^{-1}、1556cm^{-1}、1585cm^{-1}、1587cm^{-1}、1596cm^{-1}、1603cm^{-1}、1615cm^{-1})和酮体(828cm^{-1}、1643cm^{-1})的峰位强度均低于对照组。C. 合并高尿酸血症的2期CKD组,上述生化指标的峰位强度也低于对照组。D. 合并高尿酸血症的3期CKD组,除了蛋白质/氨基酸(1596cm^{-1})的峰位强度高于对照组外,尿酸(640cm^{-1})、尿素/肌酐(1608cm^{-1}、1706cm^{-1})、蛋白质/氨基酸(642cm^{-1}、828cm^{-1}、1556cm^{-1}、1585cm^{-1}、1587cm^{-1}、1603cm^{-1}、1615cm^{-1})和酮体(828cm^{-1}、1643cm^{-1})的峰位强度同样低于对照组。VIP,变量重要性投影

资料来源:Kong X,Liang H,An W,et al. 2023. Rapid identification of early renal damage in asymptomatic hyperuricemia patients based on urine Raman spectroscopy and bioinformatics analysis. Front Chem,11:1045697

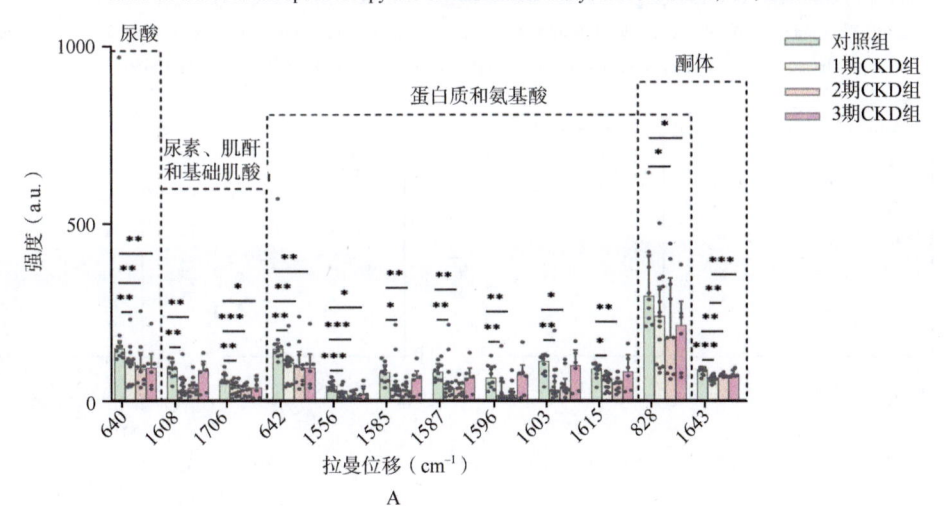

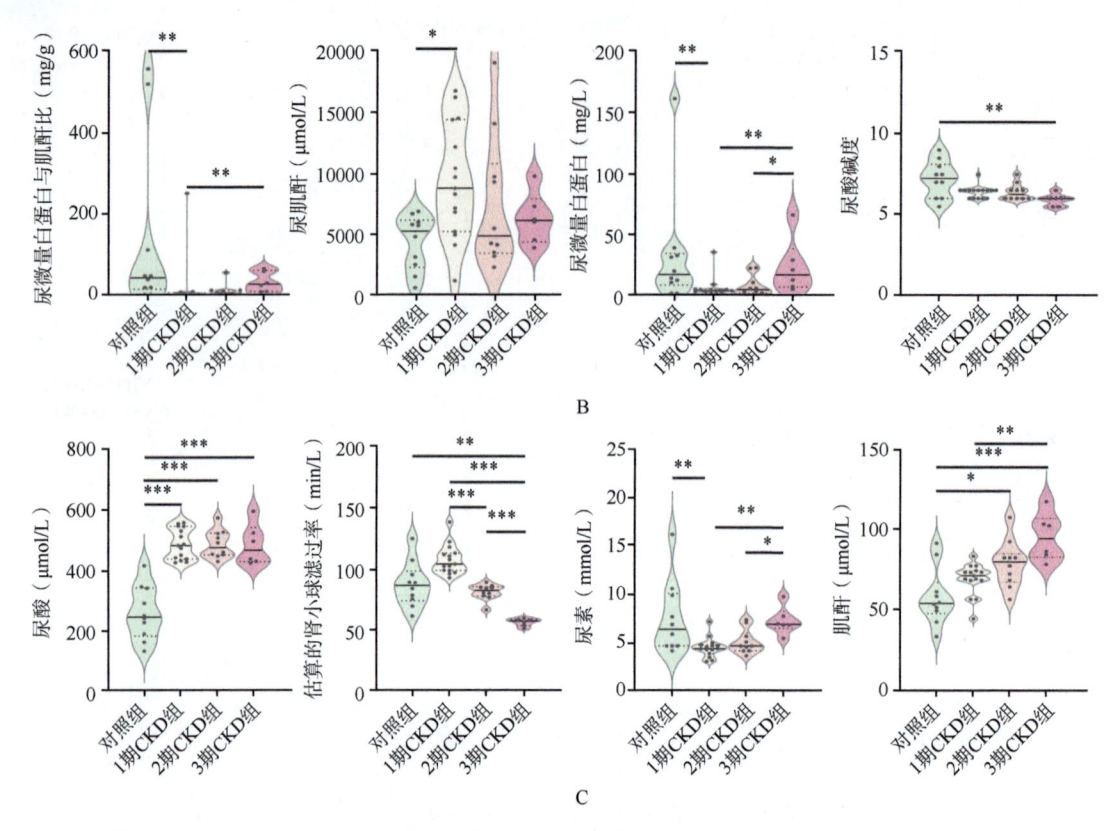

图1-6 筛选出具有统计学意义的拉曼光谱峰位图与肾功能临床评价指标的琴图（*$P < 0.05$，**$P < 0.01$，***$P < 0.001$）

A. 经统计学方法验证，CKD亚组的尿液中尿酸（640cm^{-1}）峰位强度均低于对照组（$P=0.009$）；CKD亚组尿液中尿素、肌酐（1608cm^{-1}、1706cm^{-1}）峰位强度均低于对照组（$P=0.004$，$P=0.002$）；CKD亚组尿液中蛋白质/氨基酸（642cm^{-1}、1556cm^{-1}、1585cm^{-1}、1587cm^{-1}、1603cm^{-1}、1615cm^{-1}）峰位强度均低于对照组（$P=0.014$，$P=0.001$，$P=0.011$，$P=0.009$，$P=0.012$，$P=0.010$，$P=0.005$）；1期和2期CKD组的尿液中腺嘌呤/丝氨酸（1596cm^{-1}）峰位强度低于对照组（$P=0.007$，$P=0.008$）。CKD亚组尿液中酮体（1643cm^{-1}）峰位强度均低于对照组（$P=0.000$）。在图形中，符合正态分布的数据以平均值±标准偏差表示，而不符合正态分布的数据则用中位数和四分位数间距表示。B. 合并高尿酸血症的不同CKD分期与对照组尿液肾功能评价指标（尿微量白蛋白与肌酐比值、尿肌酐、尿微量白蛋白、尿酸碱度）的比较。C. 合并高尿酸血症的不同CKD分期组与对照组外周血肾功能评价指标（尿酸、估算的肾小球滤过率、尿素、肌酐）的比较。在琴图中，实线代表中位数，虚线表示上下四分位数

资料来源：Kong X, Liang H, An W, et al. 2023. Rapid identification of early renal damage in asymptomatic hyperuricemia patients based on urine Raman spectroscopy and bioinformatics analysis. Front Chem，11：1045697

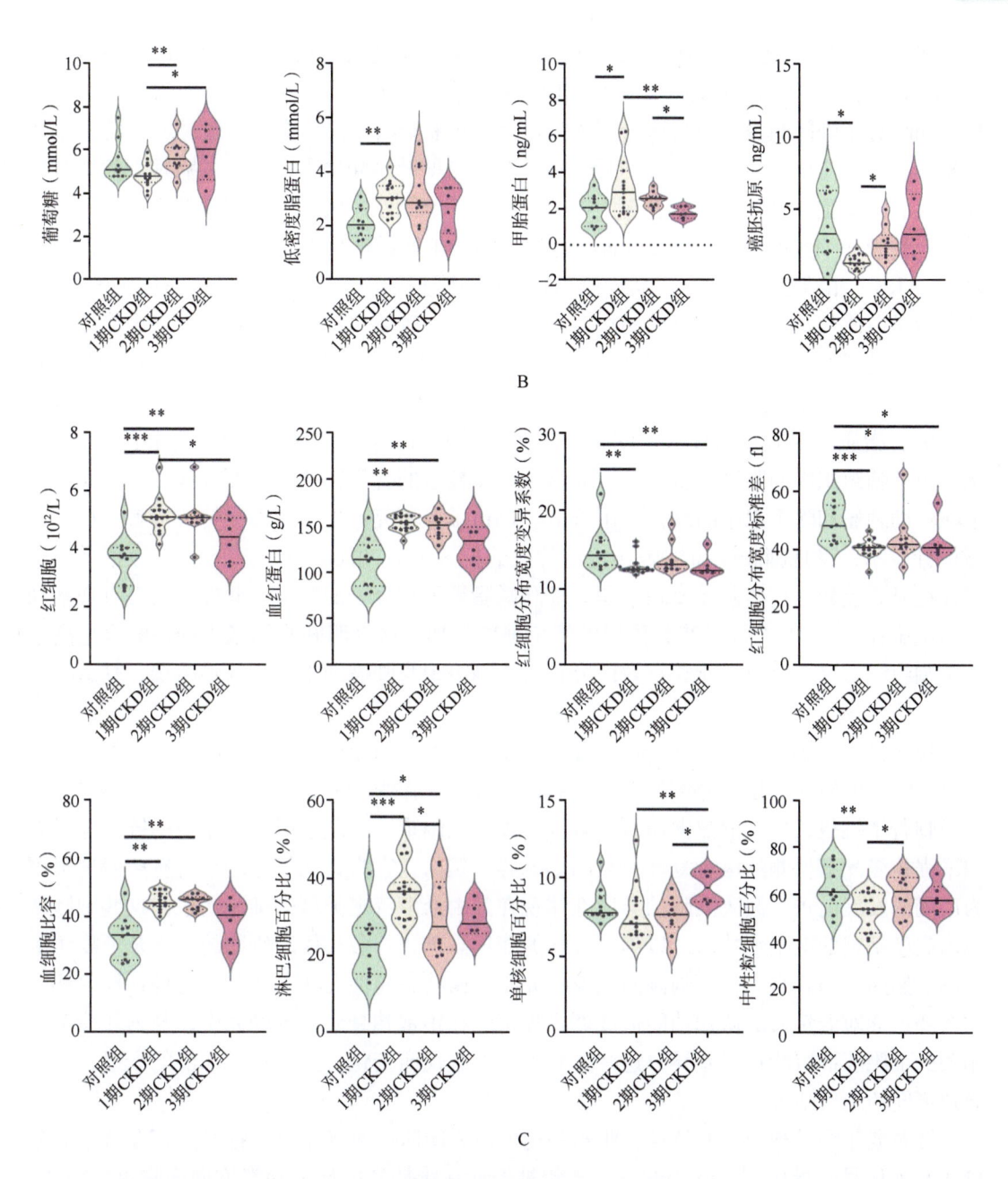

第一章 拉曼光谱技术在肿瘤筛查和早诊早治中的应用 | 15

图1-7 合并高尿酸血症各期CKD组与对照组的临床数据比较的琴图（*$P<0.05$，**$P<0.01$，***$P<0.001$）
A. 合并高尿酸血症患者在不同CKD分期与对照组之间肝功能指标（总蛋白、白蛋白、球蛋白、总胆红素）比较的琴图。
B. 合并高尿酸血症患者在不同CKD分期与对照组之间外周血中糖脂代谢指标（葡萄糖、低密度脂蛋白）及肿瘤标志物（甲胎蛋白、癌胚抗原）比较的琴图。C. 合并高尿酸血症患者在不同CKD分期与对照组之间外周血常规指标（红细胞、血红蛋白、红细胞分布宽度变异系数、红细胞分布宽度标准差、血细胞比容、淋巴细胞百分比、单核细胞百分比、中性粒细胞百分比）比较的琴图。琴图中实线为中位数，虚线为上下四分位数

资料来源：Kong X，Liang H，An W，et al. 2023. Rapid identification of early renal damage in asymptomatic hyperuricemia patients based on urine Raman spectroscopy and bioinformatics analysis. Front Chem，11：1045697

高的蛋白质浓度和更低的脂质水平。Ryzhikova等对21例阿尔茨海默病（Alzheimer's disease，AD）患者及16例健康对照者的脑脊液进行了近红外拉曼光谱分析。在1035cm^{-1}～1050cm^{-1}的光谱区间内，成功区分了AD患者与健康受试者，其检测的敏感度与特异度达到84%。海马硬化（hippocampal sclerosis，HS）是颞叶癫痫患者中常见的病理现象，其特征为显著的细胞学异常，具体表现为锥体神经元的节段性丧失、齿状回颗粒细胞层的异常及反应性胶质细胞的增生。Uckermann等运用多光子显微镜技术与相干反斯托克斯拉曼散射（CARS）相结合的方法，成功检测出HS样品中连接CA3和CA4区域的白质束的缺失，并揭示了白质与灰质之间的分层结构。在神经外科学领域，拉曼光谱技术展现出作为一项具有潜力的研究与诊断工具的前景，其应用范围包括活体组织检测及脑肿瘤边界评估等。Tanahashi等研究者通过拉曼光谱技术观察到胶质瘤的特征性光谱峰，这些峰主要源自苯丙氨酸、脂质、脱氧核糖核酸（DNA）及蛋白质。研究揭示，相较于肿瘤组织和坏死细胞，正常脑组织中的脂质含量较高，而蛋白质和核酸的含量较低，从而验证了拉曼光谱技术在辅助肿瘤切除手术中的潜在应用价值。Jermyn等研究者采用一种手持式接触型拉曼光谱探针技术，发现脑胶质瘤细胞在特定的波数位置（如700cm^{-1}和1142cm^{-1}）与正常脑组织存在显著差异，这些差异反映了胆固醇和磷脂等生物分子的特征。此外，研究者观察到肿瘤细胞在154～1645cm^{-1}波数位置的峰位强度增加，这表明肿瘤细胞中的核酸含量高于正常脑组织。该探针技术能够有效区分正常大脑组织与肿瘤细胞浸润的脑组织，其诊断准确率可达90%。

　　拉曼光谱分析法是一种基于样品分子振动能级差异的分析技术，广泛应用于物质鉴定和分子结构的研究。拉曼光谱技术在疾病诊疗领域中作为一种新兴的技术手段，尽管当前仍面临若干挑战，如光谱数据信号的有效处理存在困难，以及金属粒子制备的统一性对表面增强拉曼光谱检测的可重复性产生的影响等，然而，它与其他技术的结合有望展现出更为广阔的发展前景。健康大脑的异质性体现在其由众多特定类型的细胞构成，这些细胞展现出高度精确的电生理特性，以满足大脑的能量需求，并参与代谢废物的清除及免疫防御机制。然而，随着衰老，大脑倾向从炎症介质平衡状态向促炎状态转变，这种神经内环境的改变可能对老年人的认知功能造成严重损害。在正常和衰老的神经元中，与内环境调节相关的细胞亚群可能存在差异，这些差异可能引起代谢变化，甚至突触功能的衰退，从而导致不同的预后结果。

　　针对老年海马神经元的特性，张蔷领衔的研究团队推测老年海马神经元存在特定的能量代谢和信号转导机制。基于假设，老年神经元在维持其内环境稳态方面面临更大挑战，研究采用C57BL/6J小鼠海马神经元体外细胞培养技术，并结合非弹性光散射过程的拉曼散射技术，以捕获海马神经元生存内环境中特定生物分子的"指纹"，从而反映衰老神经细胞生存环境中氨基酸、核酸、脂质、葡萄糖等内环境物质的动态变化。随后，通过基因芯片数据技术，从GEO数据库下载并整理了与衰老相关的生物信息分析微阵列数据，以识别海马神经元在衰老过程中的关键基因。将拉曼光谱技术获得的生物学峰位结果与差异基因所提示的生物学作用靶点相结合，为揭示衰老神经元环境中信息分子的交流机制提供了新的视角，并对阐释与老年海马神经元相关的认知障碍性疾病的病理机制具有重要意义。研究结果表明，衰老神经元的内环境中，生酮生糖氨基酸和核酸的摄入水平呈现下降趋势，这可能与衰老相关基因 *EGFR*、*PTK2B*、*DLG2*、*RASGRF1* 的表达存在关联；同时，生酮生糖氨基酸和脂质摄入水平的降低，以及葡萄糖利用效率的下降，可能与衰老神经元的能量代谢异常相关；核酸摄入水平的减少可能与突触衰竭相关。通过应用拉曼光谱技术对衰老过程中海马神经元内环境异质性的解析，为探索衰老神经元信息分子交流的环境变化提供了基础。干预内环境和代谢信号水平可能是缓解神经元衰老和探索认知障碍相关疾病潜在治疗策略的有效途径（图1-8）。

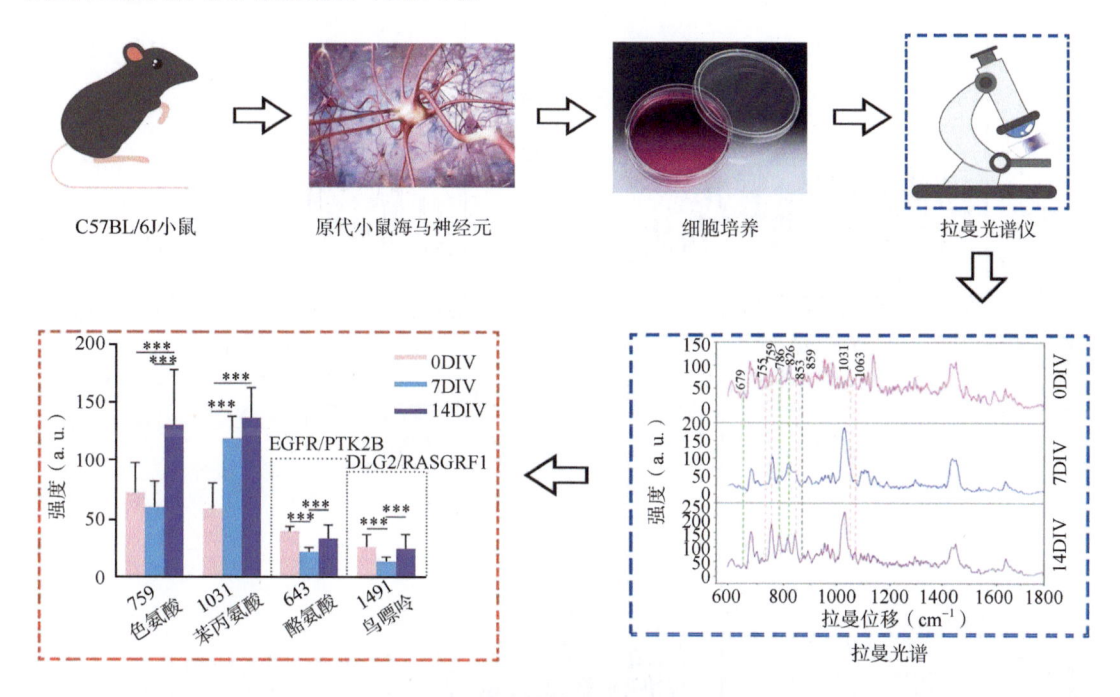

图1-8 运用拉曼光谱技术解析海马神经元在衰老过程中内部环境的异质性

构建稳定的C57BL/6J小鼠海马神经元模型，并对培养上清液进行拉曼光谱峰强度的检测。随后，利用偏最小二乘判别分析统计方法对所得数据进行深入分析，旨在评估神经元内环境中生酮生糖氨基酸（包括色氨酸、苯丙氨酸、酪氨酸）及脂质的摄取量、葡萄糖的利用率和核酸的表达水平（***$P<0.001$）。DIV，体外培养天数

资料来源：Kong X, Liang H, Zhou K, et al. 2022. Deciphering the heterogeneity of the internal environment of hippocampal neurons during maturation by Raman spectroscopy. ACS Omega, 7(34): 30571-30581

图1-9揭示了海马神经元体外培养0天、7天、14天培养上清液的拉曼光谱图，为探索衰老神经元内环境中的代谢物质变化奠定了基础。在600~1800cm^{-1}的波数区间，拉曼光谱图显示出相似的结构特征。因此，通过应用OPLS-DA所建立的分类模型，进一步识别出能够有效区分对照组、年轻海马神经元组与衰老海马神经元组的特征峰位，这些峰位可作为潜在的生物标志物。在年轻神经元与衰老神经元培养上清液的成分分析中，观察到酪氨酸的特征吸收峰（643cm^{-1}、848cm^{-1}、897cm^{-1}、1603cm^{-1}和1616cm^{-1}）及鸟嘌呤的特征吸收峰（1190cm^{-1}、1415cm^{-1}、1485cm^{-1}、1491cm^{-1}和1573cm^{-1}）在年轻神经元组中的相对强度显著低于衰老神经元组。此外，衰老神经元的内环境显示出生酮生糖氨基酸（色氨酸、苯丙氨酸、酪氨酸）和脂质的摄入水平降低，以及葡萄糖利用效率的下降。成熟的海马神经元依赖线粒体电子传递链和氧化磷酸化过程以持续提供ATP，从而保障其生存、兴

奋性及在不同行为模式下的突触信号转导，并产生其必需的能量。神经元线粒体氧化磷酸化机制的障碍与衰老过程及多种神经系统疾病的发生具有密切关联。该研究不仅揭示了成熟过程中成熟海马神经元内部环境的异质性变化特征，而且为理解海马神经元内部信息分子能量代谢交换的复杂动态机制提供了新的视角。

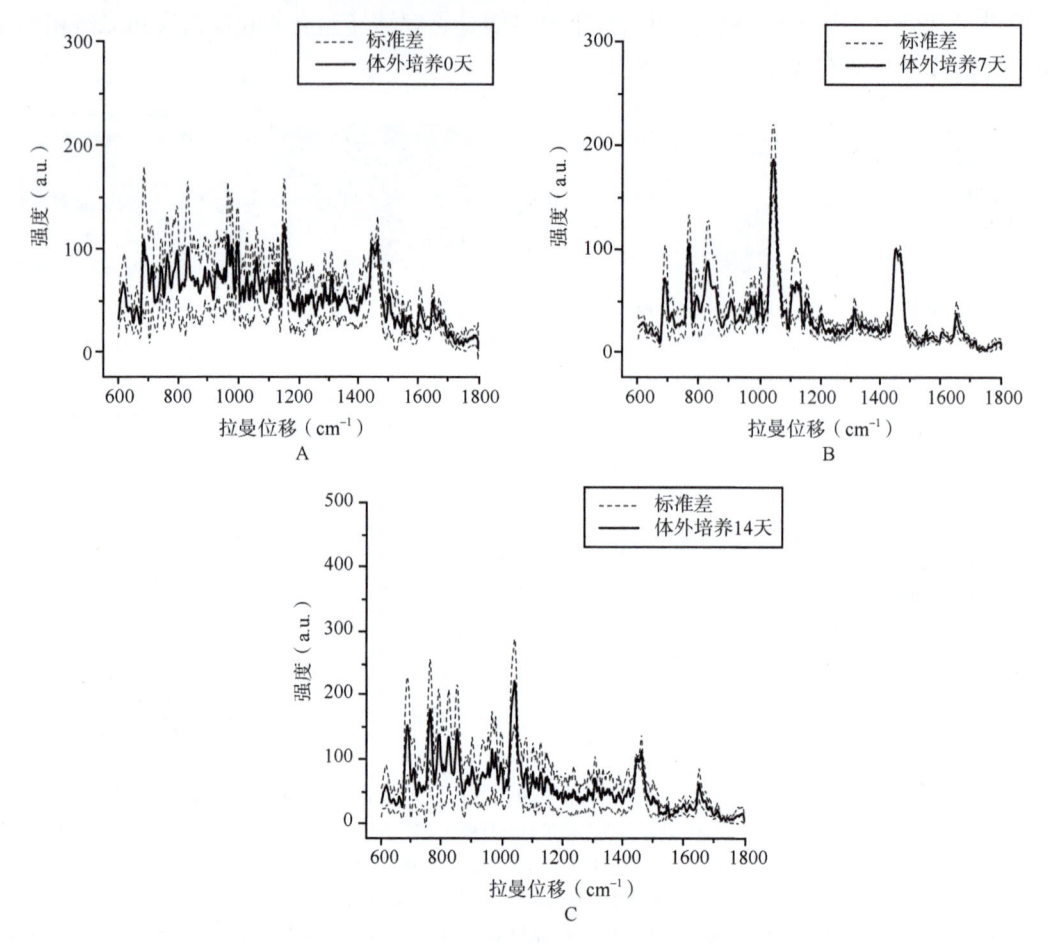

图1-9　体外培养0天（A）、7天（B）、14天（C）培养上清液的拉曼光谱图

资料来源：Kong X, Liang H, Zhou K, et al. 2022. Deciphering the heterogeneity of the internal environment of hippocampal neurons during maturation by Raman spectroscopy. ACS Omega, 7(34): 30571-30581

拉曼光谱数据分析方法众多，主要可以划分为监督式和非监督式两种模式识别方法。在监督模式识别领域，存在多种方法，包括软独立建模分类方法（soft independent modeling of class analogy，SIMCA）、偏最小二乘分析（partial least squares，PLS）及偏最小二乘判别分析（PLS-discriminant analysis，PLS-DA）等。在无监督模式识别领域，主要采用的方法包括主成分分析（principal component analysis，PCA）、非线性映射（non-linear mapping，NLM）及层次聚类分析（hierarchical cluster analysis，HCA）等。在数据降维模式识别分析方法中，通常首先执行无监督模式分析对数据集进行初步探索。随后，选取特定类别的样本进行深入的数据建模。在此基础上，对变量进行加权处理，并确定主成分分析中主成分的数量。最终，采用有监督的统计方法对未知样本进行分类判别。在聚类分析领域，

k均值、层次聚类及自组织映射（self-organizing map，SOM）等方法均属于经典的聚类技术。层次聚类分析的优点在于其客观性、直观性和方法的稳定性。拉曼-层次聚类分析可以对不同种类的白血病细胞进行快速鉴别，展现出强大的识别能力。

主成分分析（PCA）亦称为主分量分析，在统计学领域，是一种用于探究多个变量间相关性的多元统计技术。在对现实世界问题进行分析时，通常会遇到多个变量的复杂情况，若将所有变量纳入考量，将导致问题的复杂度显著增加。PCA在定量分析中通过减少变量数量获取更丰富的信息，其主要功能涵盖：①降低数据的空间维度；②通过图形化手段表达多维统计信息；③构建并筛选回归模型，以较少的变量获取综合指标。PCA旨在最小化数据信息损失的前提下，实现对变量和空间的降维。该方法通过将原始的多个变量转换为少数几个综合变量，从而达到数据简化和降维的目的。具体而言，PCA通过正交变换将原始变量替换为一组新的、彼此正交的综合指标。PCA模型的几何表现形式在于将原始坐标系转换为彼此独立的正交坐标系，而其代数表现形式则体现在将原始随机向量的协方差矩阵转换为对角矩阵。

综上所述，将拉曼光谱技术与PCA、PLS-DA等分析方法结合，不仅可以有效地检测生物分子结构及其含量的差异，而且能够基于这些差异为临床疾病的鉴别诊断提供理论依据，展现出巨大的临床应用潜力。

第三节　拉曼光谱技术在肿瘤筛查中的应用

恶性肿瘤作为当前对人类健康构成重大威胁的主要疾病之一，其致死率在各类致命性疾病中位列第二。恶性肿瘤的治疗主要采用综合手段，包括手术、化疗、放疗、生物治疗及传统医药等。在当前的临床诊断实践中，常用的检查技术包括X线成像、计算机断层扫描（CT）、磁共振成像（MRI）、B超、内镜检查及组织学或细胞学分析等。鉴于肿瘤具有的独特生物学特性，通过这些手段确诊的恶性肿瘤大多处于中晚期阶段，失去了实现治愈的可能性。"早期筛查、早期诊断、早期治疗"的"三早"理念是提升肿瘤诊疗水平的核心策略，其中早期筛查与早期诊断尤为关键。迅速、准确、非侵入性地进行诊断，并采取果断的早期干预治疗措施，能够有效降低肿瘤的发病率与死亡率。

拉曼光谱技术在恶性肿瘤早期快速诊断领域的应用，能够揭示肿瘤患者与健康人群体内的生化成分差异，识别出各类肿瘤的生物标志物。基于构建肿瘤疾病诊断的拉曼分子指纹特征谱数据库，该技术预期能够促进检测仪器的小型化与便携化，从而有利于肿瘤疾病的早期筛查、早期诊断及早期治疗，具有显著的社会与经济价值。拉曼光谱技术在生物医学领域展现了其在样品分析方面的卓越性能，能够实现对生物医学样品的精确且微创性研究，进而揭示其在分子层面的生物学信息。有学者成功运用拉曼显微光谱技术，对皮肤鳞状细胞癌（squamous cell carcinoma，SCC）组织的肿瘤场效应（carcinogenic field effect）进行了深入阐述。他们基于苏木精和伊红（H&E）染色的显微图像分析，以及严格的拉曼光谱特征比对，详细描述了SCC进展过程中，两种不同病理区域的生化变化。这些变化包括胶原蛋白、脂质、DNA等重要生物分子的状态变化，以及SCC扩散和转移过程中其他关键成分的生化特性。此研究旨在通过科学的方法，深入理解SCC的生物学行为。研究结果表明，代表胶原蛋白的拉曼峰强度（853cm^{-1}、936cm^{-1}和1248cm^{-1}）在肿瘤病变中降低，而对应于DNA（720cm^{-1}、1327cm^{-1}）和脂质（1305cm^{-1}）的峰强度则显著增加。在两种不同等级的鳞状细胞癌中，胶原蛋白、DNA和脂质的峰强度变化趋势一致。研究表明，皮肤SCC存在肿瘤场效应，为临床应用拉曼光谱技术诊断皮肤肿瘤性病变提供了关键的参考数据。

拉曼光谱技术的一个显著优势在于，其通常仅需极少或无须样品预处理，即可直接从多种样品类型中采集数据。同时，拉曼光谱具备适度的样品穿透深度，使其能够评估较厚或完整的组织样品。相较于红外光谱，拉曼光谱中的水分子信号通常较为微弱，这一特性在分析高含水量组织时，能有效规避水分带来的干扰。监测药物及肿瘤细胞分泌物中的微量残留，仍是恶性肿瘤有效诊疗领域的一大挑战。表面增强拉曼散射（SERS）光谱承袭了拉曼散射光谱丰富的化学指纹信息，并通过等离子体效应增强的激发与散射过程，显著提升了检测的灵敏度。特别地，SERS所呈现的大多数拉曼峰具有适宜多重分析的窄峰宽度，加之其测量过程可在环境及水相条件下便捷实施，这些特性使得SERS成为探索复杂生物系统中极具潜力的技术手段。在生物分析领域，SERS的应用涵盖了等离子体纳米材料与生物体系及环境之间复杂的相互作用机制。SERS技术因其卓越的高灵敏度和丰富的化学指纹信息，特别适用于复杂生物系统的分析，尤其在生物分子、病原体及活细胞检测方面展现出显著优势。SERS技术在生物分析领域的应用前景广阔，涵盖了从生物分子到病原体再到活细胞的系统中，包括无标记（直接）和标记（间接）检测策略在内的多样化检测方法。然而，SERS技术在生物分析领域的可靠性仍面临挑战，其分析结果可能受到实验设计、测量条件及数据分析过程中潜在干扰因素的影响。

SERS纳米探针因其独特的指纹式光谱特性，在肿瘤成像领域表现出卓越的灵敏度和特异性，因此具有显著的应用前景。鉴于现行拉曼扫描仪主要依赖缓慢的逐点光谱采集方式，为了满足实时覆盖临床相关领域的需求，提升成像速度显得尤为关键。Pal及其研究团队针对该问题，对荧光-拉曼双模态纳米粒子（fluorescence-Raman bimodal nanoparticle，FRNP）进行了精心设计与优化，成功实现了拉曼光谱特异性和荧光成像多功能性的有机结合，并显著提升了成像速度。通过基于DNA的分子工程技术，可以精确地构建FRNP，其检测灵敏度低至5×10^{-15}mol/L。在小鼠肿瘤模型实验中，FRNP展现出其在肿瘤部位的特异性富集特性，并且能够进行实时的荧光成像。这一技术手段为肿瘤的识别、手术切除及利用拉曼光谱技术对切除边缘的完整性进行后续验证提供了坚实的技术支撑。此外，FRNP具备卓越的光热转换效率，能够有效实现光热消融肿瘤，从而将纳米粒子的应用范围扩展至肿瘤治疗领域。

第四节 拉曼光谱技术在肿瘤早诊早治中的应用

近年来SERS技术在生物分析中已成为一个迅速发展的研究领域。该技术因其高灵敏度、高特异性、卓越的多重检测能力和抗生物干扰能力，在复杂生物基质的生物标志物检测中显示出显著优势。得益于纳米结构可调表面特性的优势，SERS展现出广泛的临床应用相关性，包括但不限于生物传感、药物递送及活细胞成像测定等领域。特别是在早期肿瘤检测和病原体快速检测方面，SERS技术展现出显著的应用价值。在临床诊断过程中，借助SERS技术的单细胞拉曼成像技术，能够检测与疾病相关的蛋白质、核酸、小分子及细胞微环境的pH，为医疗诊断提供辅助支持。此外，多模态成像结合了其他成像方式的高穿透力和高速度及SERS成像的高分辨率，最终实现完整和准确的成像，并在病理组织鉴别和手术导航中展现出强大的潜力。SERS成像技术的发展和应用面临着机遇和挑战并存的局面。需要关注的问题包括提高成像分辨率和速度、提高穿透深度和减少对生物样品的损伤、临床实验室诊断的高速和高通量测试趋势、诊断和治疗的整合及促进SERS探针在生物环境中的应用，特别是临床转化。

纳米医学在增强肿瘤免疫治疗效果方面展现出巨大的潜力。纳米免疫疗法可通过以下三种不同途径实现（图1-10）：①针对肿瘤细胞进行精准靶向治疗；②针对肿瘤免疫微环境进行靶向调控；③针对外周免疫系统进行靶向干预。此外，SERS活性纳米材料的应用范畴已拓宽至肿瘤免疫治疗中核酸生物标志物领域，该类材料已被成功研发并融入SERS免疫标志物传感技术和免疫治疗分层策略中。表面增强拉曼技术凭借其无损且高灵敏度的优势，已被应用于液体活检技术的实践中，用于精确识别特定生物标志物的抗体，相较于ELISA测定方法，展现出了更为卓越的多重检测能力。

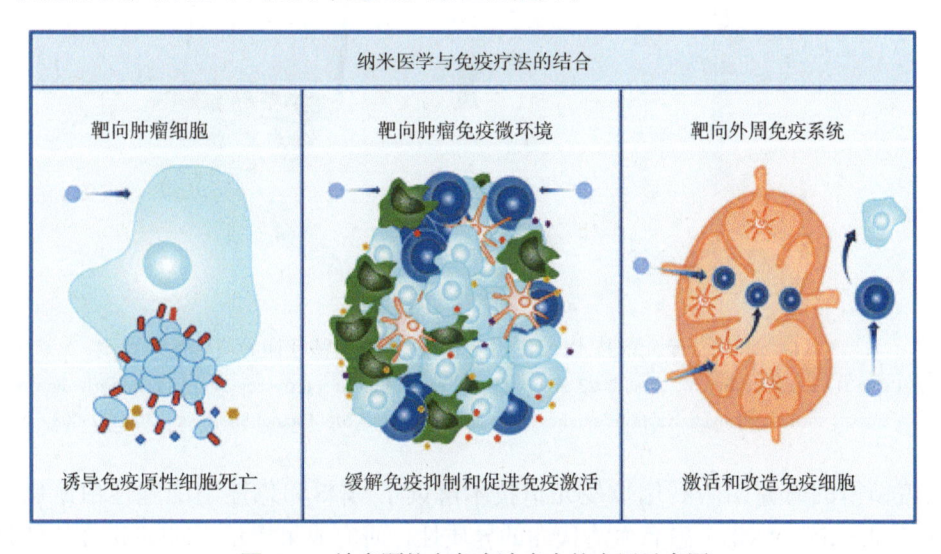

图1-10 纳米颗粒在免疫治疗中的应用示意图

资料来源：Shi Y, Lammers T. 2019. Combining nanomedicine and immunotherapy. Acc Chem Res, 52（6）：1543-1554

经许可转载（改编）引用，版权所有：2019年美国化学学会

Lenzi等展示了SERS技术在三维生物成像领域，对散射标签和生物标志物检测的应用前景。得益于其卓越的高灵敏度和多色编码能力，SERS标签技术已从二维平面研究拓展至三维空间分析，并在生物医学领域显示出巨大的应用潜力。具体而言，SERS标签

技术在提升肿瘤边界成像的灵敏度方面表现出色，这为手术指导提供了重要帮助。此外，SERS标签在低浓度生物分子检测中的高灵敏度表现，预示着其在传统方法可靠性受限的生物标志物检测领域具有广阔的应用前景。基于表面增强拉曼光谱技术实现肿瘤相关蛋白质的超灵敏及多重检测，已被广泛认为是未来数十年内该领域研究工作的重要焦点。

梁昊岳领衔的研究团队观察到，以再生障碍性贫血（aplastic anemia，AA）和骨髓增生异常综合征（myelodysplastic syndrome，MDS）为典型代表的骨髓衰竭（bone marrow failure，BMF）的血清学分析尚未获得充分的探讨，因此，他们构建了一种基于拉曼光谱学的无须抗体标记，亦无须介入的AA和MDS快速识别方法。该方法以特异性的拉曼位移作为生物标志物，对于疾病的早期识别具有重要价值。此外，该方法预期将提高疾病的诊断效率、降低检测成本，并促进AA和MDS的快速和精准诊断的发展（图1-11）。

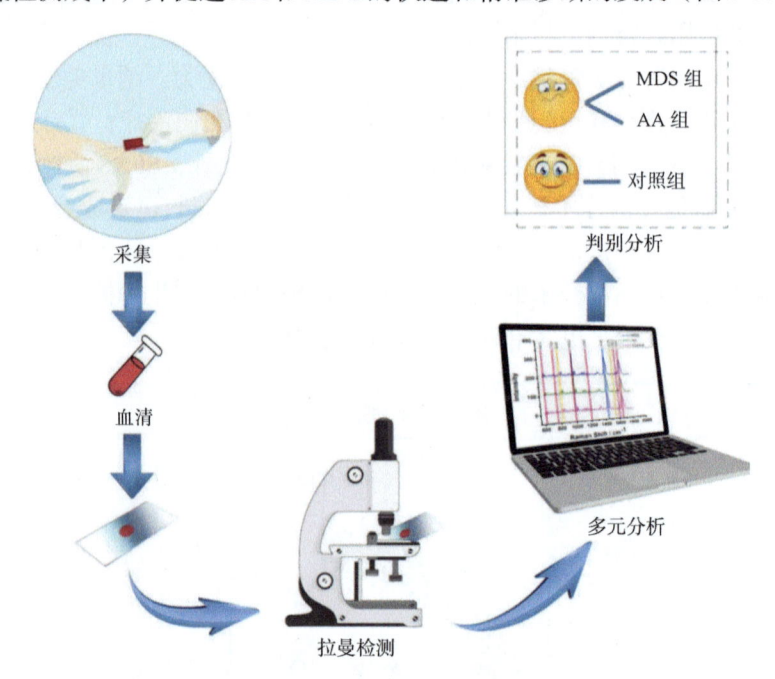

图1-11 利用拉曼光谱技术阐明MDS和AA患者血清代谢异质性的示意图

资料来源：Liang H, Kong X, Ren Y, et al. 2023. Application of serum Raman spectroscopy in rapid and early discrimination of aplastic anemia and myelodysplastic syndrome. Spectrochim Acta A Mol Biomol Spectrosc，302：123008

张蔷领衔的研究团队利用拉曼光谱技术解读了MDS和急性髓细胞性白血病（acute myeloid leukemia，AML）患者血清代谢的异质性，研究成果揭示，MDS迄今依然是慢性髓系肿瘤中诊断与分类难度最大的疾病之一。MDS的特征在于造血细胞的异常增生与凋亡并存，其复杂特性导致诊断与分类颇具挑战性，且存在向AML转化的风险。采用拉曼光谱技术与OPLS-DA方法，为MDS与AML的快速及早期鉴别提供了关键性信息。初步研究结果表明，拉曼光谱分析作为一种新兴的无创性检测手段，在MDS与AML的临床鉴别中展现出巨大潜力（图1-12）。

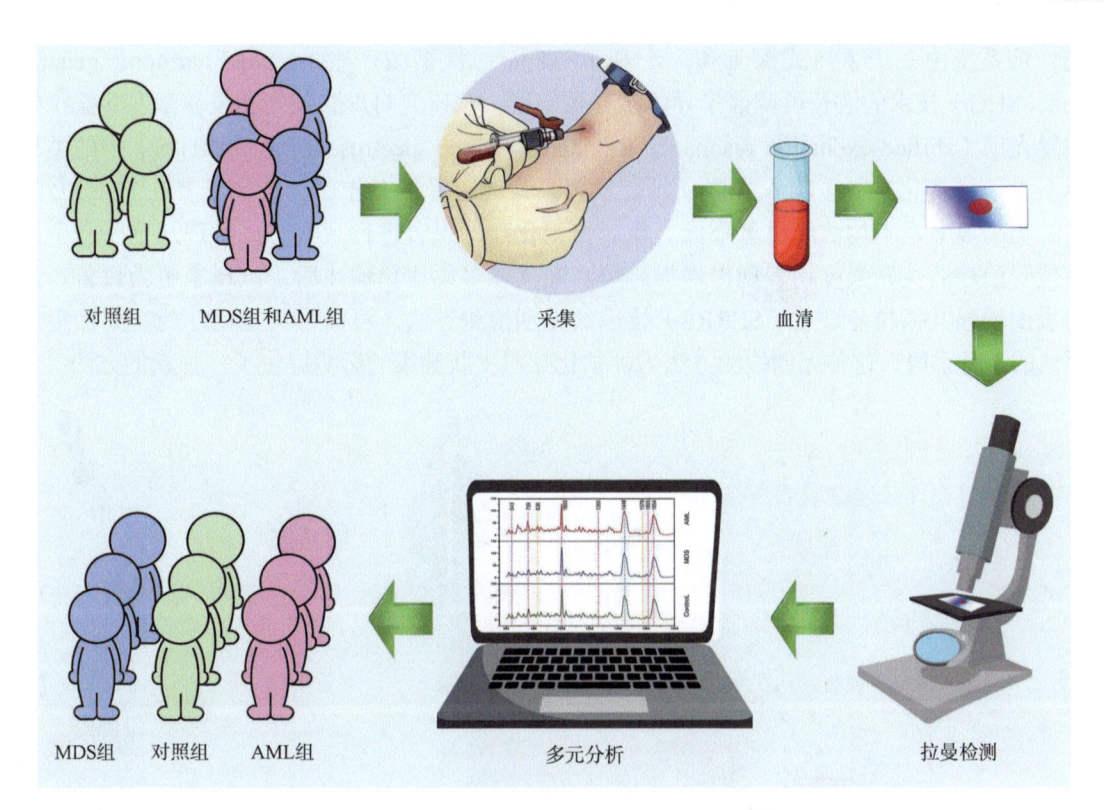

第一章 拉曼光谱技术在肿瘤筛查和早诊早治中的应用

图1-12 利用拉曼光谱技术阐明MDS和AML患者血清代谢异质性的示意图

利用拉曼光谱法收集拉曼光谱数据，并借助SIMCA 14.1软件平台，采用多变量统计分析技术对拉曼光谱数据集进行深入研究

资料来源：Liang H, Kong X, Wang H, et al. 2022. Elucidating the heterogeneity of serum metabolism in patients with myelodysplastic syndrome and acute myeloid leukemia by Raman spectroscopy. ACS Omega, 7（50）：47056-47069

另外，梁昊岳领衔的研究团队观察到，尽管血液系统疾病的拉曼光谱分析已经吸引了学术界的关注，但在淋巴系统肿瘤疾病领域，尤其是以多发性骨髓瘤（multiple myeloma, MM）为典型代表的血清分析，尚未得到充分的研究。MM的不同亚型间存在鉴别难度，因此，在血液系统疾病的诊断研究领域，开发一种成本效益高且有助于早期识别MM的诊断技术显得尤为重要。在临床应用中，MM的传统诊断手段往往伴随着较高的时间成本和经济负担，并且具有侵入性特征。目前，对糖脂代谢相关血清学指标与MM分型之间的相关性研究尚不充分，未能为MM的早期鉴别诊断提供充分的科学依据。因此，本研究旨在开发一种基于拉曼光谱学的无须抗体标记的MM快速识别方法，并深入分析MM患者的血清学检查数据，以期为疾病的早期识别提供新的视角。该方法不仅有望提高诊断效率，降低检测成本，而且将促进MM的快速和精准诊断技术的发展。本项探索性研究初步展示了拉曼光谱作为无创性检测不同类型MM的临床工具的潜力（图1-13）。

全身性化疗药物引起的多种皮肤毒性反应，揭示了其在内分泌系统作用下的局部效应。Jung等研究者对静脉化疗后角质层的荧光光谱及拉曼光谱特性变化进行了系统性评估。研究纳入了20名健康志愿者和20名接受化疗的肿瘤患者作为研究对象。对于肿瘤患者，研究的测量时间点设定为首个化疗周期前（Tbase）及静脉化疗给药后立即（T1）。健康志愿者仅接受了一次性测量，未进行后续的干预措施。该研究采用了一套定制的测量系统，该系统由一个手持式探头和一个基于488nm二次谐波产生（second harmonic generation，SHG）技术的波长可调谐半导体激光器组成。该研究对皮肤荧光和位移激发共振拉曼差异光谱（shifted excitation resonance Raman difference spectroscopy，SERRDS）中的类胡萝卜素信号变化进行了深入分析。研究发现，与健康受试者相比，肿瘤患者在Tbase时间点的类胡萝卜素平均浓度显著降低。在对接受化疗的患者进行观察时，发现几乎所有个体在接受治疗后荧光强度均表现出增强趋势，尤其在多柔比星输注后，该现象更为显著。采用表面增强共振拉曼散射（SERRS）技术的无创检测方法，可作为荧光化疗药物间接定量评估的一种手段，这种无创检测方法为评估化疗对皮肤健康的影响提供了一种新的方法。

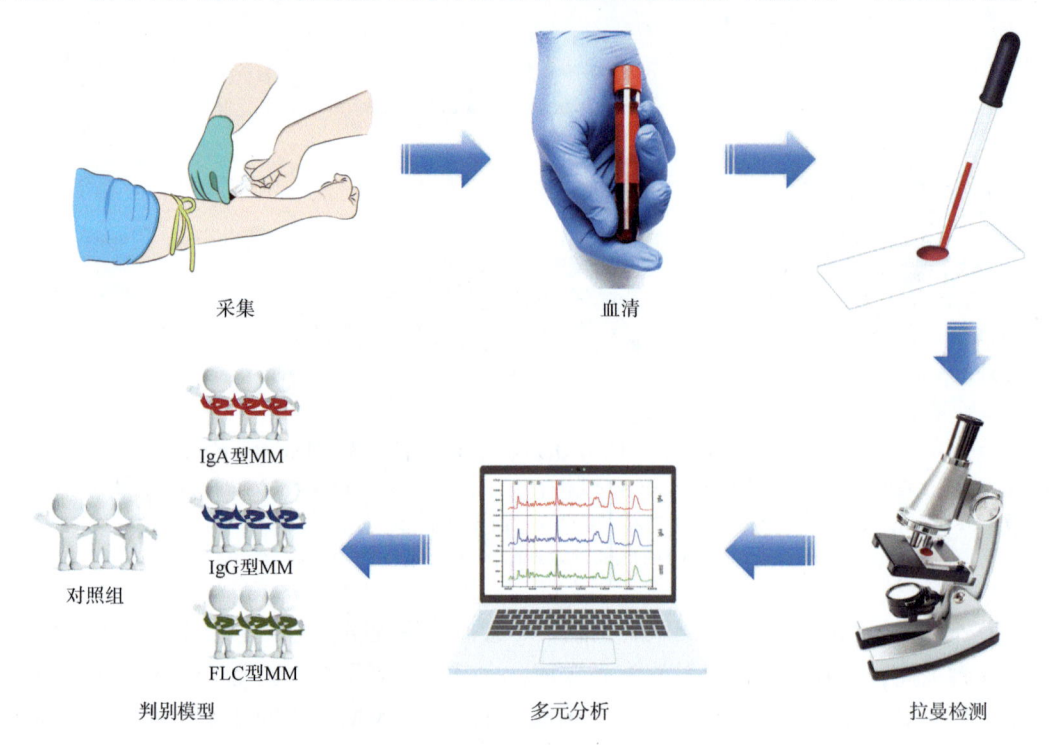

图1-13 多发性骨髓瘤患者血清代谢异质性检测示意图

采用拉曼光谱技术获取拉曼光谱数据，并利用SIMCA 14.1软件进行多变量统计分析以解析数据集。IgA，免疫球蛋白A；IgG，免疫球蛋白G；FLC，游离轻链

资料来源：Liang H，Li Y，Liu C，et al. 2025. Raman spectroscopy of dried serum for the detection of rapid noninvasive multiple myeloma. Spectrochim Acta A Mol Biomol Spectrosc，328：125448

Paidi等采用无标记拉曼光谱技术，致力于探究肿瘤组织在放疗影响下生物分子层面的改变，并进一步分析难治性与敏感性肿瘤之间潜在的微环境差异。拉曼光谱分析揭示，在接受辐射处理的肿瘤微环境中，脂质与胶原的含量存在显著且稳定的差异。进一步观察发现，在辐射敏感型肿瘤中，这些变化更为持久且显著。拉曼光谱标志物的组合不仅能够精确评估肿瘤对治疗手段的反应性，而且可能为尚未接受治疗的肿瘤反应性提供了一种潜在的预测途径，该途径可在治疗前阶段加以应用。

拉曼光谱技术作为一种新兴的疾病诊断辅助工具，目前仍面临若干挑战。具体来说，物质的自发拉曼光谱信号强度较低，且易受到荧光干扰，这导致了其灵敏度不足，从而限制了应用范围。该技术面临的主要挑战之一是激光诱导的荧光信号干扰，这些信号通常会覆盖散射带，而样品自身的自发荧光也是一个显著的缺陷。在生物组织的内部环境中，该问题尤为突出。由于入射光与细胞外基质中的特定分子及杂质发生相互作用，可能会产生比散射光子效率更高的荧光光子，从而对拉曼光谱产生干扰。源自生物组织的拉曼信号普遍较为微弱，且光谱的信噪比亦会对测量精确度产生影响。拉曼光谱技术因其能够提供体外及体内病理组织的无标记且高度特异性的分子信息，在医学诊断领域展现了极大的应用潜力。然而，拉曼光谱技术的高特异性是以牺牲采集效率为代价的，具体表现为采集率低、难以直接获取深度信息及采样区域受限等局限。尽管如此，拉曼光谱技术与其他技术的融合仍为疾病诊疗领域提供了一些便捷且高效的方法。其中，空间偏移拉曼光谱技术能够实现对活体组织的无创探测，探测深度可达5cm。相较于传统拉曼方法，这一技术将穿透力提升了两个数量级。结合拉曼光谱本身所具备的高特异性，这一技术为包括医学诊断、疾病监测在内的多个领域开辟了一系列全新的分析应用前景。拉曼光谱显微镜与高强度激光相结合所产生的受激拉曼散射技术，具备高速、高分辨率、高灵敏度、高精度及3D切片等多重优势，在生物化学信息采集、细胞功能探究及无标记医学诊断领域取得了显著进展。通过将全息光镊与共聚焦拉曼光谱技术相融合，能够实现对相互作用中的活细胞系统进行快速、灵活且交互式的分子测量。单细胞拉曼光谱技术能够反映细胞的生化特征谱，结合光镊技术，可运用分类模型对细胞表型进行鉴定。此外，在细胞遗传学检查、活细胞监测、细胞间差异分析及细胞耐药性研究等实验室研究领域中，拉曼光谱技术在其他类别仪器的辅助下，发挥着不可或缺的重要作用。

综上所述，构建分子拉曼计算模型，通过理论数值模拟与实验分析相结合的方法，开展拉曼分子指纹特征谱的理论与实验研究，构建拉曼光谱技术在恶性肿瘤早期诊断中的应用研究平台，开发针对恶性肿瘤早期的高灵敏度筛查、精确诊断及治疗的拉曼光谱特征标志物库，为临床恶性肿瘤拉曼诊疗仪器的创新研发提供理论与实验基础，是未来拉曼光谱相关科研工作者的重要研究方向。

参 考 文 献

中国免疫学会肿瘤免疫与生物治疗专业委员会，中国抗癌协会肿瘤生物治疗专业委员会，刘艳粉，等，2024."载药囊泡化肿瘤靶向治疗术"临床应用专家共识. 中国肿瘤生物治疗杂志，31（8）：752-758.

Agrawal G，Samal S K，2018. Raman spectroscopy for advanced polymeric biomaterials. ACS Biomater Sci Eng，4（4）：1285-1299.

Anand U，Dey A，Chandel A K S，et al.，2023. Cancer chemotherapy and beyond：Current status，drug candidates，associated risks and progress in targeted therapeutics. Genes Dis，10（4）：1367-1401.

Annett S，Robson T，2018. Targeting cancer stem cells in the clinic：Current status and perspectives. Pharmacol Ther，187：13-30.

Auner G W，Koya S K，Huang C，et al.，2018. Applications of Raman spectroscopy in cancer diagnosis. Cancer Metastasis Rev，37（4）：691-717.

Bray F，Ferlay J，Soerjomataram I，et al.，2018. Global cancer statistics 2018：GLOBOCAN estimates of incidence and mortality worldwide for 36 cancers in 185 countries. CA Cancer J Clin，68（6）：394-424.

Bray F，Laversanne M，Sung H，et al.，2024. Global cancer statistics 2022：GLOBOCAN estimates of incidence and mortality worldwide for 36 cancers in 185 countries. CA Cancer J Clin，74（3）：229-263.

Broadbent B, Tseng J, Kast R, et al., 2016. Shining light on neurosurgery diagnostics using Raman spectroscopy. J Neurooncol, 130(1): 1-9.

Chen C, Zhao Z, Qian N, et al., 2021. Multiplexed live-cell profiling with Raman probes. Nat Commun, 12(1): 3405.

Dell'Olio F, Su J, Huser T, et al., 2021. Photonic technologies for liquid biopsies: recent advances and open research challenges. Laser Photon Rev, 15(1): 2000255.

Durrant B, Trappett M, Shipp D, et al., 2019. Recent developments in spontaneous Raman imaging of living biological cells. Curr Opin Chem Biol, 51: 138-145.

Fales A M, Ilev I K, Pfefer T J, 2021. Evaluation of standardized performance test methods for biomedical Raman spectroscopy. J Biomed Opt, 27(7): 074705.

Galeev R R, Semanov D A, Galeeva E V, et al., 2019. Peak window correlation method for drug screening using Raman spectroscopy. Pharm Biomed Anal, 163: 9-16.

Jacquemin V, Antoine M, Dom G, et al., 2022. Dynamic cancer cell heterogeneity: diagnostic and therapeutic implications. Cancers (Basel), 14(2): 280.

Jermyn M, Mok K, Mercier J, et al., 2015. Intraoperative brain cancer detection with Raman spectroscopy in humans. Sci Transl Med, 7(274): 274ra19.

Jones R R, Hooper D C, Zhang L, et al., 2019. Raman techniques: fundamentals and frontiers. Nanoscale Res Lett, 14(1): 231.

Jung G B, Kang S W, Lee G J, et al., 2018. Biochemical characterization of the brain hippocampal areas after cerebral ischemia-reperfusion using Raman spectroscopy. Appl Spectrosc, 72(10): 1479-1486.

Jung S, Darvin M E, Schleusener J, et al., 2020. In vivo detection of changes in cutaneous carotenoids after chemotherapy using shifted excitation resonance Raman difference and fluorescence spectroscopy. Skin Res Technol, 26(2): 301-307.

Kong X, Liang H, An W, et al., 2023. Rapid identification of early renal damage in asymptomatic hyperuricemia patients based on urine Raman spectroscopy and bioinformatics analysis. Front Chem, 11: 1045697.

Kong X, Liang H, Zhou K, et al., 2022. Deciphering the heterogeneity of the internal environment of hippocampal neurons during maturation by Raman spectroscopy. ACS Omega, 7(34): 30571-30581.

Lenzi E, Jimenez de Aberasturi D, Liz-Marzán L M, 2019. Surface-enhanced Raman scattering tags for three-dimensional bioimaging and biomarker detection. ACS Sens, 4(5): 1126-1137.

Li Y, Shen B, Li S, et al., 2021. Review of stimulated Raman scattering microscopy techniques and applications in the biosciences. Adv Biol (Weinh), 5(1): e2000184.

Liang H, Kong X, Ren Y, et al., 2023. Application of serum Raman spectroscopy in rapid and early discrimination of aplastic Anemia and myelodysplastic syndrome. Spectrochim Acta A Mol Biomol Spectrosc, 302: 123008.

Liang H, Kong X, Wang H, et al., 2022. Elucidating the heterogeneity of serum metabolism in patients with myelodysplastic syndrome and acute myeloid leukemia by Raman spectroscopy. ACS Omega, 7(50): 47056-47069.

Liang H, Li Y, Liu C, et al., 2025. Raman spectroscopy of dried serum for the detection of rapid noninvasive multiple myeloma. Spectrochim Acta A Mol Biomol Spectrosc, 328: 125448.

Lin S, Cheng Z, Li Q, et al., 2021. Toward sensitive and reliable surface-enhanced Raman scattering imaging: from rational design to biomedical applications. ACS Sens, 6(11): 3912-3932.

Liu B, Liu K, Wang N, et al., 2022. Laser tweezers Raman spectroscopy combined with deep learning to classify marine bacteria. Talanta, 244: 123383.

Liu B, Zhou H, Tan L, et al., 2024. Exploring treatment options in cancer: tumor treatment strategies. Signal Transduct Target Ther, 9(1): 175.

Mattiuzzi C, Lippi G, 2019. Current cancer epidemiology. J Epidemiol Glob Health, 9(4): 217-222.

Nicolson F, Kircher M F, Stone N, et al., 2021. Spatially offset Raman spectroscopy for biomedical applications. Chem Soc Rev, 50(1): 556-568.

Paidi S K, Diaz P M, Dadgar S, et al., 2019. Label-free Raman spectroscopy reveals signatures of radiation resistance in the tumor microenvironment. Cancer Res, 79(8): 2054-2064.

Pal S, Ray A, Andreou C, et al., 2019. DNA-enabled rational design of fluorescence-Raman bimodal nanoprobes for cancer imaging and therapy. Nat Commun, 10(1): 1926.

Pence I, Mahadevan-Jansen A, 2016. Clinical instrumentation and applications of Raman spectroscopy. Chem Soc Rev, 45(7): 1958-1979.

Qiu Y, Kuang C, Liu X, et al., 2022. Single-molecule surface-enhanced Raman spectroscopy. Sensors (Basel), 22(13): 4889.

Querido W, Kandel S, Pleshko N, 2021. Applications of vibrational spectroscopy for analysis of connective tissues. Molecules, 26(4): 922.

Rocca V, Blandino G, D'Antona L, et al., 2022. Li-fraumeni syndrome: mutation of TP53 is a biomarker of hereditary predisposition to tumor: new insights and advances in the treatment. Cancers(Basel), 14(15): 3664.

Ryzhikova E, Ralbovsky N M, Sikirzhytski V, et al., 2021. Raman spectroscopy and machine learning for biomedical applications: Alzheimer's disease diagnosis based on the analysis of cerebrospinal fluid[J]. Spectrochim Acta A Mol Biomol Spectrosc, 248: 119188.

Serebrennikova K V, Berlina A N, Sotnikov D V, et al., 2021. Raman scattering-based biosensing: new prospects and opportunities. Biosensors(Basel), 11(12): 512.

Shi Y, Lammers T, 2019. Combining nanomedicine and immunotherapy. Acc Chem Res, 52(6): 1543-1554.

Simsek M, Tekin S B, Bilici M, 2019. Immunological agents used in cancer treatment. Eurasian J Med, 51(1): 90-94.

Sinjab F, Awuah D, Gibson G, et al., 2018. Holographic optical trapping Raman micro-spectroscopy for non-invasive measurement and manipulation of live cells. Opt Express, 26(19): 25211-25225.

Stanta G, Bonin S, 2018. Overview on clinical relevance of intra-tumor heterogeneity. Front Med(Lausanne), 5: 85.

Tahir M A, Dina N E, Cheng H, et al., 2021. Surface-enhanced Raman spectroscopy for bioanalysis and diagnosis. Nanoscale, 13(27): 11593-11634.

Traboulsi S L, Witjes J A, Kassouf W, 2016. Contemporary management of primary distal urethral cancer. Urol Clin North Am, 43(4): 493-503.

Uckermann O, Galli R, Leupold S, et al., 2017. Label-free multiphoton microscopy reveals altered tissue architecture in hippocampal sclerosis. Epilepsia, 58(1): e1-e5.

Upadhyay A, 2021. Cancer: An unknown territory; rethinking before going ahead. Genes Dis, 8(5): 655-661.

Wang X, Ren L, Su Y, et al., 2017. Raman-activated droplet sorting(RADS) for label-free high-throughput screening of microalgal single-cells. Anal Chem, 89(22): 12569-12577.

Zhang C, Zhuang Q, Liu J, et al., 2022. Synthetic biology in chimeric antigen receptor T(CAR T)cell engineering. ACS Synth Biol, 11(1): 1-15.

Zhang X, Yu F, Li J, et al., 2019. Investigation on the cancer invasion and metastasis of skin squamous cell carcinoma by Raman spectroscopy. Molecules, 24(11): 2059.

Zhou Y, Tao L, Qiu J, et al., 2024. Tumor biomarkers for diagnosis, prognosis and targeted therapy. Signal Transduct Target Ther, 9(1): 132.

Zong C, Xu M, Xu L J, et al., 2018. Surface-enhanced Raman spectroscopy for bioanalysis: reliability and challenges. Chem Rev, 118(10): 4946-4980.

Zong M, Zhou L, Guan Q, et al., 2021. Comparison of surface-enhanced Raman scattering properties of serum and urine for the detection of chronic kidney disease in patients. Appl Spectrosc, 75(4): 412-421.

第二章

拉曼光谱技术在血液系统肿瘤筛查和早诊早治中的应用

拉曼光谱分析技术，作为一项依据散射光振动频率来探测物质分子结构的方法，具备通过捕获并解析物质的散射光信息，获取特异性指纹图谱的能力。该技术具备显著特点，涵盖了高灵敏度、非侵入性、快速响应及实时分析等优势。它为临床医生在生物体液中对分析物和药物进行快速筛查与监测提供了关键支持。此外，该技术能够有效地检测细胞生物化学分子，实现单细胞表型的鉴定。血液系统恶性肿瘤属于一类具有高度异质性的血液、骨髓及相关器官疾病，其预后情况多变，治疗后易于复发，常见的表现形式包括白血病、淋巴瘤及骨髓瘤等。尽管化疗和支持性治疗手段已有进步，但血液系统恶性肿瘤患者的发病率与死亡率仍然居高不下。本章旨在探讨拉曼光谱技术在血液系统肿瘤诊断分析中的应用价值，并对该技术在该领域的研究前景进行深入讨论。

第一节　血液系统肿瘤概述

血液系统肿瘤已成为危害人类健康的重要因素之一，全球范围内每年新增病例数量高达120万例，约占所有新确诊肿瘤病例的7%。血液系统肿瘤是一组涉及血液、骨髓及器官的高度异质性疾病，其中常见的恶性肿瘤类型包括白血病、骨髓增生异常综合征（MDS）、恶性淋巴瘤（malignant lymphoma，ML）及多发性骨髓瘤（MM）等。研究揭示，多种罕见的基因突变与急性白血病、骨髓增生异常综合征等血液系统肿瘤的发生密切相关。这些基因突变在外显率、发病年龄及临床表现等方面呈现出显著的差异性。鉴于其高度的异质性，目前尚未形成统一的标准诊断方法以指导血液系统肿瘤的诊断与治疗。

白血病是一种源自造血干细胞的恶性克隆性血液疾病，在我国的发病率高达2.76/10万，且该疾病的年发病率与死亡率均呈现出上升趋势。根据白血病细胞的形态学特征，急性白血病可被划分为急性髓细胞性白血病（AML）和急性淋巴细胞性白血病（ALL），并且每种类型可进一步细分为多个亚型。AML是成人中最普遍的白血病类型，其特征为造血细胞在骨髓中的异常增殖与分化。ALL为儿童及成人皆可患的疾病，其发病率在2～5岁年龄段相对较高。AML与ALL均表现出多种亚型，不同类型的白血病治疗方案存在显著差异。因此，对于治疗策略的制定和预后评估而言，实现精确且客观的诊断与分类具有至关重要的意义。白血病的分类主要依据法-美-英国（FAB）分类法和世界卫生组织（WHO）分类法。FAB分类法基于细胞学、细胞化学和免疫表型对不同白血病亚型进行划分。WHO分类法则是一种更为精细的分类方法，它依据临床表现、形态学、免疫表型和遗传特征，特别是基因表达分析和下一代测序技术，对不同白血病亚型进行分类。尽管当前遗传特征已成为预后评估和独特生物标志物鉴定的重要依据，但形态学评估和细胞化学分析仍然是最常用的诊断手段，且这些方法对于白血病的诊断和分类仍具有不可替代的重要性。急性白血病的诊断主要依赖于临床症状的观察、外周血细胞分析及骨髓穿刺后的血液学检测。为了进一步进行疾病分型，必须参考细胞免疫学、细胞遗传学、流式细胞术及分子生物学的检测结果。科研人员持续致力于研究更为微创、损伤更小、主观性更低的诊断技术，旨在实现早期诊断，简化诊断流程，并缩短报告结果的等待时间。

AML是一种以未成熟髓系细胞的恶性增殖和在骨髓及外周血中的聚集为特征的肿瘤性疾病，其表现出显著的异质性。根据FAB血液病协作组的分类，AML被细分为M0～M7亚型，分别是急性髓细胞性白血病微分化型、急性粒细胞白血病未分化型、急性粒细胞白血病部分分化型、急性早幼粒细胞白血病、急性粒-单核细胞白血病、急性单核细胞白血病、急性红白血病、急性巨核细胞白血病。在急性粒细胞白血病未分化型（M1）中，骨髓内原始粒细胞的比例达到或超过90%，而早幼粒细胞数量较少，中幼粒细胞以下阶段的细胞几乎不存在或罕见。在西方国家中，急性单核细胞白血病（M5）约占AML的8%。根据我国的统计数据，M5在AML病例中的比例为20%～30%，仅次于M2亚型，位居第二。随着化疗方案的持续优化和辅助支持治疗的加强，大量研究显示M5患者的缓解率显著提升，可达80%以上，其5年存活率也从低于20%增长至30%以上。这表明，在适当的治疗干预下，M5的预后可能并不逊色于AML的其他亚型。

ALL是一种源自B系或T系淋巴祖细胞的造血干细胞异常克隆性疾病，其在临床表现、细胞遗传学特征及分子生物学特性方面均展现出显著的异质性。当前，儿童ALL的单纯化疗完全缓解率已超过90%，5年无病生存率达到70%～80%。相比之下，成人ALL的治疗效果仍不尽如人意，5年无病生存率仅为30%～40%。影响ALL预后的因素相当复杂，涵盖了初诊时的临床特征、实验室检测指标、免疫表型、细胞遗传学及分子生物学等多个方面。近年来，随着各类检测技术，特别是分子生物学检测方法的进步，对ALL疾病本质的认识进一步深化，为ALL的分层治疗提供了更为精准的治疗策略。

近年来，针对肿瘤发病机制及其治疗方法的研究已成为学术界关注的重点。细胞衰老作为一种重要的生理机制，旨在遏制潜在肿瘤细胞的增殖，然而，其亦可能促进肿瘤的生长进程。越来越多的科学证据显示，细胞衰老与血液系统恶性肿瘤，如白血病、MDS及MM的发病机制及疾病进展紧密相关。具体而言，细胞衰老与造血干细胞（hemopoietic stem cell）功能衰退及血液系统恶性肿瘤风险的提升具有显著关联。目前普遍认为，血液系统恶性肿瘤的驱动因素仅限于造血细胞内发生的遗传或表观遗传病变。多数血液系统恶性肿瘤呈现出散发性的特点，其中具有遗传易感性的髓系和淋巴细胞谱系疾病，与异质性的临床表现紧密相关，且诸多症状对某些特定的细胞遗传学及分子畸变具有明确的特异性。组织病理学作为评估血液系统恶性肿瘤的标准手段，在研究与临床实践中均存在明显的局限性。骨髓活检可能因骨髓异质性而无法全面反映疾病特征，从而导致样本诊断价值受限，同时，在临床肿瘤学的实践中，该方法的重复使用亦受到较大限制。恶性肿瘤通过采用多种策略，营造免疫抑制的微环境，从而规避适应性免疫系统的抗肿瘤免疫反应。免疫疗法已被广泛研究并应用于几乎全部类型的血液肿瘤，涵盖从白血病前病变到复发/难治性恶性肿瘤的广泛范畴。随着靶细胞表征、抗体设计与制造，以及基因组编辑等技术的不断涌现，包括基因疗法与细胞疗法在内的免疫疗法正逐步趋向复杂化与多样化。免疫球蛋白被用于预防或降低原发性免疫缺陷患者的感染风险，并在特定区域利用其抗炎及免疫调节作用。然而，尽管已开展大量临床试验，但对于淋巴增殖性肿瘤、浆细胞骨髓瘤及接受造血细胞移植的患者而言，关于免疫球蛋白疗效的严格证据仍显不足。

　　RNA结合蛋白（RNA-binding protein，RBP）通过动态调控蛋白质丰度或亚型，以及调节非编码RNA，来调控分化和自我更新的基础过程。研究表明，RBP对于正常造血功能至关重要，并且在血液恶性肿瘤中作为肿瘤基因或肿瘤抑制因子发挥着基本作用。深入理解RBP如何影响正常和恶性造血过程中的这一调节网络，将有助于揭示针对血液系统恶性肿瘤治疗的新策略靶点。新型miRNA调节因子及途径的失调与血液系统恶性肿瘤具有关联性，在预测血液系统肿瘤的发展结果及评估治疗反应方面，miRNA表达谱分析扮演着至关重要的角色。液体活检作为一种关键手段，广泛应用于疾病的诊断、患者分层及血液肿瘤和实体肿瘤的治疗监测过程中。然而，鉴于液体活检存在局限性，探索并研究适宜的分析方法显得尤为重要。嵌合抗原受体T（chimeric antigen receptor T，CAR-T）细胞疗法已成为肿瘤治疗领域的一项革命性新支柱。尽管CAR-T细胞治疗在某些B细胞白血病或淋巴瘤亚群中已展现出显著的临床疗效，然而，其在实体瘤及血液恶性肿瘤中的治疗效果仍受到多种因素的制约。这些障碍主要包括严重的、可能危及生命的毒性反应及靶向非肿瘤组织的效应、抗原逃逸现象、肿瘤细胞的运输障碍和有限的肿瘤浸润能力。此外，宿主与肿瘤微环境之间的相互作用亦显著阻碍了CAR-T细胞发挥功能。同时，这些治疗方法的开发与实施还需投入大量的人力资源。为应对上述挑战，迫切需要采取创新性的策略与方法，以设计出功能更为强大的CAR-T细胞，从而进一步提升其抗肿瘤活性，并降低潜在的毒性风险。

第二节　拉曼光谱技术在白血病筛查和早诊早治中的应用

　　近年来，尽管血液系统肿瘤的诊断手段不断发展，但随着拉曼光谱技术的快速发展及在多领域的广泛应用，其在肿瘤生物学诊断中的价值正逐步得到认可与提升。表面拉曼光谱技术可广泛应用于各类血液系统肿瘤的诊断领域，包括肿瘤组织的识别、肿瘤边界的划分、治疗后基底细胞变化的检测、肿瘤特异性外泌体的表征，以及从非肿瘤细胞群体中鉴别肿瘤细胞。单细胞拉曼光谱（single-cell Raman spectroscopy，SCRS）技术，通过与其他尖端分析技术和现代数据分析方法的整合，其复杂程度不断提升，能够以显著的特异性、灵敏度及分辨率，实现对复杂生物及环境样品的深度探索。鉴于其高分辨率、无须标记、非侵入性、分子特异性、培养条件独立，以及适用于原位、体外或体内分析等多重优势，SCRS衍生技术在环境科学与生物学研究领域展现出了超越传统批量测量技术的卓越能力。有研究表明，运用无标记、无创的单细胞拉曼技术来描绘细胞分子谱，能够识别出一系列拉曼峰，这些拉曼峰可用于区分骨髓成纤维细胞、异常早幼粒细胞与正常粒细胞，从而验证了拉曼光谱技术在非侵入性探测白血病细胞代谢产物方面的能力。该研究所鉴定的生物标志物有望推广至其他血细胞类型，并可能对白血病的治疗策略产生深远影响。

白血病是一类具有异质性的血液系统疾病，其核心特征表现为造血细胞的无效增殖及形态学上的异常。该疾病的诊断程序极为繁复，若无法及时实施精确诊断，将引发较高的病死率。对于未表现出症状的患者，以及在骨髓严重衰竭情况下因脓毒症导致的危重病情患者，其主要临床表现与症状可能存在显著差异。疾病的早期表现往往缺乏特异性特征，因此，对早期患者进行病史、社会背景及全身健康状况的综合评估显得尤为关键，这些因素在治疗方案的制订过程中扮演着至关重要的角色。细胞遗传学分析与分子靶向药物的临床应用显著改善了众多血液系统恶性肿瘤患者的预后，尤其是在慢性髓细胞性白血病（chronic myelogenous leukemia，CML）与急性早幼粒细胞白血病（acute promyelocytic leukemia，APL）的治疗中，疗效尤为显著。然而，针对血液系统恶性肿瘤的治疗，目前仍面临疾病复发、药物耐药性等多重挑战。因此，深入探究其潜在分子机制已成为迫切需求。

急性白血病的诊断主要依赖于一系列检测技术的综合应用，包括细胞遗传学分析、荧光原位杂交技术、流式细胞术及分子生物学技术相结合的免疫表型分析。鉴定与白血病发病机制相关的染色体畸变及特定基因和免疫表型，构成了当前确诊该疾病的核心检测策略。此类检查在侵入性与时效性方面的不足，激发了研究者探索以拉曼光谱技术为核心的新方法与技术，目的是缩短从假设到诊断结论的时间跨度，进而有助于患者获得更优的预后。拉曼光谱技术在无标记条件下具备识别血液中血细胞及生化成分光谱特征的能力，包括氨基酸、蛋白质、脂质、核酸及类胡萝卜素等多种生物分子。该技术在应用于各类血液学疾病的细胞系、血涂片及血清样品的检测过程中，其重要性日益凸显，并展现出巨大的应用潜力。

梁昊岳研究团队深入探讨了人急性T细胞白血病细胞系（Jurkat）、人急性单核细胞白血病细胞系（THP-1）、人急性骨髓性白血病细胞系（KG-1α）和人急性早幼粒细胞白血病细胞系（NB4）的拉曼光谱特性。研究团队成功开发了一种基于拉曼光谱技术的无标记鉴别方法，该方法能够有效区分上述四种急性白血病细胞系。研究针对四种急性白血病细胞系，实施了细胞培养并采集细胞样品。通过应用Horiba Xplora拉曼光谱仪，对每种细胞系的25～30个白血病细胞进行了拉曼光谱数据的采集。研究中综合运用了主成分分析（PCA）、偏最小二乘判别分析（PLS-DA）及聚类分析（CA）等先进的光谱分析技术，对采集的光谱数据进行了深入分析，并构建了用于区分不同细胞系的鉴别模型。此外，研究亦执行了细胞光谱的配对组合分析，旨在实现对细胞光谱的精确鉴别。四种细胞类型的拉曼光谱表现出显著的差异性，其特征峰分别位于769cm^{-1}、826cm^{-1}、844cm^{-1}、957cm^{-1}、1048cm^{-1}、1141cm^{-1}、1255cm^{-1}、1313cm^{-1}、1415cm^{-1}、1539cm^{-1}、1575cm^{-1}等处。光谱特征的分析结果表明，Jurkat细胞展现出显著的增殖代谢活动，KG-1α细胞中核酸代谢与能量转换密切相关，而NB4细胞则表现出增强的细胞呼吸功能，这些均为重要的生物学信息。上述研究构建了一种基于PLS-DA的拉曼光谱鉴别模型，能够实现对四种不同类型的急性白血病细胞进行精确区分。该模型具备卓越的拟合稳定性、预测准确性及潜在的应用前景，为临床试验研究提供了坚实的科学支撑（图2-1）。

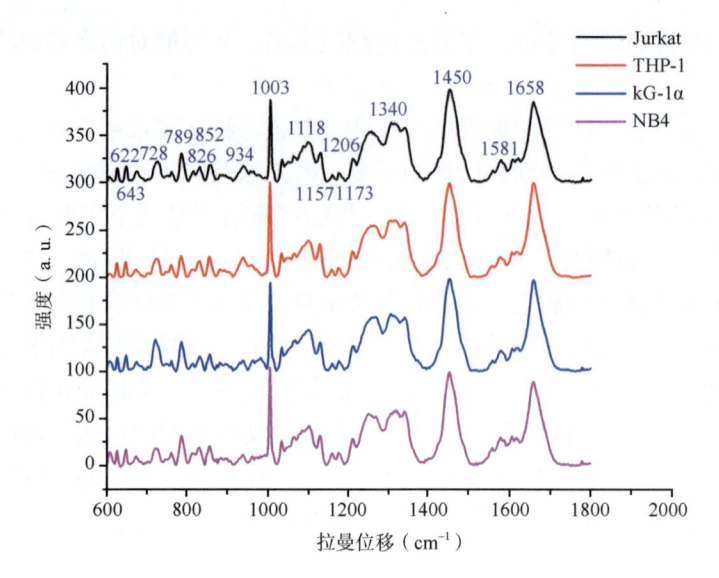

图2-1 急性白血病细胞系的拉曼光谱特征图谱

资料来源：梁昊岳，程雪莲，杨晚竹，等，2020. 基于激光拉曼光谱技术鉴别四种急性白血病细胞系的方法研究. 光谱学与光谱分析，40（12）：3670-3679

Li等采用了低频小波系数对光谱进行重构，并基于720～800cm^{-1}的分段光谱数据覆盖，实施了多成分分析。此方法能够以一种无标记的方式，更有效地鉴别白细胞亚型间潜在的分子差异。Silva等则提出了利用拉曼光谱技术，以区分健康受试者与白血病受试者的全血及血浆样品之间的光谱特征。他们将这些光谱特征与相应的生化变化关联，并对样品进行了判别分析（其中全血样品数为38，血浆样品数为40）。拉曼光谱的获取采用了色散拉曼光谱仪（波长830nm，激光功率280mW，曝光时间30秒）及拉曼探针。通过对血液与血浆样品光谱进行主成分分析的探索性研究，结果显示，相较于白血病组，健康组的峰值所反映的蛋白质、氨基酸、游离磷脂及类胡萝卜素的含量均有所增高。Leszczenko等针对患三种亚型B细胞前体性急性淋巴细胞白血病的患者，从其骨髓中分离出细胞，并采用了单细胞拉曼成像技术与多变量统计分析方法相结合的手段。研究过程中，将源自临床样品的光谱数据与从健康供体中获取的B细胞单细胞光谱数据进行对比，以此构建了对照组。研究结果显示，正常B细胞的拉曼光谱与其恶性病变对应物的光谱在特征上存在显著差异，尤为突出的是条带强度不同。通过应用化学计量学方法，能够实现对白血病亚型的自动识别，从而验证了拉曼成像技术在鉴定白血病细胞特征标志物方面的临床适用性与可靠性。光镊拉曼光谱（laser tweezers Raman spectroscopy，LTRS）是激光镊子技术与拉曼光谱技术的融合应用。它作为一种依托激光机械效应的物理手段，能够实现对悬浮液中单个活细胞的快速且非侵入性研究。Chen等构建了一套基于LTRS的方法体系，旨在迅速且无损地检测ALL细胞的耐药性，并为ALL细胞耐药性的评估提供了新视角。该研究涵盖两种特定的多柔比星抗性及亲本ALL细胞系，即BALL-1和Nalm6。多柔比星耐药细胞能够展现出独特的拉曼光谱特征，这些特征可通过LTRS技术被有效捕捉。为确保研究结果的精确性，Chen等采用了PCA及分类与回归树（classification and regression tree，CRT）算法，结果显示LTRS的特异度和敏感度均超过90%。此外，为进一步明晰各类细胞的化学耐药状态，Chen等还借助基于条带数据的CRT模型及受试者操作特征（receiver operating characteristic，ROC）曲线，探寻了一系列具有显著指示意义的关键条带及其强度比。验证表明，将LTRS分析与多变量统计分析相结合，展现出巨大的应用潜力，有望成为单细胞水平上快速评估细胞耐药状态的新型分析策略。

梁昊岳研究团队采用拉曼光谱技术研究了AML和ALL患者的骨髓上清特征。对61例AML患者、22例ALL患者和5例对照志愿者的骨髓上清进行分析。利用正交偏最小二乘判别分析（OPLS-DA）构建急性白血病患者与对照志愿者之间的鉴别模型。利用预测集对OPLS-DA建立的模型进行检验。AML模型的敏感度为92.86%，特异度为100%。ALL模型的敏感度为80%，特异度为92.31%。在AML亚型分析中，以高敏感度（75%、85%、90%和85%）和高特异度（100%、95%、95%和100%）区分AML-M2、AML-M3、AML-M4和AML-M5组与对照组的骨髓上清。研究发现，与对照志愿者相比，AML和ALL患者的拉曼光谱都有特异性。与此同时，研究发现1031cm^{-1}、1437cm^{-1}、1443cm^{-1}、1603cm^{-1}拉曼位移在区分对照组和ALL亚型组、对照组和AML亚型组中起重要作用。最重要的是，结合胆固醇等相关生化指标的统计分析，进一步分析1437cm^{-1}、1443cm^{-1}、1579cm^{-1}拉曼位移也为寻找与ALL相关的潜在重要变量，如胆固醇、高密度脂蛋白、低密度脂蛋白、腺苷脱氨酶和血红蛋白提供了线索。探索性研究初步显示了拉曼光谱技术作为一种新的无创性检测AML和ALL的临床工具的巨大潜力（图2-2～图2-8）。图2-2展示了对照组与急性白血病患者的平均骨髓上清拉曼光谱图，共收集到38例对照组骨髓上清样本的拉曼光谱特征，135例ALL患者的骨髓上清样本拉曼光谱特征，以及371例AML患者的骨髓上清样本拉曼光谱特征。其中，AML-M2型患者样本为118例，AML-M3型患者样本为73例，AML-M4型患者样本为31例，AML-M5型患者样本为149例。在600～1800cm^{-1}的波数范围内，对照组与急性白血病患者骨髓上清的拉曼光谱展现出相似的形态特征，能够精确地揭示正常对照组与不同类型的急性白血病组患者骨髓上清中物质的含量与组成。鉴于所呈现的光谱图无法有效区分急性白血病患者组与对照组样本间的差异，故必须采用多变量统计分析方法构建分类模型。

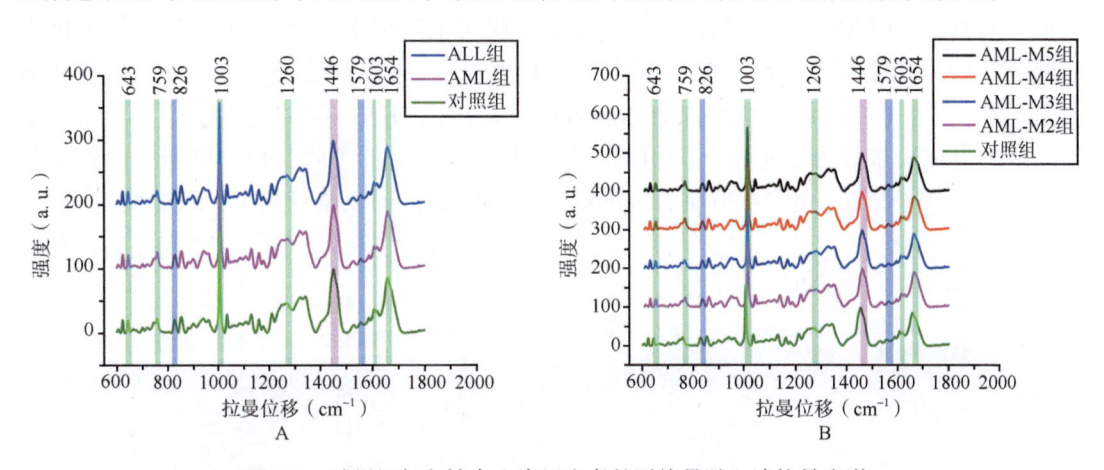

图2-2 对照组与急性白血病组患者的平均骨髓上清拉曼光谱
A. 对照组、AML组和ALL组的平均骨髓上清拉曼光谱图，从下到上依次排列；B. 对照组、AML-M2组、AML-M3组、AML-M4组和AML-M5组的平均骨髓上清拉曼光谱图，从下到上依次排列

资料来源：Liang H，Cheng X，Dong S，et al. 2022. Rapid and non-invasive discrimination of acute leukemia bone marrow supernatants by Raman spectroscopy and multivariate statistical analysis. J Pharm Biomed Anal，210：114560

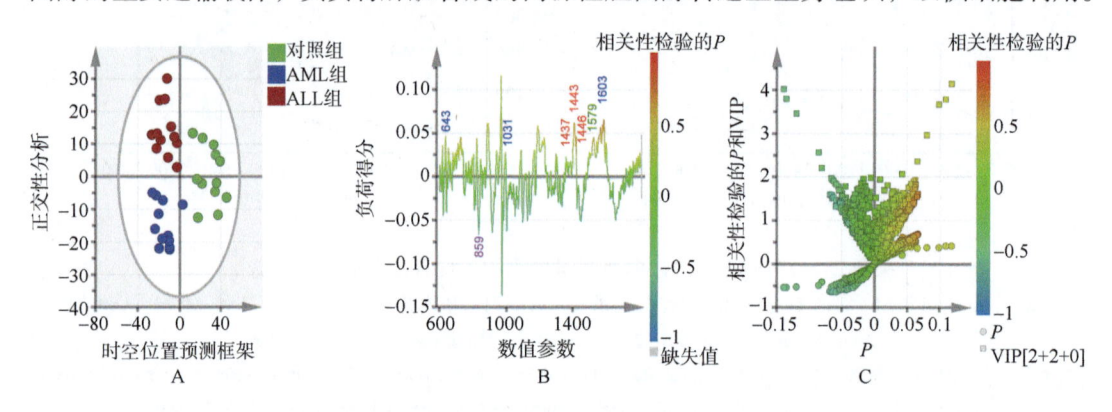

图2-3、图2-4分别展示了对照组与急性白血病组患者骨髓上清样本的OPLS-DA鉴别图、对照组与AML亚型组的骨髓上清样本OPLS-DA鉴别图，筛选了鉴别对照组与急性白血病患者组潜在的拉曼生物标志物。图2-3验证了采用OPLS-DA技术，能够高效地区分对照组、AML组及ALL组患者骨髓上清样本光谱数据模型的两两组合，并对其拟合参数进行了分析。样本间的区分效果显著，置换检验分析验证了OPLS-DA模型的有效性，并表明模型未出现过度拟合现象。此外，ROC曲线分析结果表明判别分析具有较高的准确性。OPLS-DA能够更有效地提取光谱数据中的差异性信息，其散点图展示了样本的清晰分群现象，显示出卓越的鉴别能力。在对照组、AML组和ALL组模型及它们的三种两两组合模型中，该研究综合考量了载荷、变量重要性投影、相关性、P等统计参数，揭示了对样本分类具有显著影响的拉曼光谱特征峰。图2-4揭示了采用OPLS-DA方法在区分对照组、AML-M2组、M3组、M4组及M5组患者骨髓上清样本光谱数据方面具有显著效果。基于对照组与AML亚型组模型，该研究将对照组与四种AML亚型组样本进行配对，运用OPLS-DA方法，并对模型拟合参数进行深入分析。样本间的区分效果显著，置换检验分析验证了OPLS-DA模型的有效性，并表明模型未出现过度拟合现象。ROC曲线分析进一步证实了判别分析结果具有较高的准确性。OPLS-DA模型的质量参数表明，该模型综合了第一和第二主成分的大量信息，概括了因变量的大部分变异信息，并具有较高的预测精度。在对照组与AML亚型组模型及四个两两组合模型中，研究综合考量了载荷、变量重要性投影、相关性、P等统计参数，识别出对样本分类具有主要贡献的拉曼光谱峰位。

结合图2-5和图2-6对拉曼光谱峰位进行的统计学分析与急性白血病组和对照组的临床数据，可以对筛选得到的潜在的拉曼光谱生物标志物进行验证。对源自对照组及AML和ALL组模型中的潜在生物标志物进行验证，并在模型所涉及的疾病种类的全部拉曼光谱数据范围内执行统计学分析。在对照组中，胶原蛋白、核酸、脂质/胆固醇及血红蛋白的峰值强度显著高于急性白血病组，这一结果表明了对照组与急性白血病组在生物化学成分上的显著差异。在波数为859cm^{-1}、1031cm^{-1}、1437cm^{-1}、1443cm^{-1}、1579cm^{-1}、1603cm^{-1}的光谱区域，对照组与AML组的比较揭示了统计学意义上的显著差异，这些差异与生化指标的统计分析结果保持一致。在对照组中，核酸的特征吸收峰位1579cm^{-1}的吸收强度显著高于AML组和ALL组。急性白血病患者由于体内白血病细胞的过度增殖，对血浆中胆固醇的合成需求显著增加，从而引起血浆总胆固醇水平的下降。低密度脂蛋白作为胆固醇的主要运输载体，负责将肝脏合成的内源性胆固醇转运至全身组织，以供细胞利用。

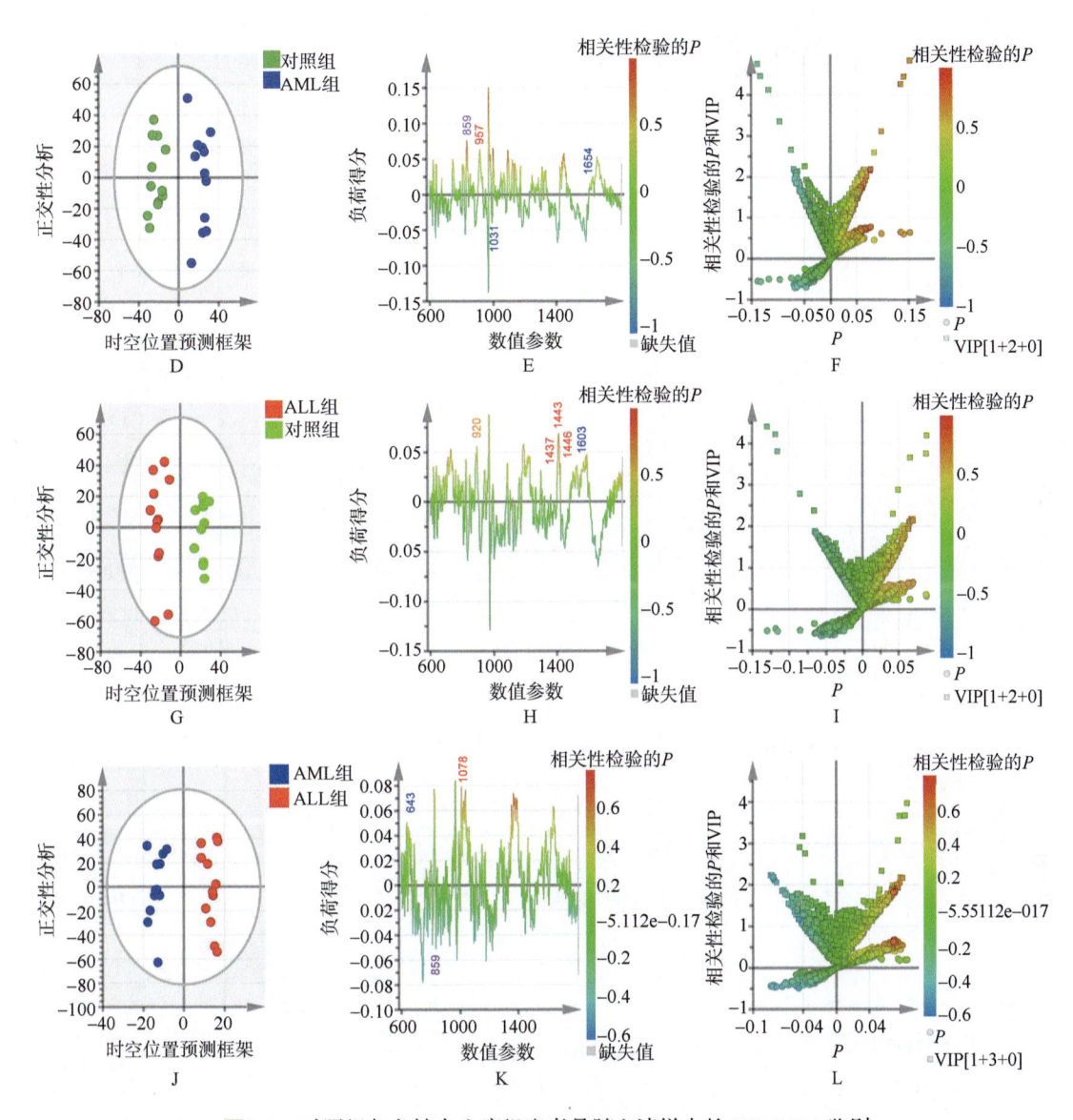

图2-3 对照组与急性白血病组患者骨髓上清样本的OPLS-DA鉴别

A. 通过OPLS-DA方法获得对照组、AML组和ALL组鉴别的得分图，图中采用Hotelling的95%置信椭圆进行绘制，左侧为急性白血病患者，右侧为对照组。B. 对照组、AML组和ALL组鉴别的载荷线图。C. 对照组、AML组和ALL组鉴别价值函数与状态变量的组合图。D. 对照组和AML组鉴别的得分图。E. 对照组和AML组鉴别的载荷线图。F. 对照组和AML组鉴别价值函数与状态变量的组合图。G. 对照组和ALL组鉴别的得分图。H. 对照组和ALL组鉴别的载荷线图。I. 对照组和ALL组鉴别价值函数与状态变量的组合图。J. AML组和ALL组鉴别的得分图。K. AML组和ALL组鉴别的载荷线图。L. AML组和ALL组的鉴别价值函数与状态变量的组合图

资料来源：Liang H，Cheng X，Dong S，et al. 2022. Rapid and non-invasive discrimination of acute leukemia bone marrow supernatants by Raman spectroscopy and multivariate statistical analysis. J Pharm Biomed Anal，210：114560

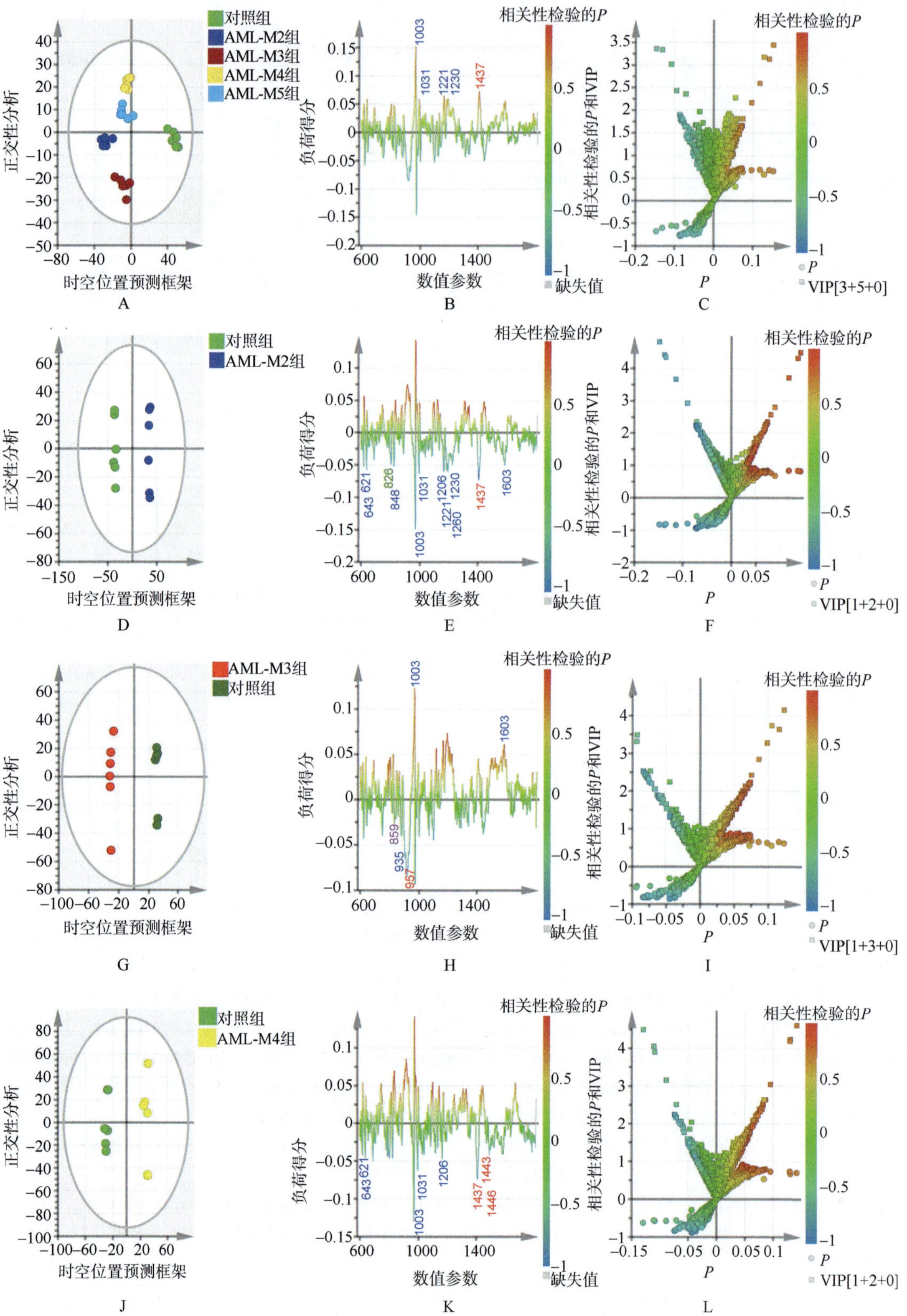
对照组
AML-M2组
AML-M3组
AML-M4组
AML-M5组
正交性分析
时空位置预测框架
A
相关性检验的P
负荷得分
数值参数
缺失值
1003
1031
1221
1230
1437
B
相关性检验的P和VIP
P
VIP[3+5+0]
C
D
643 621
826
848
1031
1206
1221
1230
1260
1437
1603
E
VIP[1+2+0]
F
G
859
935
957
H
VIP[1+3+0]
I
J
1206
1443
1446
K
L

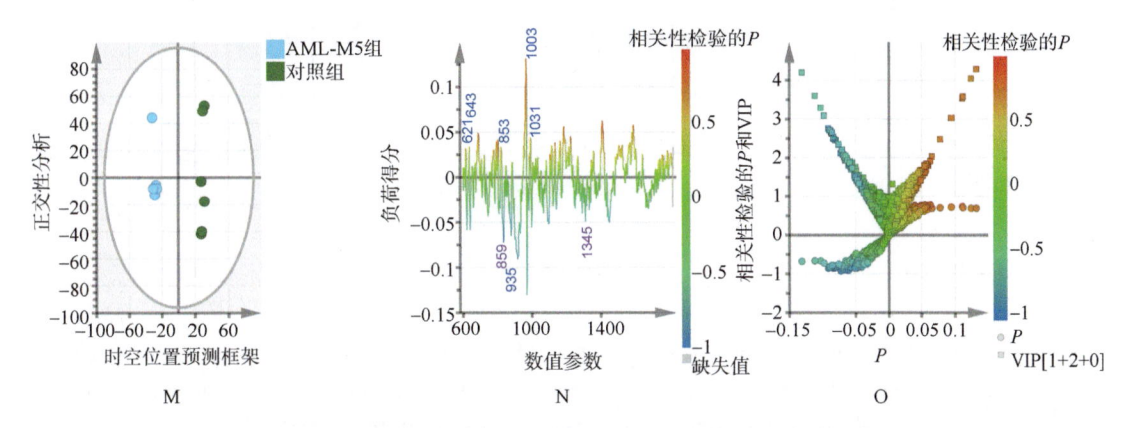

第二章 拉曼光谱技术在血液系统肿瘤筛查和早诊早治中的应用

图2-4 对照组与AML亚型组骨髓上清样本的OPLS-DA鉴别

A. 通过OPLS-DA方法获得对照组与AML亚型组鉴别的得分图，图中采用Hotelling的95%置信椭圆进行绘制，左侧为AML亚型，右侧为对照组。B. 对照组、AML亚型组鉴别的载荷线图。C. 对照组、AML亚型组鉴别价值函数与状态变量的组合图。D. 对照组和AML-M2组鉴别的得分图。E. 对照组和AML-M2组鉴别的载荷线图。F. 对照组和AML-M2组鉴别价值函数与状态变量的组合图。G. 对照组和AML-M3组鉴别的得分图。H. 对照组和AML-M3组鉴别的载荷线图。I. 对照组和AML-M3组鉴别价值函数与状态变量的组合图。J. 对照组与AML-M4组鉴别的得分图。K. 对照组与AML-M4组鉴别的载荷线图。L. 对照组与AML-M4组鉴别价值函数与状态变量的组合图。M. 对照组与AML-M5组鉴别的得分图。N. 对照组与AML-M5组鉴别的载荷线图。O. 对照组与AML-M5组鉴别价值函数与状态变量的组合图

资料来源：Liang H，Cheng X，Dong S，et al. 2022. Rapid and non-invasive discrimination of acute leukemia bone marrow supernatants by Raman spectroscopy and multivariate statistical analysis. J Pharm Biomed Anal，210：114560

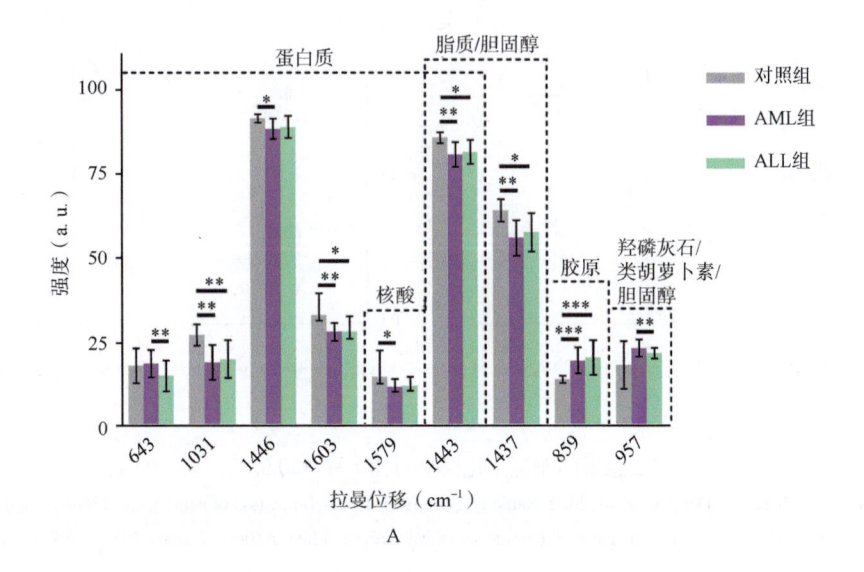

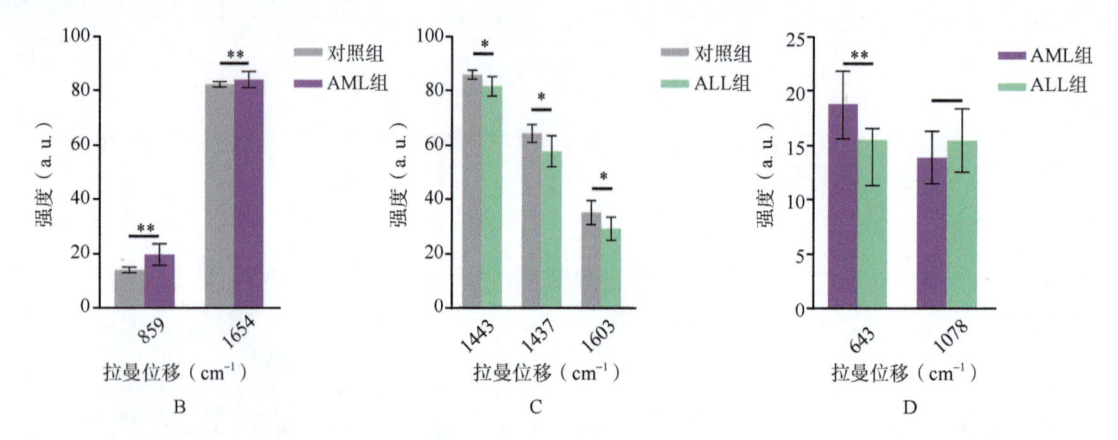

图2-5　对照组与AML组和ALL组潜在生物标志物的统计数据对比（*$P<0.05$，**$P<0.01$，***$P<0.001$）

资料来源：Liang H，Cheng X，Dong S, et al. 2022. Rapid and non-invasive discrimination of acute leukemia bone marrow supernatants by Raman spectroscopy and multivariate statistical analysis. J Pharm Biomed Anal，210：114560

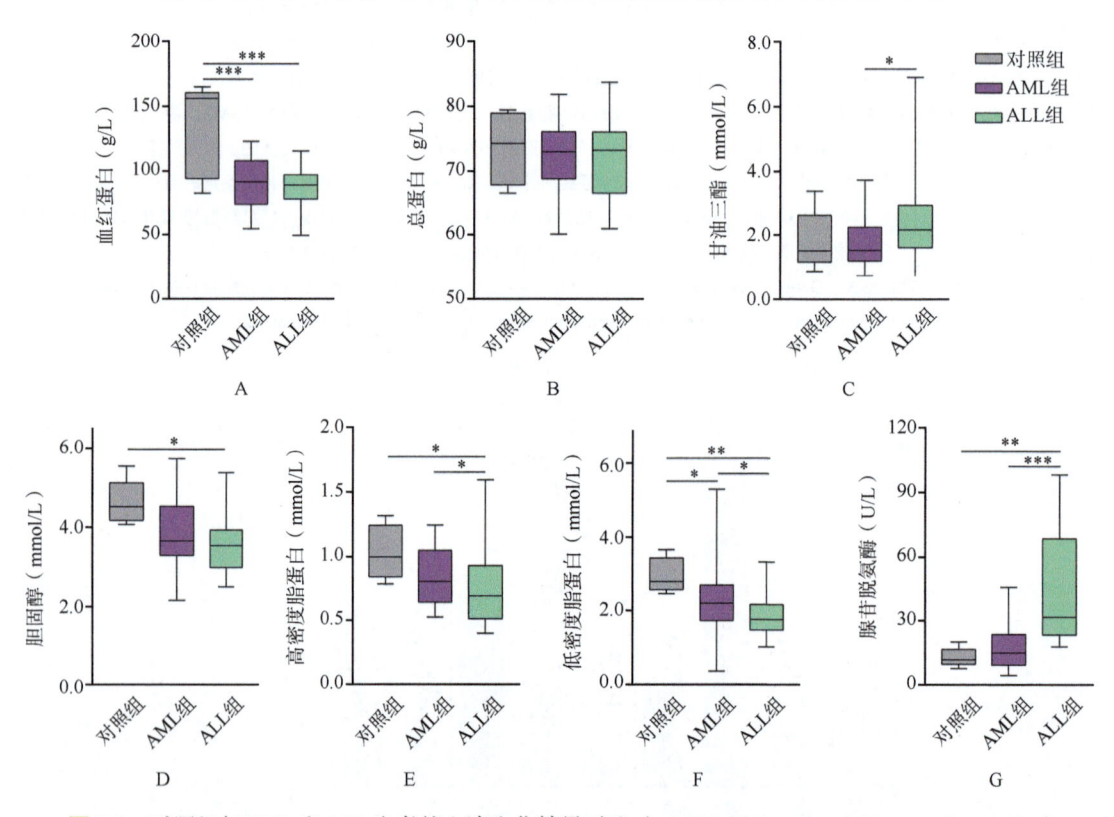

图2-6　对照组与AML和ALL患者的血清生化结果对比（*$P<0.05$，**$P<0.01$，***$P<0.001$）

资料来源：Liang H，Cheng X，Dong S, et al. 2022. Rapid and non-invasive discrimination of acute leukemia bone marrow supernatants by Raman spectroscopy and multivariate statistical analysis. J Pharm Biomed Anal，210：114560

高密度脂蛋白则具有将胆固醇从肝外组织运回肝脏进行代谢的功能。因此，当总胆固醇水平下降时，由于其来源减少，高密度脂蛋白和低密度脂蛋白的水平亦随之降低。在对照组与AML组和ALL组的两两组合模型中，代表胶原蛋白的特征峰（859cm^{-1}）在区分对照组与AML组中扮演了关键角色。该结果揭示了AML患者骨髓上清液中胶原蛋白含量显著高于对照组，这一现象可能与白血病的发病机制相关。具体而言，造血微环境在白血病细胞的广泛增殖和浸润后发生了改变，导致了细胞基质的重塑，进而可能促进了胶原蛋白的合成增加和（或）降解减少。蛋白质的特征峰位（643cm^{-1}、1031cm^{-1}、1443cm^{-1}、1603cm^{-1}）、胆固醇的特征峰位（1437cm^{-1}、1443cm^{-1}）及核酸特征峰位（1078cm^{-1}）的强度比较结果与对照组及AML组和ALL组模型保持一致。

结合图2-7和图2-8对拉曼光谱峰位进行的统计学分析与急性白血病组和对照组的临床数据，可以对筛选得到的潜在的拉曼光谱生物标志物进行验证。在对照组和AML亚型组模型中，对潜在生物标志物进行验证，并在模型涵盖的所有病种的拉曼光谱数据范围内执行统计学分析。在对照组与AML-M2组模型的比较中，代表脂类/胆固醇的特征峰位1437cm^{-1}表现出显著性差异。代表核酸的特征峰826cm^{-1}表现出显著性差异。在对照组中，代表蛋白质的特征峰（位于621cm^{-1}、643cm^{-1}、848cm^{-1}、1003cm^{-1}、1221cm^{-1}、1230cm^{-1}、1603cm^{-1}）的强度显著高于AML-M2组，并且该差异具有统计学意义。在对照组与AML-M3组模型的比较中，蛋白质特征峰（1603cm^{-1}）及胶原特征峰（859cm^{-1}）在鉴别模型中发挥了关键作用。在对照组与AML-M4组模型中，代表脂质/胆固醇的特征峰（1437cm^{-1}、1443cm^{-1}）表现出显著性差异。在对照组与AML-M5组模型的比较中，代表胶原蛋白的特征峰（859cm^{-1}和1345cm^{-1}）显示出显著性差异，这些发现与生化指标的统计分析结果保持一致。

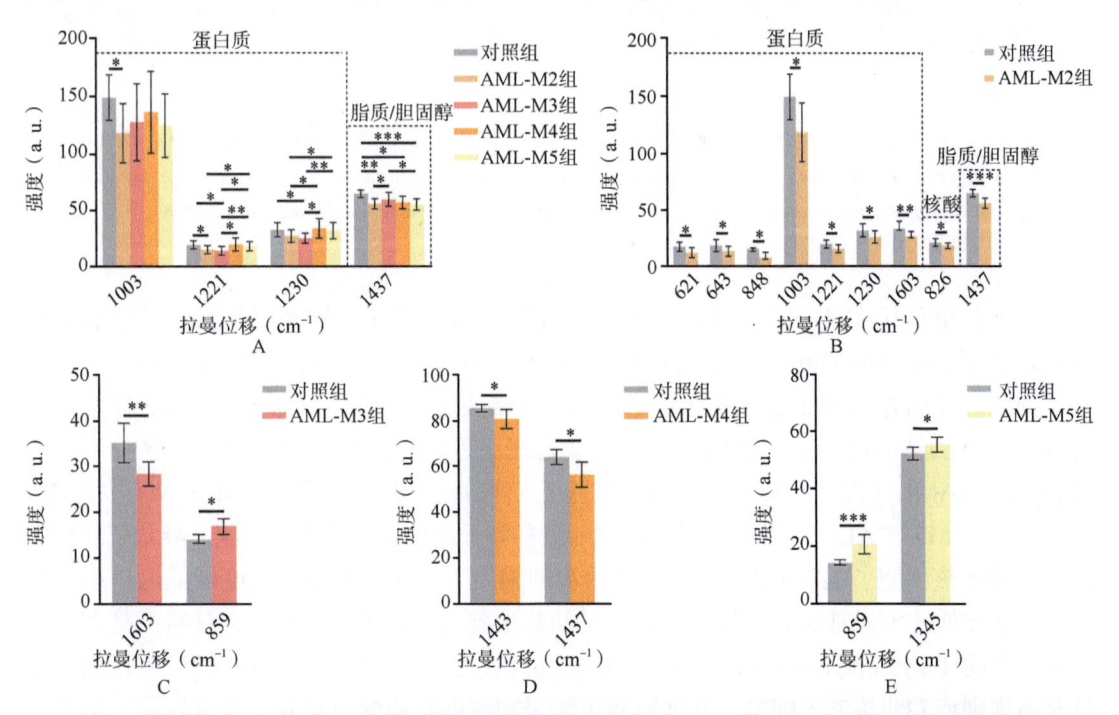

图2-7 对照组与AML亚型组潜在生物标志物的统计分析（*$P<0.05$，**$P<0.01$，***$P<0.001$）

A. 对照组与不同急性髓细胞性白血病（AML）亚型组潜在生物标志物的对比分析，每个峰位从左至右依次代表对照组、AML-M2组、AML-M3组、AML-M4组和AML-M5组。B. 对照组与AML-M2组潜在生物标志物的对比分析。C. 对照组与AML-M3组潜在生物标志物的对比分析。D. 对照组与AML-M4组潜在生物标志物的对比分析。E. 对照组与AML-M5组潜在生物标志物的对比分析

资料来源：Liang H，Cheng X，Dong S，et al. 2022. Rapid and non-invasive discrimination of acute leukemia bone marrow supernatants by Raman spectroscopy and multivariate statistical analysis. J Pharm Biomed Anal，210：114560

版权所有：梁昊岳研究团队

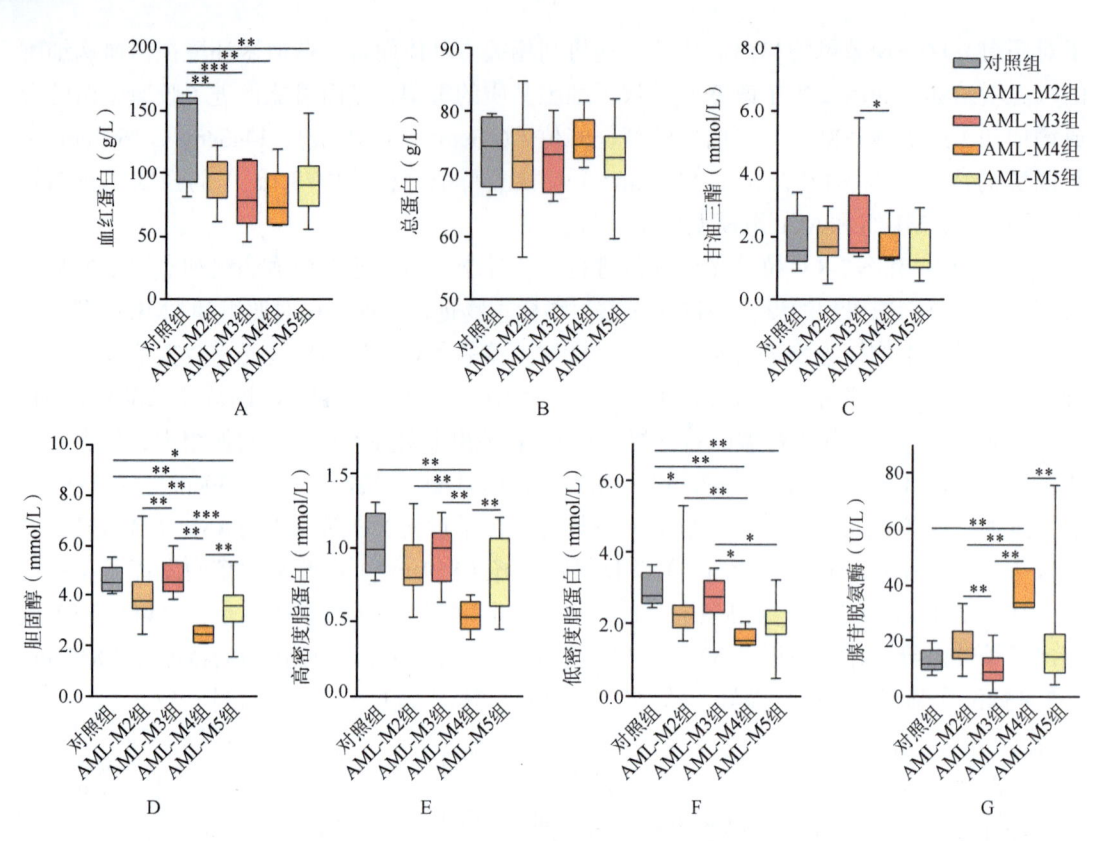

图2-8 对照组与AML亚型患者组血清生化结果对比分析（*$P<0.05$，**$P<0.01$，***$P<0.001$）
资料来源：Liang H，Cheng X，Dong S，et al. 2022. Rapid and non-invasive discrimination of acute leukemia bone marrow supernatants by Raman spectroscopy and multivariate statistical analysis. J Pharm Biomed Anal，210：114560
版权所有：梁昊岳研究团队

此外，梁昊岳在其报道中指出，多变量分析技术在处理拉曼光谱数据方面已显示出在细胞亚型分类领域的巨大潜力。PCA为拉曼数据解析的常规手段，PLS-DA则因其能够基于细胞群体间光谱特征差异进行有效鉴别而备受关注。因此，PCA和PLS-DA这两种多变量分析方法被广泛应用于识别细胞间的显著光谱差异，并构建分类模型以区分不同细胞类型，如AML和ALL。梁昊岳的研究报道了5种白血病亚型，包括"AML-M1""AML-M3""AML-M5""ALL B""ALL T"。这些亚型的特征细胞包括原始粒细胞、异常早幼粒细胞、幼稚单核细胞、B细胞和T细胞。原始粒细胞属于髓细胞系分化程度较低的细胞，具有较高的核质比和通常显著的核仁；异常早幼粒细胞是骨髓系成熟细胞，其特征是含有髓过氧化物酶（myeloperoxidase，MPO）的天蓝色颗粒，核质比相对较低；幼稚单核细胞是具有不规则或卷曲核的大细胞，其细胞质可能呈现空泡状或含有颗粒，含有较异常早幼粒细胞更少的MPO颗粒。B细胞和T细胞属于淋巴细胞，它们的核质比也较高，但无法仅根据形态进行区分。此外，研究选取了从免疫性血小板减少症（immune thrombocytopenia，ITP）患者分离的骨髓单个核细胞作为正常对照。ITP是一种自身免疫性疾病，其特征为血小板破坏加速和血小板生成受损，导致孤立性血小板减少症，对单个核细胞的影响相对较小。该研究采用拉曼光谱技术对5种不同类型的急性白血病细胞进行了详细分析，并成功

第二章　拉曼光谱技术在血液系统肿瘤筛查和早诊早治中的应用　41

提取了相应的特征光谱数据。通过构建数学模型并进行数据分析，首次建立了基于拉曼光谱技术的急性白血病细胞鉴别诊断模型。同时，研究还结合透射电子显微镜技术揭示的白血病细胞超微结构，对拉曼光谱特征进行了深入的探讨，以期为急性白血病的早期鉴别诊断提供一种新的技术手段（图2-9～图2-16）。

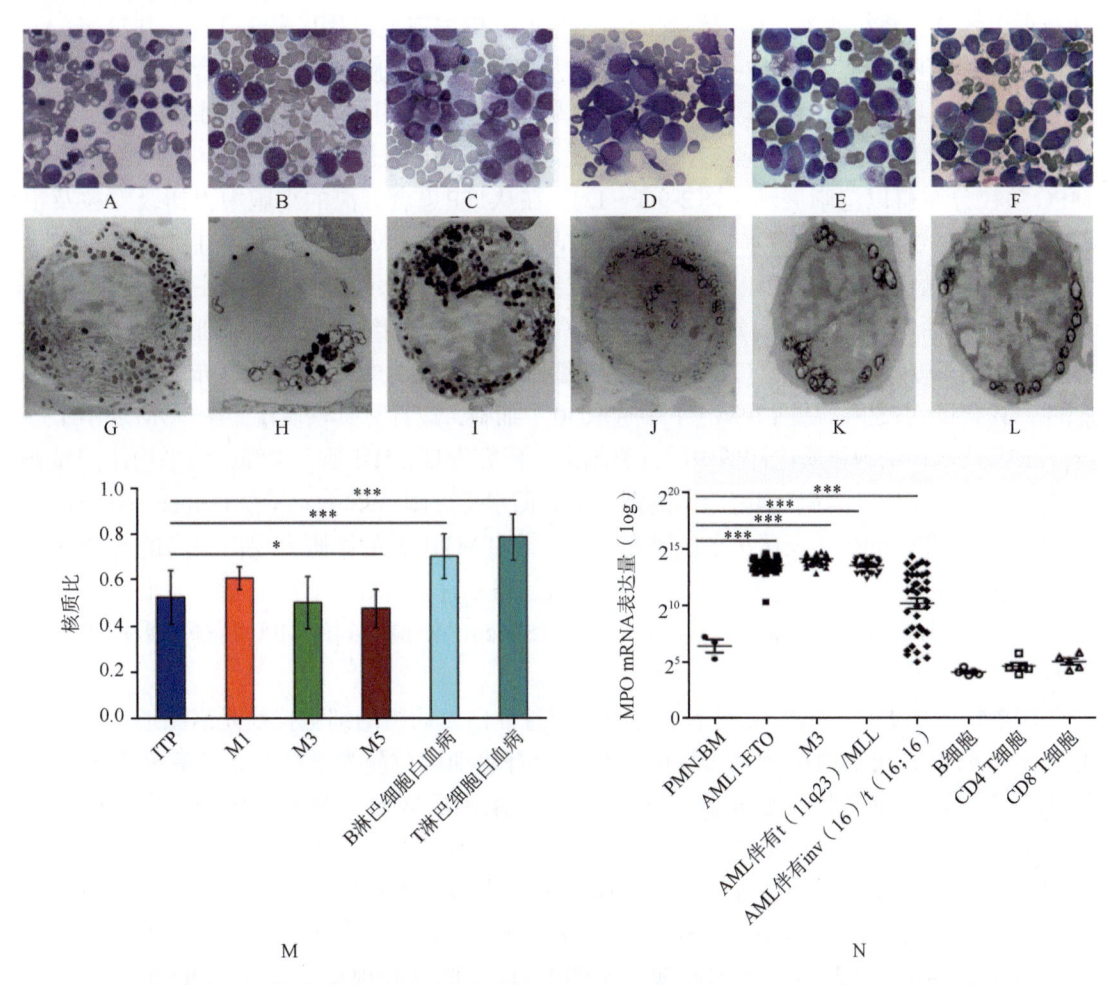

图2-9　不同的白血病亚型形态学分析（* $P<0.05$；** $P<0.01$；*** $P<0.001$）

A～F. 表示瑞氏-吉姆萨染色的细胞形态；G～L. 表示透射电子显微镜观察的细胞形态；M. 计算数字化图像中不同亚群的核质比；N. 从Hemaexplorer数据库获得髓过氧化物酶（MPO）mRNA表达水平。PMN-BM，骨髓多形核白细胞；1-ETO，染色体8号和21号易位产生的八聚体结合蛋白；t（11q23）/MLL，11号染色体长臂23区的易位混合谱系白血病；inv（16）/t（16；16），16号染色体倒位/16号染色体易位

版权所有：梁昊岳研究团队

图2-9展示了不同的白血病亚型的形态学分析，通过光学显微镜和电子显微镜揭示了不同类别的白血病细胞的形态。研究中所涉及的白血病亚型分类，是基于FAB分类法和WHO分类法，通过血液学专家遵循标准的诊断程序及对骨髓涂片的分析来确定的。所有研究对象均接受骨髓穿刺检查，通过骨髓细胞形态学分析、流式细胞术、组织细胞化学染色、染色体分析、融合基因检测及电子显微镜观察等方法进行综合评估。临床诊断主要依

据细胞形态学和组织细胞化学特征，并结合其他相关检查结果，依据FAB分类标准进行确诊。采用电镜免疫组织化学技术对MPO进行染色，首先对MPO免疫组织化学染色结果进行观察，阳性结构特征包括核膜、颗粒或内质网等，随后对100个有核细胞进行计数，统计其中MPO阳性幼稚细胞的数量，以此作为计算MPO阳性细胞百分比的依据；继而对常规透射电镜样本进行观察，依据细胞的结构特征分析细胞类型及其成熟阶段，并参照FAB诊断标准制定电镜诊断。图2-9A～F呈现了基于瑞氏-吉姆萨染色法对单个核细胞进行制备与染色，并通过光学显微镜进行成像的结果。随后，利用Image J软件对30个细胞进行随机分析，以计算出6种细胞亚型的核质比。在透射电子显微镜成像中，亚细胞水平的MPO颗粒分布得以清晰展现（图2-9G～L）。在从ITP患者分离的细胞中，初级颗粒及粗糙内质网的活性表现为中等水平（图2-9G）。原始粒细胞（M1）含有几个主要颗粒，显示出MPO的显著活性（图2-9H）。异常早幼粒细胞（M3）显示出许多大的主要颗粒，呈现强烈的MPO活性（图2-9I）。幼稚单核细胞（M5）含有一些细颗粒，显示细胞质中MPO活性较弱（图2-9J）。在B细胞（图2-9K）与T细胞（图2-9L）中，MPO的分布表现出高度相似性，其含量均较少。从图2-9A～F中选取30个细胞，以计算其核质比。图2-9M展示了形态学成像技术在细胞核质比评估中的计算结果。研究发现，B细胞与T细胞的平均比例显著高于其他细胞亚型，而M5细胞的比例则处于最低水平。图2-9N揭示了从Hemaexplorer数据库中提取的MPO mRNA表达水平。研究发现，源自M3患者的细胞表现出最高的mRNA表达量，而B细胞和T细胞中的表达量几乎可以忽略不计。在6种不同亚型中，形态学成像技术获取的MPO含量变化趋势与拉曼光谱在1596cm^{-1}处检测到的MPO特征峰数据表现出一致性。

图2-10、图2-11、图2-12展示了对照组与急性白血病组的细胞拉曼光谱图形。研究从骨髓中分离出的细胞的拉曼光谱数据，利用所有单细胞拉曼光谱指纹，计算并得出了不同患者来源的细胞平均拉曼光谱（图2-10）。在细胞质区域来源的拉曼光谱中，可以观察到峰位和相对强度的微小变化。在所有光谱中，均可见到代表蛋白质、脂质和碳水化合物的典型拉曼峰。沿着患者指纹轨迹绘制的标准偏差（对应每个平均光谱）呈现出极佳的重复性。然而，在1500～1650cm^{-1}波数范围内的拉曼光谱带，呈现出显著的条带方差，特别是在M3患者中观察到此现象（图2-11）。推测此现象主要与MPO相关，其依据在于骨髓颗粒中MPO的异质性及其含量在骨髓成熟过程中表现出显著的变异性。

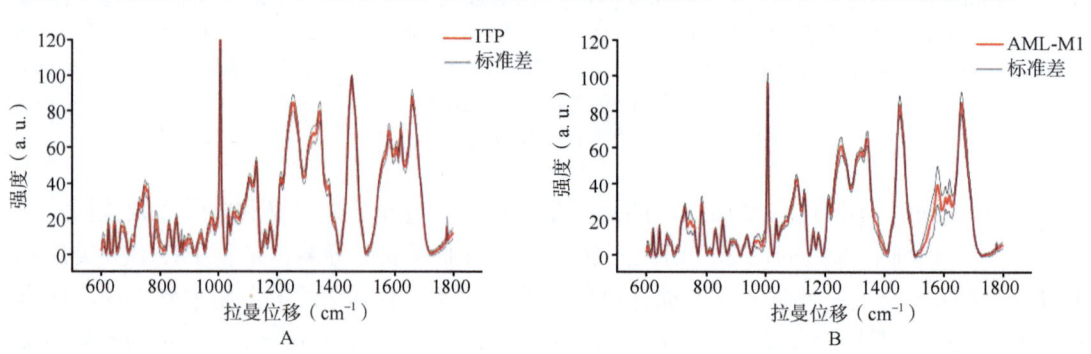

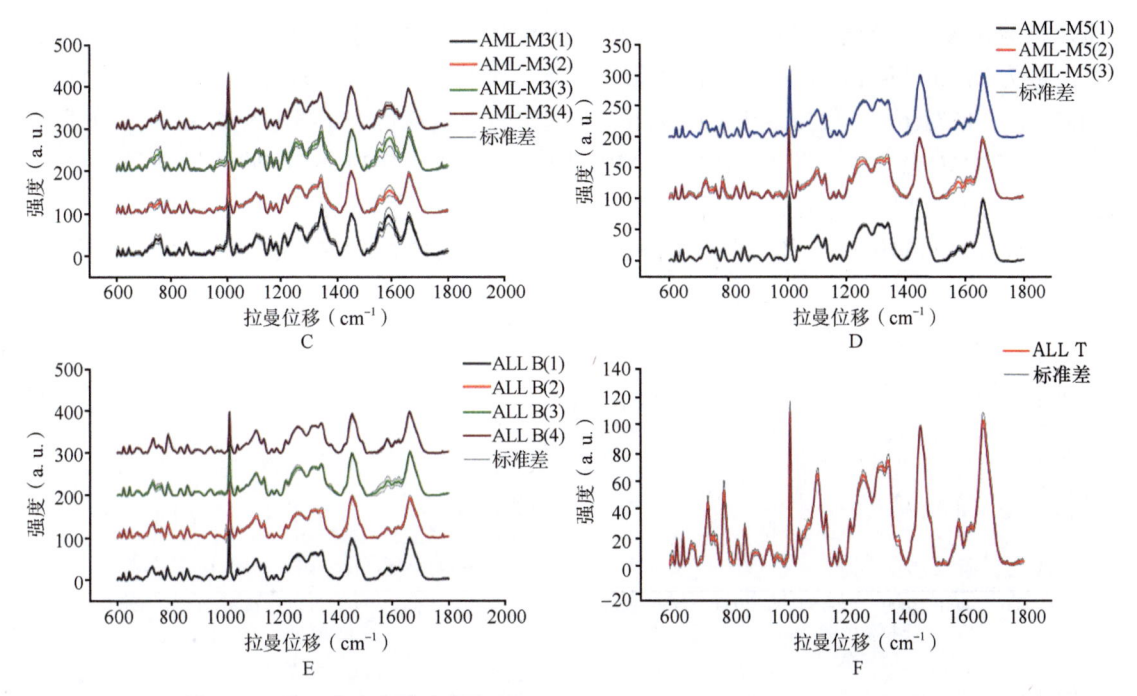

图2-10 ITP组与急性白血病患者组的平均拉曼光谱数据的平均值和标准偏差

A. ITP（免疫性血小板减少症）；B. AML-M1（急性粒细胞白血病未分化型）；C. AML-M3（急性早幼粒细胞白血病）；D. AML-M5（急性单核细胞白血病）；E. ALL B（急性B淋巴细胞白血病）；F. ALL T（急性T淋巴细胞白血病）；图中拉曼光谱是约25个细胞光谱的平均值

版权所有：梁昊岳研究团队

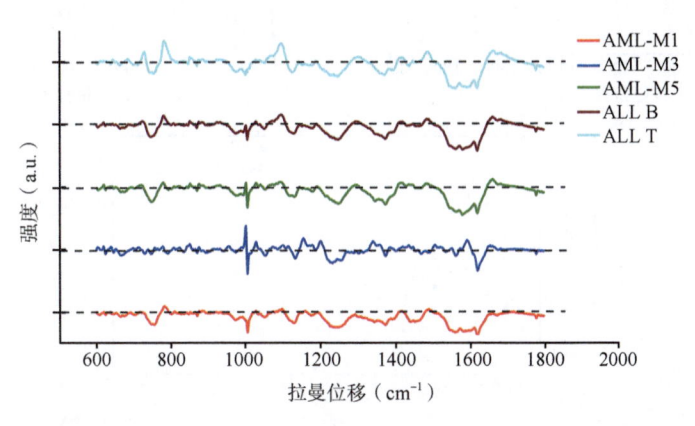

图2-11 5种急性白血病细胞平均拉曼光谱与免疫性血小板减少症患者骨髓白细胞平均拉曼光谱的差异性分析图谱

AML-M1，急性粒细胞白血病未分化型；AML-M3，急性早幼粒细胞白血病；AML-M5，急性单核细胞白血病；ALL B，急性B淋巴细胞白血病；ALL T，急性T淋巴细胞白血病

为区分不同细胞种类在分子层面的差异性，图2-12A呈现了ITP与5种白血病亚型的平均光谱图。图2-12通过不同色彩标注了光谱中的显著差异，该图谱揭示了与蛋白质、脂

质及核酸相关的拉曼散射峰。这些峰反映了细胞组分中的关键成分,特别是MPO。在复合波数为785cm^{-1}和1341cm^{-1}的核酸条带水平上,细胞结构差异表现得尤为显著。在波数1003cm^{-1}、1173cm^{-1}、1250cm^{-1}及1658cm^{-1}处的拉曼散射峰代表了碳水化合物和蛋白质的存在。在AML患者中(图2-12B),与MPO相关的1500~1630cm^{-1}区域的异常早幼粒细胞(M3)的光谱强度显著高于幼稚单核细胞(M5)和原始粒细胞(M1)。在与DNA(波数为785cm^{-1}和1341cm^{-1})及蛋白质(波数为1157cm^{-1}、1173cm^{-1}和1658cm^{-1})相关的光谱

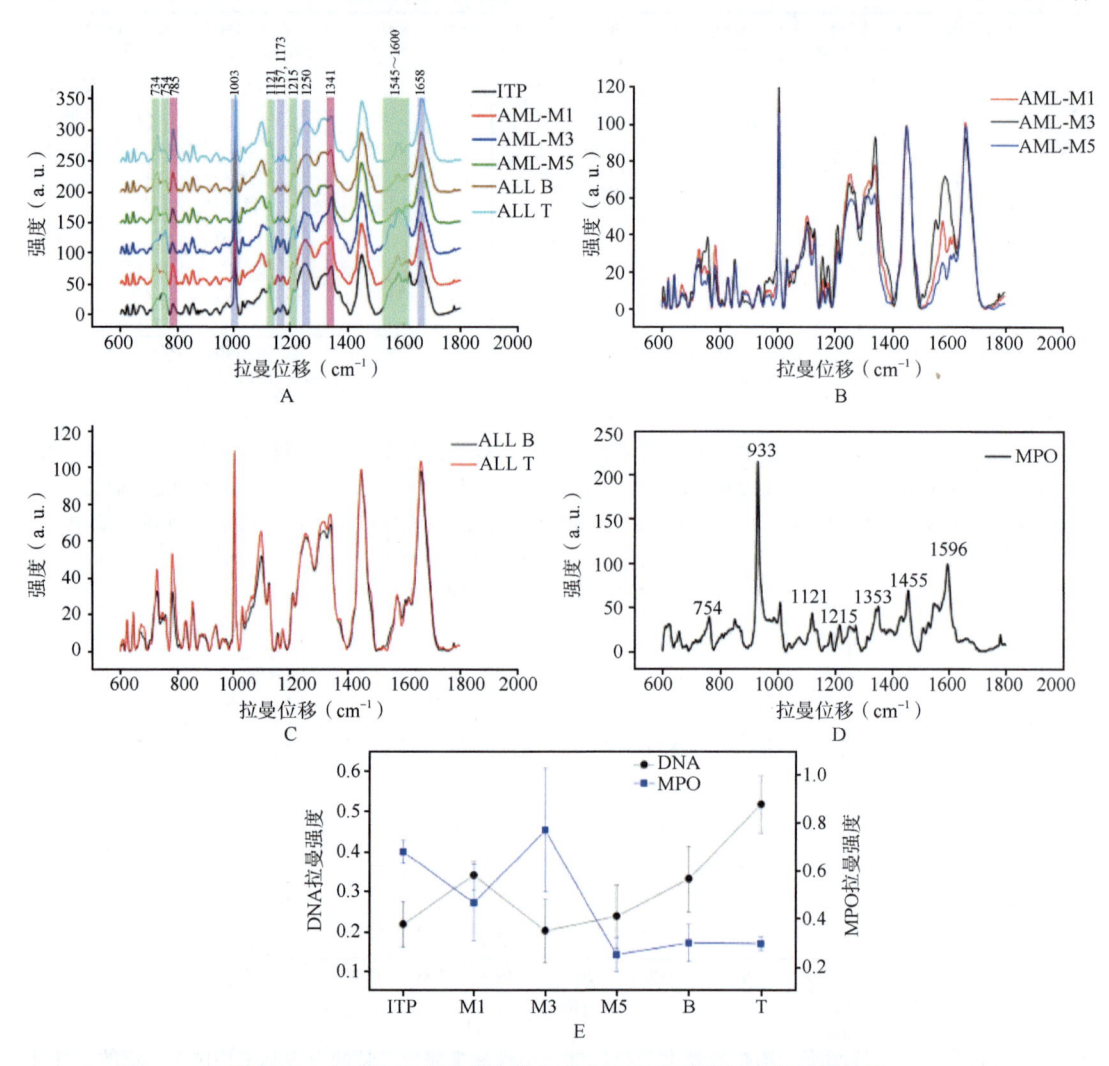

图2-12 免疫性血小板减少症与白血病患者的拉曼光谱分析结果

A. 研究采用785nm激光激发,对免疫性血小板减少症和白血病患者进行光谱分析,获取的平均光谱图。粉红色、绿色和蓝色区域分别对应MPO、核酸和蛋白质的特征吸收峰;B. AML亚型之间的光谱差异;C. ALL亚型之间的光谱差异;D. MPO的平均光谱图;E. MPO含量的平均强度与不同白血病亚型细胞核质比的对比分析。AML-M1,急性粒细胞白血病未分化型;AML-M3,急性早幼粒细胞白血病;AML-M5,急性单核细胞白血病;ALL B,急性B淋巴细胞白血病;ALL T,急性T淋巴细胞白血病;MPO,髓过氧化物酶

版权所有:梁昊岳研究团队

带中，观察到原始粒细胞（M1）的吸收强度高于幼稚单核细胞（M5），然而，相较于异常早幼粒细胞（M3），其吸收强度则较低。针对ALL患者（图2-12C），前B细胞的拉曼光谱与检测范围内的T细胞的拉曼光谱表现出高度相似性，仅在代表核酸的677cm^{-1}、728cm^{-1}、885cm^{-1}、1087~1101cm^{-1}、1313cm^{-1}和1336cm^{-1}波数处的特征峰以及1313cm^{-1}波数处的特征峰（涉及相关脂质和蛋白质）存在差异。经拉曼光谱分析，T细胞相较于前B细胞展现出更高的DNA与RNA含量。对于MPO颗粒而言，其特征性的拉曼散射峰位于734cm^{-1}、754cm^{-1}、1121cm^{-1}、1215cm^{-1}及1545~1600cm^{-1}（图2-12D），这些峰是评估粒细胞分化状态及区分不同AML亚型的关键指标。以蛋白质峰（1658cm^{-1}）作为基准峰，T细胞中核质比（785cm^{-1}/1658cm^{-1}）的平均归一化值高于其他细胞，与M3患者MPO（1579cm^{-1}/1658cm^{-1}）相关的平均归一化值高于其他患者（图2-12E）。在原始粒细胞（M1）中，核酸峰（785cm^{-1}）的平均归一化强度显著高于AML的其他细胞类型。通过MPO（1596cm^{-1}）相关峰的平均归一化强度，可以显著区分原始粒细胞、异常早幼粒细胞与早幼粒细胞。

图2-13展示了不同类别的白血病细胞的PCA结果，对白血病细胞进行了初步的分析鉴别。PCA是一种基于投影技术的数据降维方法，通过二维及三维得分图揭示数据集的总体特征，反映样本分布、相互关联性及分离趋势。在进行模型计算时，首先应用最小二乘法原理，确定一条直线，使得所有样本点到该直线的残差平方和达到最小化，同时确保投影到该数轴方向的矢量平方和最大化。该直线的方向反映了样本间最大变异性的方向，从而确定了第一主成分。在此基础上，继续寻找与前一主成分直线垂直的方向上，次显著差异的直线，以获得第二主成分，此过程循环进行。PCA得分图揭示了M3、M5及大部分ITP样本在前三个主成分上的分离现象，这些主成分共同解释了细胞光谱总变异性的61%（图2-13）。解释数据集40.4%方差的第一主成分主要由ITP、M3、M5、B和T细胞群体的差异性所定义（图2-13A）。M1细胞无法依据第一主成分实现分离，其最显著的区分特征源自DNA（785cm^{-1}、1060~1095cm^{-1}、1341cm^{-1}、1415cm^{-1}和1491cm^{-1}）、MPO（734cm^{-1}、754cm^{-1}和1361cm^{-1}）、脂质（1300cm^{-1}）及蛋白质（1158~1171cm^{-1}）。第三主成分在细胞鉴别方面未表现出显著的区分效能（图2-13B）。第二主成分（解释光谱方差的11.6%）在鉴别ITP与M3方面显示出重要性（图2-13C），并且它亦能明确地将M5与M1，以及B细胞与T细胞区分开来。通过PCA分析得分图，可以观察到样品的聚集与离散特性。图中每个点均代表一个样本，该得分图能够直观地揭示不同细胞标本在多维空间中的位置分布。然而，该模型在区分和解释不同种类细胞方面表现不足，因此需借助监督模式识别方法（PLS-DA）进行深入分析。

图2-14~图2-16展示了不同类别白血病细胞的PLS-DA分析结果，为筛选对不同类型的急性白血病细胞的鉴别起主要作用的拉曼光谱生物标志物奠定了基础。通过对平均潜在变量得分和潜在变量载荷进行分析，可以筛选出区分不同类型白血病细胞的生物标志物。图2-14揭示了多变量分析在鉴别源自正常粒细胞及5种急性白血病亚型谱系的特异性

应用。该研究构建了基于ITP、M1、M3、M5、B细胞和T细胞的校准光谱PLS-DA模型。构建的模型涉及的潜在变量能够阐释校准光谱83.4%的变异度，随后利用该模型对不同患者细胞谱系进行鉴定，以校准单元为基准。在6个白血病细胞群（图2-14A～F中的红色虚线所示）中，超过设定分类阈值的细胞被认定为相应群体的成员。在针对ITP、M1、M3、M5、B细胞及T细胞的校准样本集中，各类细胞的平均假阳性率与假阴性率（即类别误差）均为0。而在测试样本集中，相应的类别误差分别为2%、0、0、0、2%及3%。值得注意的是，PLS-DA模型不仅能够精确地区分完全分化的正常细胞与白血病细胞，而且能够区分其他不同的白血病细胞亚型。

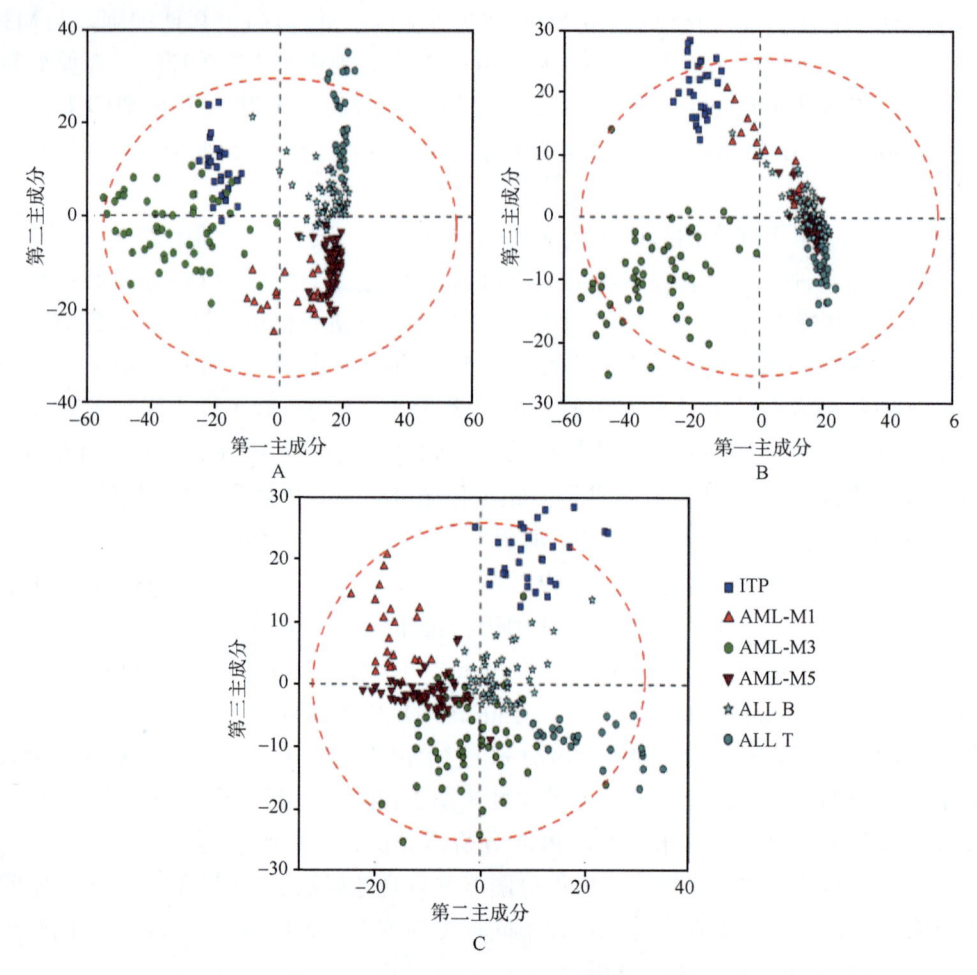

图2-13 6种细胞的主成分分析结果

主成分分析作为一种无监督的降维技术，主要应用于数据集内部结构的探索及异常值的识别。图中每个点均代表一个样品，而得分图则直观地展示了各个细胞样品在多维空间中的位置分布。然而，该模型在区分不同种类细胞及提供解释方面存在局限性，因此需要借助监督模式识别方法，如偏最小二乘判别分析，以进行更深入的分析。ITP，免疫性血小板减少症；AML-M1，急性粒细胞白血病未分化型；AML-M3，急性早幼粒细胞白血病；AML-M5，急性单核细胞白血病；ALL B，急性B淋巴细胞白血病；ALL T，急性T淋巴细胞白血病

版权所有：梁昊岳研究团队

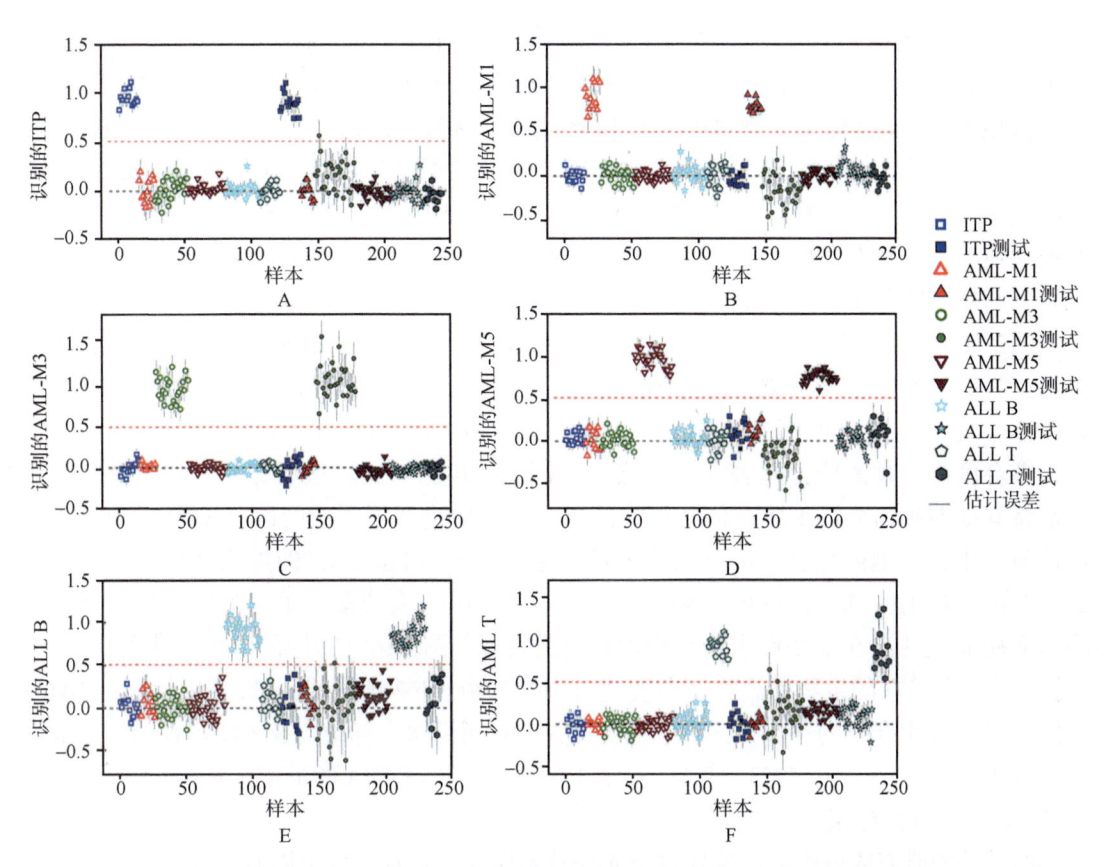

图2-14 使用来自ITP和白血病细胞的拉曼光谱产生的PLS-DA模型的鉴定图

图中空心图案代表训练集，实心图案代表测试集样本。A. ITP（免疫性血小板减少症）；B. AML-M1（急性粒细胞白血病未分化型）；C. AML-M3（急性早幼粒细胞白血病）；D. AML-M5（急性单核细胞白血病）；E. ALL B（急性B淋巴细胞白血病）；F. ALL T（急性T淋巴细胞白血病）；图中识别出的细胞数量超过设定的识别阈值（以红色虚线标示）

版权所有：梁昊岳研究团队

图2-15揭示了在PLS-DA模型中，用于区分6种细胞类型的光谱差异性在潜在变量（LV）及峰值负载中的编码情况。尽管需借助多个潜在变量以区分6个细胞群体，但各群体在个体潜在变量上的平均得分及其峰值负载，为揭示其生化差异提供了参考。此类生物化学信息揭示了这些细胞类型中相对高水平的异质性，其主要归因于每个被测细胞在发育不良和成熟程度上的差异。基于潜在变量1的峰值负荷，ITP和M3的主要正潜在变量1得分揭示了它们相对较高的MPO峰强度（分别对应754cm^{-1}、1121cm^{-1}、1596cm^{-1}）。在对ITP和M3群体的细胞进行红外光谱分析时发现，其核酸特征峰（785cm^{-1}、1485cm^{-1}）及蛋白特征峰（1658cm^{-1}）的强度低于其他4个群体。然而，核酸相关峰（1341cm^{-1}）及蛋白相关峰（1003cm^{-1}、1250cm^{-1}）的强度却高于M1、M5、B和T细胞。这表明，并非所有蛋白质相关峰和核酸相关峰在一个细胞群体的光谱中均表现出较高强度，因此，单个蛋白质相关峰和核酸相关峰的强度并不能作为区分AML和ALL亚型的可靠指标。其他潜在变量的评分与负荷亦有助于通过生化成分的微小差异对各个细胞群体进行区分。潜在变量2解释了14.4%的方差，相较于M3和M5细胞群体，其在ITP、M1、B和T细胞中的总含

量表现出更高的DNA水平和较低的蛋白质水平。在细胞群体鉴别中，1437cm^{-1}处的脂质相关峰的负潜在变量2负载可能构成另一鉴别因素。潜在变量3解释了8.74%的方差，对于从其他3个细胞群体中区分ITP、M1和M5细胞具有显著的贡献。在细胞群体ITP、M1和M5中，观察到DNA在664cm^{-1}和897cm^{-1}波数处的振动强度及蛋白质在1240cm^{-1}波数处的振动强度均有所增加。此外，组合振动模式在1050cm^{-1}、1128cm^{-1}和1630cm^{-1}波数处的振动强度亦呈现上升趋势。通过主成分分析提取的潜在变量4，解释了4.1%的方差，并在区分M1、M3和B细胞与其他细胞群体方面发挥了显著作用。

图2-16A展示了M1细胞与正常单个核细胞分离的评分图。PLS拟合参数如下：累积解释变量的R^2X值为0.6，累积解释响应变量的R^2Y值为0.991，以及累积预测能力的Q^2值为0.964。这些参数表明模型能够解释大部分的方差，PLS-DA得分图的模型参数表现良好，拟合度高，预测能力显著，从而验证了模型的预测效能。采用此技术，研究团队成功地将其他四种白血病细胞群体与正常的单个核细胞进行了明确的区分（图2-16B～E）。在该研究中，细胞内化合物的可变重要性投影（VIP）值超过1.0的被筛选出来，作为潜在生物标志物的候选。通过设定VIP阈值（大于1.50），成功鉴别了分类白血病亚型，不同白血病亚型的潜在生物标志物展现出各自的特征（图2-16F～J中的红色虚线所示），从而揭示了9个潜在的生物标志物。在波数范围为1540～1627cm^{-1}的区域，VIP值超过2的主峰代表了多种化合物的存在，尤其显著的是MPO。余下8个标记与MPO（1587cm^{-1}）、蛋白质（1003cm^{-1}、1155cm^{-1}、1223～1261cm^{-1}和1661cm^{-1}）及核酸（785cm^{-1}、1094cm^{-1}、1340～1387cm^{-1}）的特征峰相关。

梁昊岳的研究成果验证了拉曼显微光谱技术作为一种基于分子固有指纹特性的临床诊断工具，在分析未染色血液涂片以诊断急性白血病方面的应用潜力。该研究通过实验数据证实，AML与ALL细胞之间的主要光谱特征差异，主要归因于MPO含量及核质比的差异。这些分子水平上的变异可作为光谱标志物，用于区分健康状态与疾病状态。PLS-DA在揭示细胞内成分及细胞分化状态差异导致的光谱变化方面表现出更高的精确度。该研究构建了PLS-DA模型，目的是通过细胞生化差异分析5种急性白血病亚型的群体内光谱变化。随后，选取了9个生物化学成分作为标志物，运用所构建模型，能够获得多样的生物化学特征，并成功利用该模型将5种急性白血病亚型与健康个体进行了区分。尽管拉曼散射信号的微弱特性及不同细胞表型间光谱的相似性增加了细胞分析的复杂性，但通过应用PLS-DA，拉曼光谱能够实现对单个细胞谱系的精确和客观识别。该研究开发的光谱预处理程序涉及宇宙射线的剔除，随后对每个光谱执行归一化处理和自动缩放，以优化其再现性并最小化PLS-DA技术鉴定细胞谱系时产生的误差。

在临床实践中，急性白血病的常规诊断方法已得到广泛应用。拉曼光谱技术作为一种能够在分子层面研究分子或体系结构的工具，能够提供生物分子功能信息，揭示化学键的形成与断裂过程，以及环境因素对生物样品的影响，因此具备用于疾病快速鉴别诊断的潜力。拉曼光谱技术在白血病细胞研究领域展现出显著的吸引力，主要优势在于其非侵入性和非破坏性的特点。该技术无须借助外源性荧光染料或染色过程，从而有效降低了对细胞的免疫原性和细胞毒性的风险。因此，拉曼光谱技术能够为活细胞提供分子层面的特征信息，同时保持细胞的生理状态和生长环境的完整性，使其成为干细胞临床研究中的理想选择。

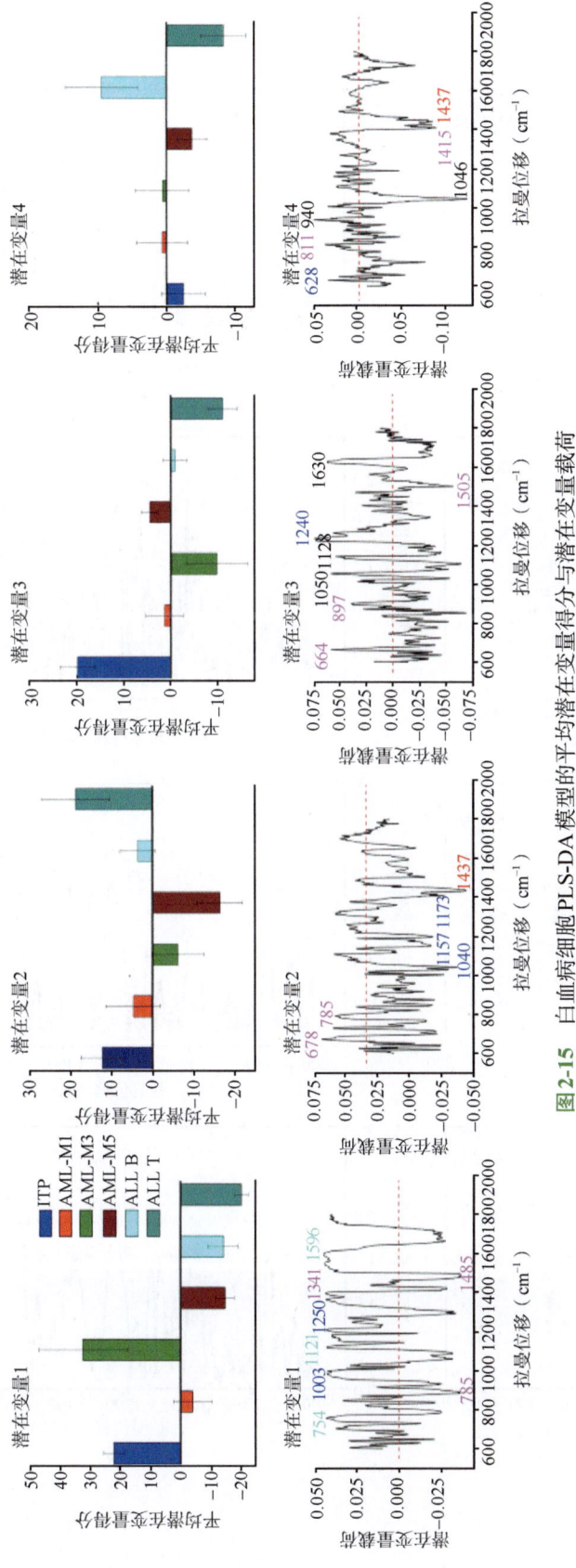

第二章 拉曼光谱技术在血液系统肿瘤筛查和早诊早治中的应用 | 49

图 2-15 白血病细胞 PLS-DA 模型的平均潜在变量得分与潜在变量载荷

粉红色、绿色、蓝色及黑色数字分别对应干扰干核酸、髓过氧化物酶、蛋白质反碳水化合物的相关指标

版权所有：梁昊岳研究团队

50　拉曼光谱技术肿瘤学应用

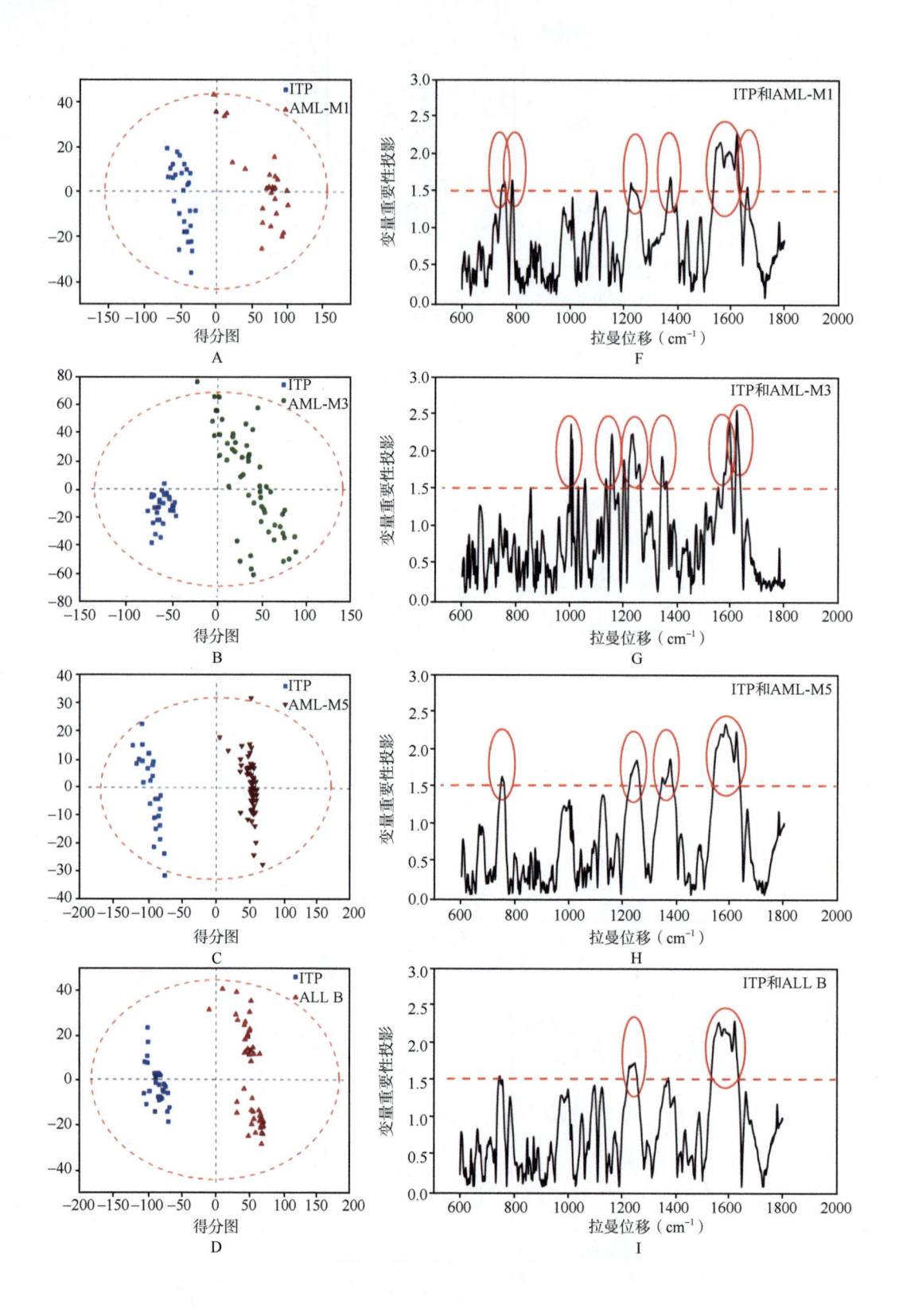

第二章　拉曼光谱技术在血液系统肿瘤筛查和早诊早治中的应用

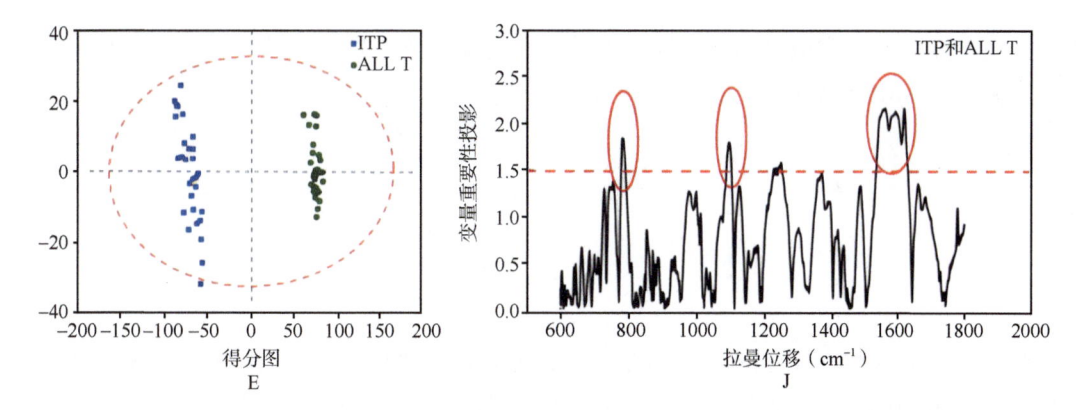

图2-16　基于ITP与白血病细胞数据集构建的PLS-DA模型的得分图及VIP
A～E为得分图；F～J为VIP图；VIP值超过1.5（红色虚线）被识别并以红色椭圆形标记
版权所有：梁昊岳研究团队

　　Vanna及其研究团队运用非标记成像拉曼光谱技术对AML的标志性细胞进行了鉴别研究。通过对比分析原始粒细胞、早幼粒细胞及异常早幼粒细胞的MPO拉曼特征峰，指出752cm^{-1}、1107cm^{-1}、1208cm^{-1}、1359cm^{-1}和1582cm^{-1}波数处的拉曼特征峰与MPO血红素辅基具有相关性。梁昊岳的研究成果表明，在1581cm^{-1}波数处，APL组细胞的光谱强度显著高于其他类型的急性核细胞白血病细胞。该结果与透射电子显微镜下观察到的MPO颗粒含量一致，与先前文献的研究发现相吻合。

　　慢性淋巴细胞白血病（chronic lymphocytic leukemia，CLL）是一种源于骨髓异常B淋巴细胞过度增殖的疾病。CLL呈现出缓慢进展的特征，且目前尚无治愈手段。该疾病的相关细胞通常处于静止状态，广泛分布于骨髓、淋巴结、脾脏及循环血液中。CLL细胞所处的各种微环境要求它们具备高度的适应性，以应对不同的氧合状态及来自基质细胞的分子信号。具体而言，淋巴结内非CLL细胞的信号转导机制对CLL细胞的增殖具有调节作用，而这种调节在其他部位则并不明显。此外，CLL患者骨髓微环境的显著特征在于BCL-2蛋白家族mRNA及蛋白质表达水平的上升，该蛋白是维持CLL细胞增殖的关键抗凋亡因子，同时也是耐药性的基础，因此被视为潜在的治疗靶点。Amini等开发了一种基于四阳离子双三芳基硼烷1,3-丁二炔的荧光与拉曼联用探针，该方法能够同时且选择性地检测多种DNA、RNA及蛋白质。Wang等研发了一种既及时又准确的方法，利用SERS技术预测化疗后AML患者的预后情况。该研究基于骨髓上清液样本的SERS测量，深入分析了预后良好与不良AML患者及无AML个体间的生物分子差异。通过对SERS测量数据进行多变量分析，成功构建了AML预后模型。结果显示，在预后良好与不良的AML患者中，氨基酸、糖类和脂质水平存在显著性差异。该AML预后模型的预测准确率高达84.78%。Wang等提出的方法有望成为一项及时且精确的AML预后预测潜在诊断工具。AML作为一种生物学复杂、分子及临床异质性显著的疾病，其发病率随人口老龄化而不断攀升。细胞遗传学异常及突变检测依然是个性化治疗方案的重要预后评估手段。对ALL而言，基因分析长期以来一直是儿童和成人诊断与治疗方案中的关键环节。Lasalvia等的研究表明，在不同剂量水平下，与DNA相关的某些拉曼峰呈现系统性抑制现象。特别是位于784cm^{-1}处的拉曼峰强度，与DNA磷酸基团内的拉伸振动模式密切相关，即便在研究中的最低剂量下，对质子束暴露也表现出极高的敏感性。因此，拉曼峰可被视为细胞遗传学损伤的光谱标志物，有望用于AML预后遗传学异常及突变检测。

第三节　拉曼光谱技术在骨髓增生异常综合征筛查和早诊早治中的应用

骨髓增生异常综合征（myelodysplastic syndrome，MDS）代表一组具有异质性的骨髓疾病，其显著特点为外周血细胞的减少及向急性骨髓性白血病转化的风险显著增加。此类疾病在老年男性及有细胞毒性治疗史的个体中更为普遍。MDS的诊断依据主要来源于骨髓穿刺的肉眼观察及活检过程中发现的发育不良的形态学证据。诊断过程通常综合考量核型分析、流式细胞术及分子遗传学等研究结果，但这些方法在临床应用中存在一定的局限性。

Kukolj等研究者采用拉曼光谱法对骨髓间充质干细胞间的个体差异进行了深入研究。通过拉曼光谱在单细胞层面对骨髓间充质干细胞进行检测发现，即便在生化背景相似的情况下，仍可检测到来自不同供体骨髓间充质干细胞的拉曼光谱存在细微差异。通过主成分分析，研究表明了拉曼光谱在揭示骨髓间充质干细胞群体多样性方面的潜力。作为一种无标记的测定方法，拉曼光谱在揭示干细胞异质性及分选具有相似生化背景的细胞群方面展现出巨大潜力，对于开发个性化的MDS治疗方法具有重要意义。

MDS起源于造血干细胞，但表现出高度异质的生物学和遗传特征。MDS临床特征主要表现为血细胞减少，且具有较高的进展为急性髓细胞性白血病的风险。尽管MDS包含多种异质性亚类，但它们在造血干细胞和祖细胞区室中具有共同的起源。血细胞减少在一定程度上决定了MDS的亚型划分，但某些MDS及混合MDS/骨髓增殖性肿瘤（myeloproliferative neoplasm，MPN）亚组可能表现为白细胞、单核细胞和血小板计数的增加。此外，对于存在明确形态学或细胞学变化的患者，即便其贫血程度较轻或处于边界状态，亦可被诊断为早期MDS。贫血是MDS最为常见的临床表现，且多数患者需依赖红细胞输注。缺陷性红细胞生成，包括终末红细胞成熟受损，使得在红细胞刺激药物治疗失败后，低危MDS贫血患者的治疗选择变得有限。Alattar等的实验成果表明，SERS技术具备通过鉴定特定的SERS生物标志物来区分骨髓造血干细胞向红细胞发育的不同阶段的能力。该实验采用的方法是多维参数分析，利用金纳米颗粒作为拉曼信号的增强基底，对细胞的动力学结构进行观测，进而成功地从增殖阶段（第一阶段）、分化阶段（第二阶段）及成熟红细胞阶段（第三阶段）获取骨髓造血干细胞的相关信息。此外，有数据显示，自身免疫性疾病在MDS患者中的发病率为10%~20%，该病更常见于预后评分风险较高的年轻患者群体。与自身免疫性疾病相关的MDS亚型主要包括单系病态造血型MDS（MDS with single lineage dysplasia，MDS-SLD）及原始细胞增多型MDS（MDS with excess blasts，MDS-EB）。

第二章 拉曼光谱技术在血液系统肿瘤筛查和早诊早治中的应用

T淋巴细胞简称T细胞，构成适应性免疫系统的核心部分，对于解析宿主针对入侵病原体或病原体相关分子模式的反应具有至关重要的作用。Ramoji等的研究中，无创拉曼光谱技术作为一项无标记手段，被用于在急性和亚急性炎症阶段（第1、4、10和30天）追踪由脂多糖（lipopolysaccharide，LPS）诱导的T细胞变化，尤其是针对内毒素C57BL/6小鼠的$CD4^+$和$CD8^+$T细胞。拉曼光谱分析揭示了急性炎症期间，对照组与LPS处理组小鼠的$CD4^+$和$CD8^+$T细胞间存在显著的差异，且这些差异在LPS损伤后第10天尤为明显。进入急性炎症后期，无论是否接受治疗，$CD4^+$和$CD8^+$T细胞均难以再分化，这表明T细胞在很大程度上已恢复至原始状态。拉曼光谱技术提供的生物学信息与免疫学检测结果一致，验证了拉曼光谱作为一种高度适宜的无标记技术，能够用于追踪从急性到亚急性期全身炎症过程中脾脏T细胞的激活状态，从而监测部分MDS患者自身免疫系统的变化。MDS早期特征包括外周血中成熟细胞发育不良或骨髓内红细胞生成障碍、肉芽肿形成或巨核细胞生成异常，晚期则倾向于原始细胞积累。50%的患者存在染色体异常，80%的患者出现单个或多个基因突变，这些染色体异常和基因突变是导致细胞分化异常及骨髓内原始细胞积聚的主要因素。Zeng等通过SERS技术精确鉴定了点突变位点，并准确分析了抗单链DNA中的碱基含量及DNA移码突变。该方法实验流程简便，且能精确地探测由不同相邻碱基引起的基底环峰值强度变化，因此在基因诊断领域显示出潜在的应用价值。SERS技术显著提升了基因突变的诊断效率，为MDS的分子生物学诊断开辟了一条便捷途径。

获得性骨髓衰竭综合征（acquired bone marrow failure syndrome，ABMFS）是一组异质性疾病的总称，其主要特征为造血功能障碍。该综合征由造血干细胞的数量和质量缺陷导致，表现为一系列骨髓造血功能障碍性疾病，可影响不同年龄阶段的个体。ABMFS涵盖再生障碍性贫血（AA）、骨髓增生异常综合征（MDS）、阵发性睡眠性血红蛋白尿症（paroxysmal nocturnal hemoglobinuria，PNH）、意义未明特发性血细胞减少症（idiopathic cytopenia of undetermined significance，ICUS）及免疫相关性血细胞减少症（immunorelated pancytopenia，IRP）等。AA以骨髓造血细胞增生减低和外周血全血细胞减少为特征。在临床实践中，AA可进一步细分为非重型AA（non-severe aplastic anemia，NSAA）、重型AA（severe aplastic anemia，SAA）及极重型AA（very severe aplastic anemia，VSAA）等亚型。AA的传统诊断方法主要包括血液学检查、骨髓检查及细胞学分析等。

MDS表现为无效造血、难治性血细胞减少及造血功能衰竭，具有向急性髓细胞性白血病（AML）转化的倾向。MDS临床上分为难治性贫血（refractory anemia，RA）、环形铁粒幼细胞性难治性贫血（refractory anemia with ringed sideroblast，RAS）、难治性贫血伴原始细胞增多（refractory anemia with excess blast，RAEB）和难治性贫血伴原始细胞增多转化型（refractory anemia with excess blasts in transformation，RAEB-t）等亚型，其中RAEB分为RAEB1和RAEB2，患者有发生骨髓衰竭和向AML转化的风险。在MDS的诊断过程中，传统检测方法主要包括血液学检查、骨髓细胞形态学分析、细胞遗传学检测、免疫表型分析及分子遗传学检测等。鉴于MDS与AA在临床表现上存在相似性，主要表现均为贫血、出血和感染等症状,因此在MDS与AA的鉴别诊断过程中,需要依赖多平台检测结果进行综合分析。为了开发一种便捷且无创的AA与MDS血清检测方法,由梁昊岳研究团队采用激光拉曼光谱技术与OPLS-DA方法,对35例AA患者、25例MDS患者及23例健康对照志愿者的外周血血清样品进行了全面分析,并构建了BMF患者与健康对照组之间的鉴别模型,同时采用预测集进行了模型的验证。研究结果显示,相较于健康对照志愿者,BMF患者的血清光谱数据呈现出特异性,具体表现为代表核酸(726cm^{-1}、781cm^{-1}、786cm^{-1}、1078cm^{-1}、1190cm^{-1}、1415cm^{-1})、蛋白质(1221cm^{-1})、磷脂/胆固醇(1285cm^{-1})及β-胡萝卜素(1162cm^{-1})的拉曼光谱峰位强度显著降低,而代表脂类(1437cm^{-1}和1446cm^{-1})的拉曼光谱峰位强度显著升高。进一步对AA与MDS组的光谱数据进行分析发现,AA组中代表核酸(726cm^{-1})和胶原(1344cm^{-1})的拉曼光谱峰位强度相较于正常对照组显著降低;MDS组中代表核酸(726cm^{-1}和786cm^{-1})、蛋白质(1003cm^{-1})及胶原(1344cm^{-1})的拉曼光谱峰位强度显著低于对照组,而代表脂质(1437cm^{-1}和1443cm^{-1})的拉曼光谱峰位强度则显著高于对照组。拉曼光谱分析揭示了BMF患者体内生物分子的特异性差异,该差异归因于患者机体代谢过程的改变。通过对糖脂代谢相关血清学指标进行统计分析,发现与甘油三酯、高密度脂蛋白和葡萄糖密切相关的1437cm^{-1}、1443cm^{-1}和1446cm^{-1}等拉曼光谱峰位,可作为BMF、AA亚型和MDS亚型的潜在生物标志物。该项探索性研究的成果揭示了将拉曼光谱血清分析技术发展为BMF、AA亚型和MDS亚型生物标志物的非侵入性检测与筛选的临床工具有广阔前景,并且指出了BMF患者丰富的血清学检查数据与疾病分型及预后之间潜在的相关性(图2-17~图2-23)。

图2-17展示了对照组与AA和MDS不同亚型组的血清拉曼光谱对比。图中呈现了分别从对照组、AA组及MDS组采集的155份血清拉曼光谱。针对AA患者,该研究对120例非重型再生障碍性贫血(NSAA)、73例重型再生障碍性贫血(SAA)及42例极重型再生障碍性贫血(VSAA)患者的血清样本进行了光谱分析。MDS组包括88例MDS伴原始细胞增多1型(MDS-RAEB1)患者和67例MDS伴原始细胞增多2型(MDS-RAEB2)患者的光谱数据。图2-17A、B分别呈现了对照组、AA组与MDS组、AA各亚型及MDS各亚型血清的拉曼光谱区间(600~1800cm^{-1})。粉色、黄色和蓝色垂直线分别代表蛋白质(643cm^{-1}、759cm^{-1}、1003cm^{-1}、1260cm^{-1}、1603cm^{-1}、1654cm^{-1})、核酸(826cm^{-1}、1579cm^{-1})及脂质(1446cm^{-1})的特征吸收峰。图2-17B呈现了对照组、NSAA、SAA及VSAA组的拉曼光谱,而图2-17C则展示了对照组、MDS-RAEB1和MDS-RAEB2组的拉曼光谱。图2-17揭示了光谱图形的形态相似性,依据前述光谱及峰位特征,对BMF患者与对照志愿者血清样本进行鉴别存在一定的难度。因此,通过构建基于OPLS-DA方法的分类模型,实现了对对照组与MDS组之间差异峰位的有效鉴别,进而可发现潜在的生物标志物。

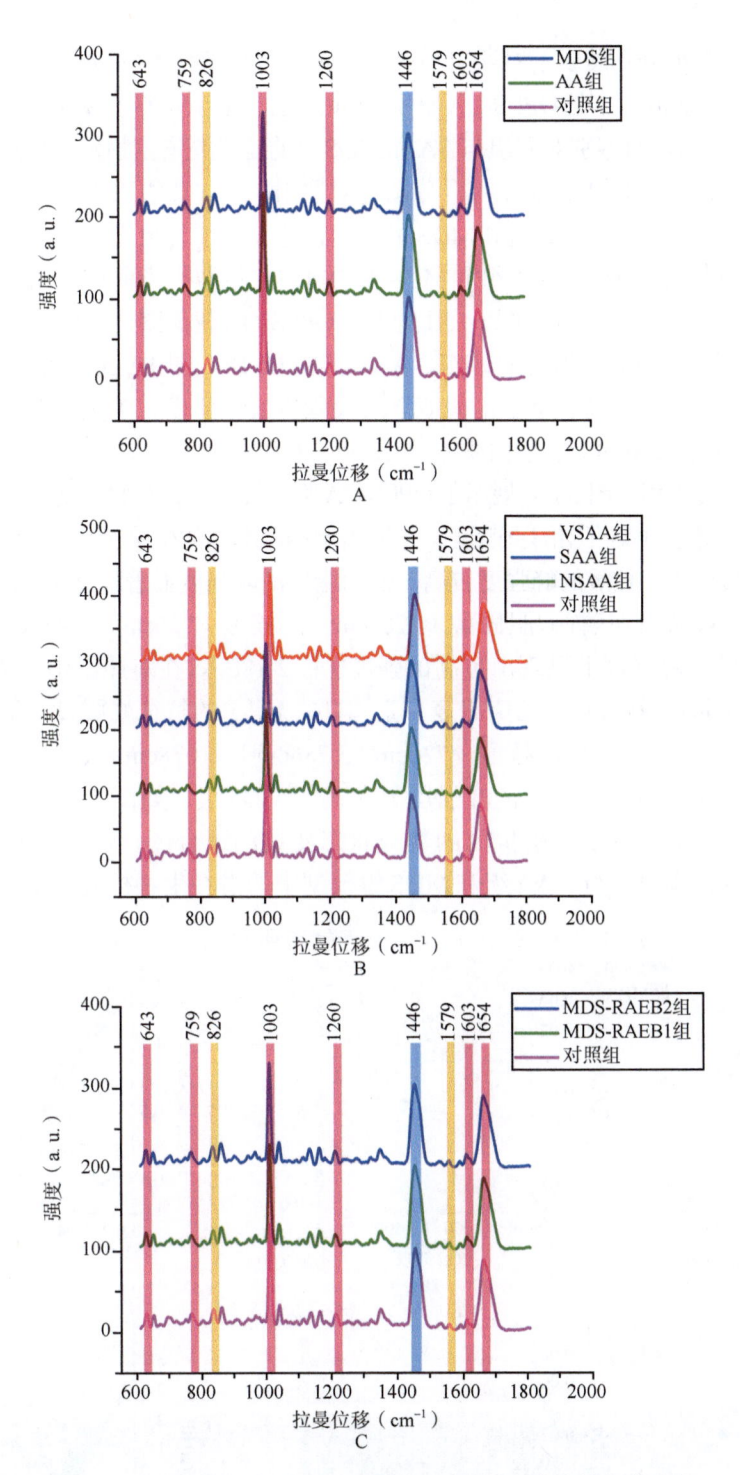

第二章 拉曼光谱技术在血液系统肿瘤筛查和早诊早治中的应用

图2-17 对照组与AA和MDS不同亚型组的血清拉曼光谱对比

A. 对照组、AA组和MDS组在600～1800cm^{-1}波数范围内的血清拉曼光谱。B. 对照组与AA不同亚型组在600～1800cm^{-1}波数范围内的血清拉曼光谱。C. 对照组与MDS不同亚型组在600～1800cm^{-1}波数范围内的血清拉曼光谱

资料来源：Liang H, Kong X, Ren Y, et al. 2023. Application of serum Raman spectroscopy in rapid and early discrimination of aplastic anemia and myelodysplastic syndrome. Spectrochim Acta A Mol Biomol Spectrosc, 302: 123008

版权所有：梁昊岳研究团队

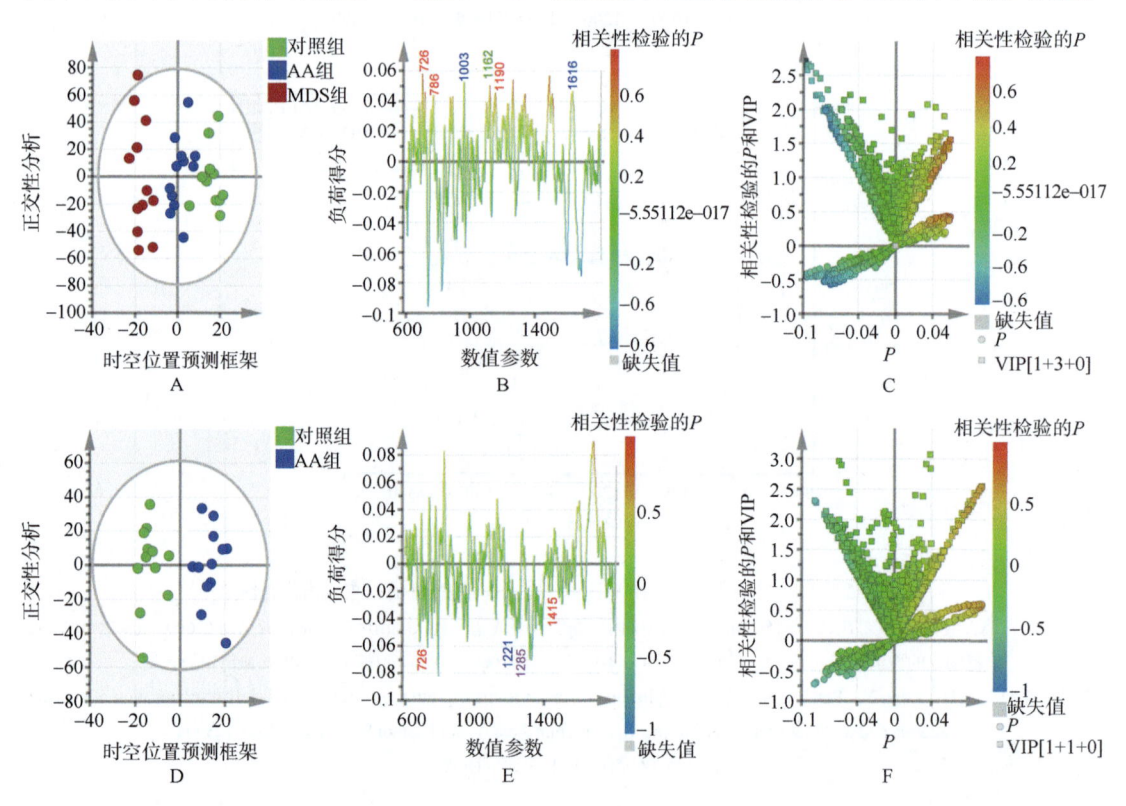

图2-18～图2-20分别展示了对照组与AA和MDS组血清样本的OPLS-DA鉴别分析、对照组与AA亚型组血清样本的OPLS-DA鉴别分析、对照组与MDS亚型组血清样本的OPLS-DA鉴别分析，为筛选对鉴别对照组与AA和MDS组的拉曼光谱生物标志物奠定了基础。图2-18A呈现了三个样本组的OPLS-DA得分图。对照组位于X轴的正半轴，MDS组位于X轴的负半轴，而AA组则介于对照组和MDS组之间，这反映了各组之间的差异。研究结果揭示，OPLS-DA在区分对照组、AA组和MDS组的血清光谱数据方面表现出色，为后续的物质特征分析提供了坚实的基础。图2-18B呈现了OPLS-DA载荷图，该图主要应用于初步筛选拉曼光谱特征峰，以利于区分对照组、AA组与MDS组。图中红色、蓝色、绿色及紫色的峰值分别对应于核酸、蛋白质、β-胡萝卜素及脂质的特征峰。在鉴别不同组别中，核酸（726 cm^{-1}、786 cm^{-1}、1190 cm^{-1}）、蛋白质（1003 cm^{-1}）及β-胡萝卜素（1162 cm^{-1}）的特征吸收峰位置起到了决定性作用。图2-18C展示了OPLS-DA鉴别价值函数与状态变量的组合图，该图谱揭示了峰位置对于分类模型的贡献度，并被用于辨识潜在的生物标志物。相较于BMF组，对照组显示出蛋白质和核酸的峰强度较高，然而脂质的峰强度显著降低（图2-18E、H、K）。与AA组相比，对照组在磷脂/胆固醇（1285 cm^{-1}）、核酸（726 cm^{-1}、1415 cm^{-1}）及蛋白质（1221 cm^{-1}）的特征峰强度上呈现出更高的强度（图2-18E）。在对照组中，核酸（726 cm^{-1}、786 cm^{-1}）、蛋白质（1003 cm^{-1}）及β-胡萝卜素（1162 cm^{-1}）的特征峰强度显著高于MDS组，如图2-18H所示。在AA组中，核酸（726 cm^{-1}、786 cm^{-1}、1078 cm^{-1}）、蛋白质（1003 cm^{-1}）及β-胡萝卜素（1162 cm^{-1}）的特征峰强度显著高于MDS组，如图2-18K所示。图2-18C、F、I、L分别展示了各模型鉴别价值函数与状态变量的组合图，依据VIP值从高至低排列了拉曼峰，为识别对照组、AA组和MDS组模型中的潜在生物标志物提供了初步依据。

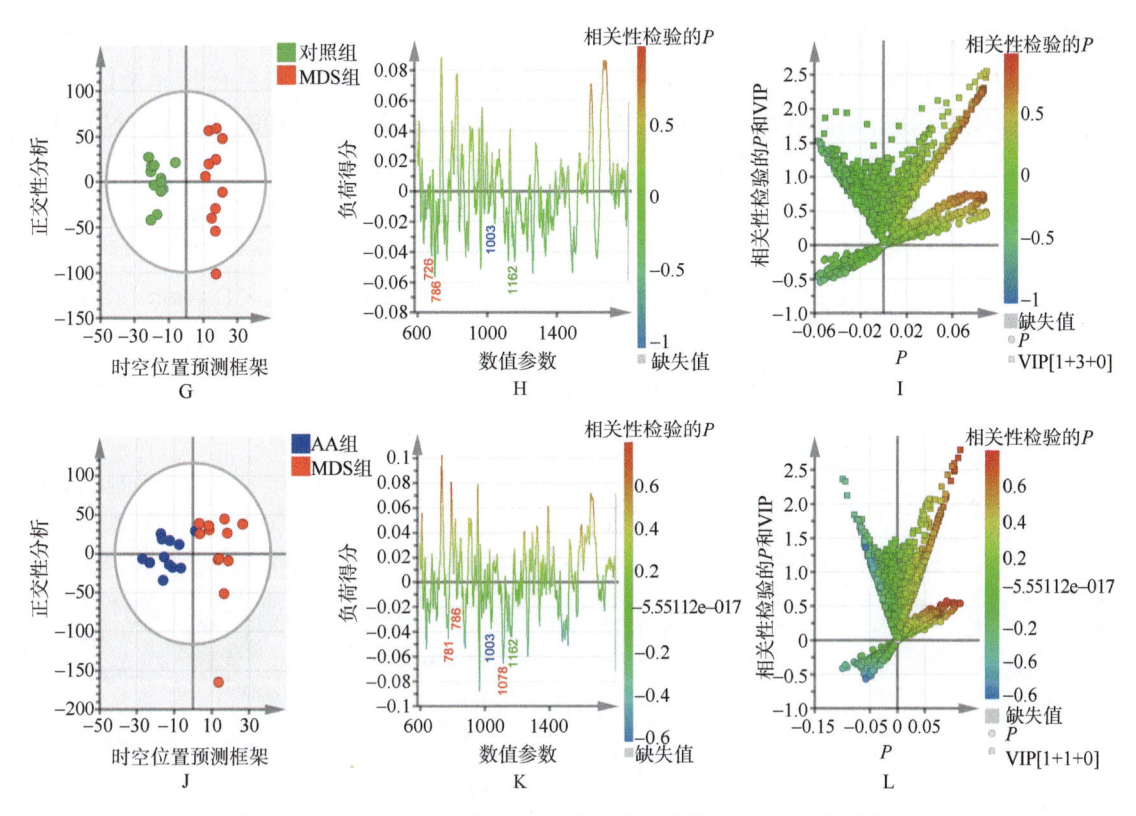

图2-18 对照组与AA和MDS患者血清样品的OPLS-DA鉴别分析

A. 通过OPLS-DA方法获得的，对照组与AA组和MDS组的鉴别得分图，图中采用Hotelling的95%置信椭圆进行绘制。B. 对照组、AA组和MDS组鉴别的载荷线图。C. 对照组、AA组和MDS组鉴别价值函数与状态变量的组合图。D. 对照组和AA组鉴别的得分图。E. 对照组和AA组鉴别的载荷线图。F. 对照组和AA组鉴别价值函数与状态变量的组合图。G. 对照组和MDS组鉴别的得分图。H. 对照组和MDS组鉴别的载荷线图。I. 对照组和MDS组鉴别价值函数与状态变量的组合图。J. AA组和MDS组鉴别的得分图。K. AA组与MDS组鉴别的载荷线图。L. AA组与MDS组鉴别价值函数与状态变量的组合图。AA，再生障碍性贫血；MDS，骨髓增生异常综合征；OPLS-DA，正交偏最小二乘判别分析；VIP：变量重要性投影

资料来源：Liang H，Kong X，Ren Y，et al. 2023. Application of serum Raman spectroscopy in rapid and early discrimination of aplastic anemia and myelodysplastic syndrome. Spectrochim Acta A Mol Biomol Spectrosc，302：123008

版权所有：梁昊岳研究团队

图2-19A呈现了OPLS-DA得分图的分布情况，其中对照组与VSAA组均位于X轴的正半轴，而NSAA组和SAA组则分布在X轴的负半轴。进一步观察发现，对照组与VSAA组分别占据Y轴的正负半轴，这一结果揭示了对照组与不同亚型的AA之间存在显著的区分度。图2-19B呈现了OPLS-DA载荷图，该图初步筛选出区分对照组与AA亚型组具有贡献的拉曼峰。图中红色、蓝色、黄色的峰位分别对应于核酸、蛋白质、胶原蛋白的特征吸收。在鉴别5组样本中，与蛋白质（869cm^{-1}、1221cm^{-1}、1260cm^{-1}）及胶原蛋白（1344cm^{-1}）相关的拉曼光谱峰发挥了至关重要的作用。这些光谱峰揭示了对照组相较于AA亚型组具有更高含量的蛋白质和胶原蛋白（图2-19B）。图2-19C呈现了OPLS-DA价值函数与状态变量的组合图，该图能够有效鉴别对照组与AA亚型组，为筛选潜在生物标志物提供了峰位信息。图2-19D、G和J分别展示了各模型的OPLS-DA得分图，其中两组样本分别位于X轴的正半轴和负半轴。在散点图中，样本的分组显示了这三个模型对于区分模型中的

两组样本具有显著的鉴别能力。图2-19E、H及K分别呈现了对照组与NSAA组、对照组与SAA组、对照组与VSAA组的载荷图谱。相较于AA亚型组，对照组在胶原蛋白、核酸、蛋白质及磷脂/胆固醇的峰位强度上表现出更高的数值（图2-19E、H、K、N）。相较于NSAA组，对照组在胶原蛋白（1344cm^{-1}）、核酸（786cm^{-1}、1078cm^{-1}）及蛋白质（1260cm^{-1}）的峰位强度表现出更高的数值，如图2-19E所示。相较于SAA组，对照组在胶原蛋白（1344cm^{-1}）、核酸（786cm^{-1}）及蛋白质（1221cm^{-1}和1260cm^{-1}）的峰位强度上表现出更高的数值（图2-19H）。相较于VSAA组，对照组在胶原蛋白（1344cm^{-1}）、核酸（726cm^{-1}、1190cm^{-1}）及蛋白质（1221cm^{-1}）的峰位强度表现出更高的数值，如图2-19K所示。图2-19C、F、I、L呈现了价值函数与状态变量的组合图，为识别对照组与AA亚型组模型中的潜在生物标志物提供了基础。

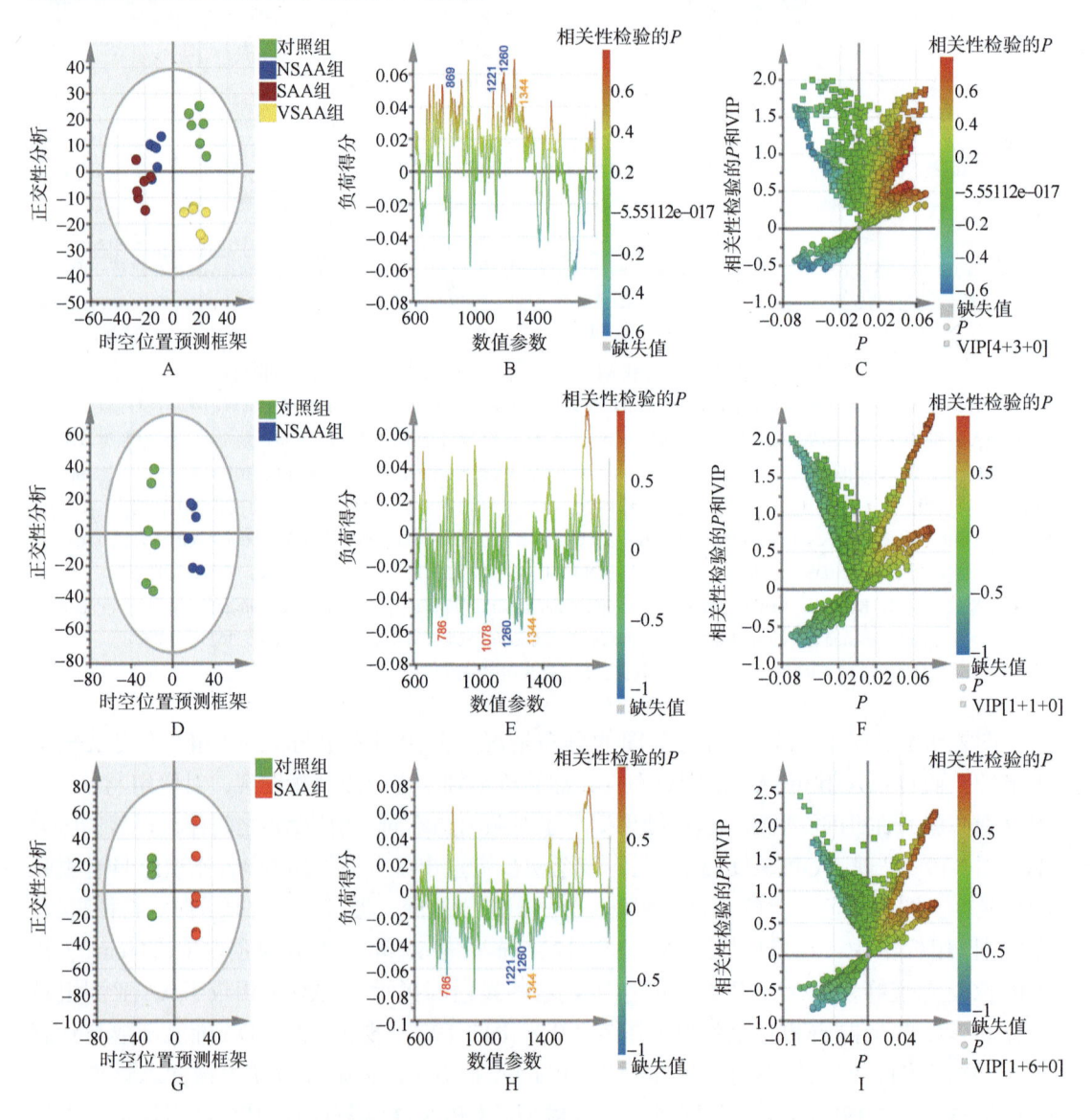

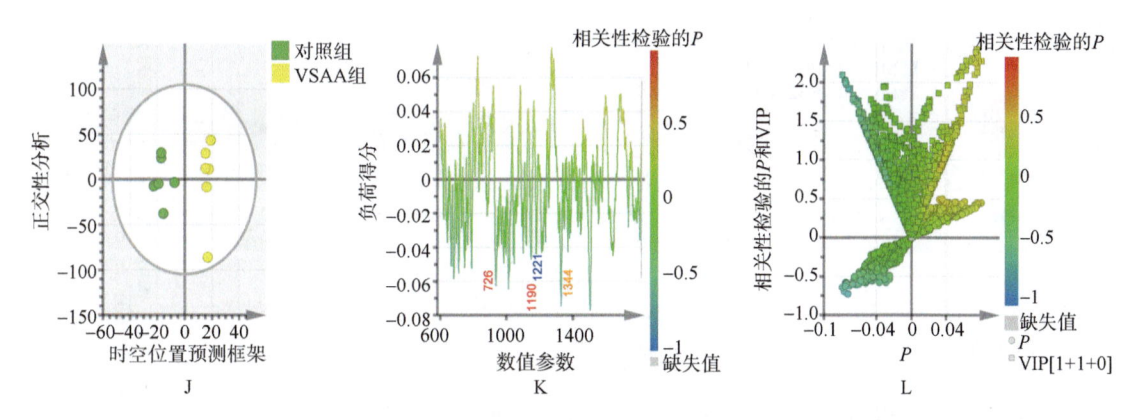

第二章　拉曼光谱技术在血液系统肿瘤筛查和早诊早治中的应用

图2-19　对照组与AA亚型患者血清样品的OPLS-DA鉴别分析

A. 通过OPLS-DA方法获得的对照组、NSAA组、SAA组和VSAA组的鉴别得分图，图中采用Hotelling的95%置信椭圆进行绘制。B. 对照组、NSAA组、SAA组和VSAA组鉴别的载荷线图。C. 对照组、NSAA组、SAA组和VSAA组鉴别价值函数与状态变量的组合图；D. 对照组和NSAA组鉴别的得分图。E. 对照组和NSAA组鉴别的载荷线图。F. 对照组和NSAA组鉴别价值函数与状态变量的组合图。G. 对照组和SAA组鉴别的得分图。H. 对照组和SAA组鉴别的载荷线图。I. 对照组和SAA组鉴别价值函数与状态变量的组合图。J. 对照组和VSAA组鉴别的得分图。K. 对照组和VSAA组鉴别的载荷线图。L. 对照组和VSAA组鉴别价值函数与状态变量的组合图

资料来源：Liang H，Kong X，Ren Y，et al. 2023. Application of serum Raman spectroscopy in rapid and early discrimination of aplastic anemia and myelodysplastic syndrome. Spectrochim Acta A Mol Biomol Spectrosc，302：123008

版权所有：梁昊岳研究团队

图2-20A呈现了OPLS-DA得分图，其中对照组分布于X轴的正半轴，而MDS-RAEB1和MDS-RAEB2组则位于X轴的负半轴，这一分布特征揭示了对照组与MDS组之间存在显著性差异。进一步观察发现，MDS-RAEB1和MDS-RAEB2分别位于Y轴的正半轴和负半轴，说明这两种MDS亚型组之间亦具有良好的区分度。因此，OPLS-DA分析方法能够有效区分对照组、MDS-RAEB1组和MDS-RAEB2组。图2-20B呈现了OPLS-DA载荷图，其中红色、蓝色、黄色、绿色和紫色峰位分别对应于核酸（726cm^{-1}、786cm^{-1}、1078cm^{-1}）、蛋白质（1003cm^{-1}），胶原蛋白（1344cm^{-1}），β-胡萝卜素（1162cm^{-1}）和脂质（1437cm^{-1}、1443cm^{-1}）的拉曼峰，实现了对这3组样本的有效区分。相较于MDS亚型组，对照组在蛋白质、核酸、β-胡萝卜素及胶原蛋白的含量上表现出显著的增加，而脂质含量则相对较低（图2-20B）。图2-20C呈现了用于筛选潜在生物标志物的OPLS-DA鉴别价值函数与状态变量的组合图，其中潜在生物标志物的特征峰位置在后续分析中进行了显著性检验。图2-20D~G与图2-20E~H分别呈现了对照组与MDS-RAEB1亚型及对照组与MDS-RAEB2亚型的OPLS-DA得分图和载荷图。相较于MDS-RAEB1亚型组，对照组在胶原蛋白（1344cm^{-1}）、核酸（726cm^{-1}、786cm^{-1}）、β-胡萝卜素（1162cm^{-1}）及蛋白质（1003cm^{-1}、1206cm^{-1}）的峰位强度上表现出更高的值（图2-20E）。相较于MDS-RAEB2亚型组，对照组在核酸（1190cm^{-1}）和蛋白质（1003cm^{-1}）的峰位强度上表现出更高的数值，而脂质（1437cm^{-1}）的强度则相对较低（图2-20H）。图2-20F~I分别呈现了对照组与MDS-RAEB1亚型组及对照组与MDS-RAEB2亚型组模型的鉴别价值函数与状态变量的组合图。这些图为识别对照组与MDS亚型组模型中的潜在生物标志物提供了关键依据。

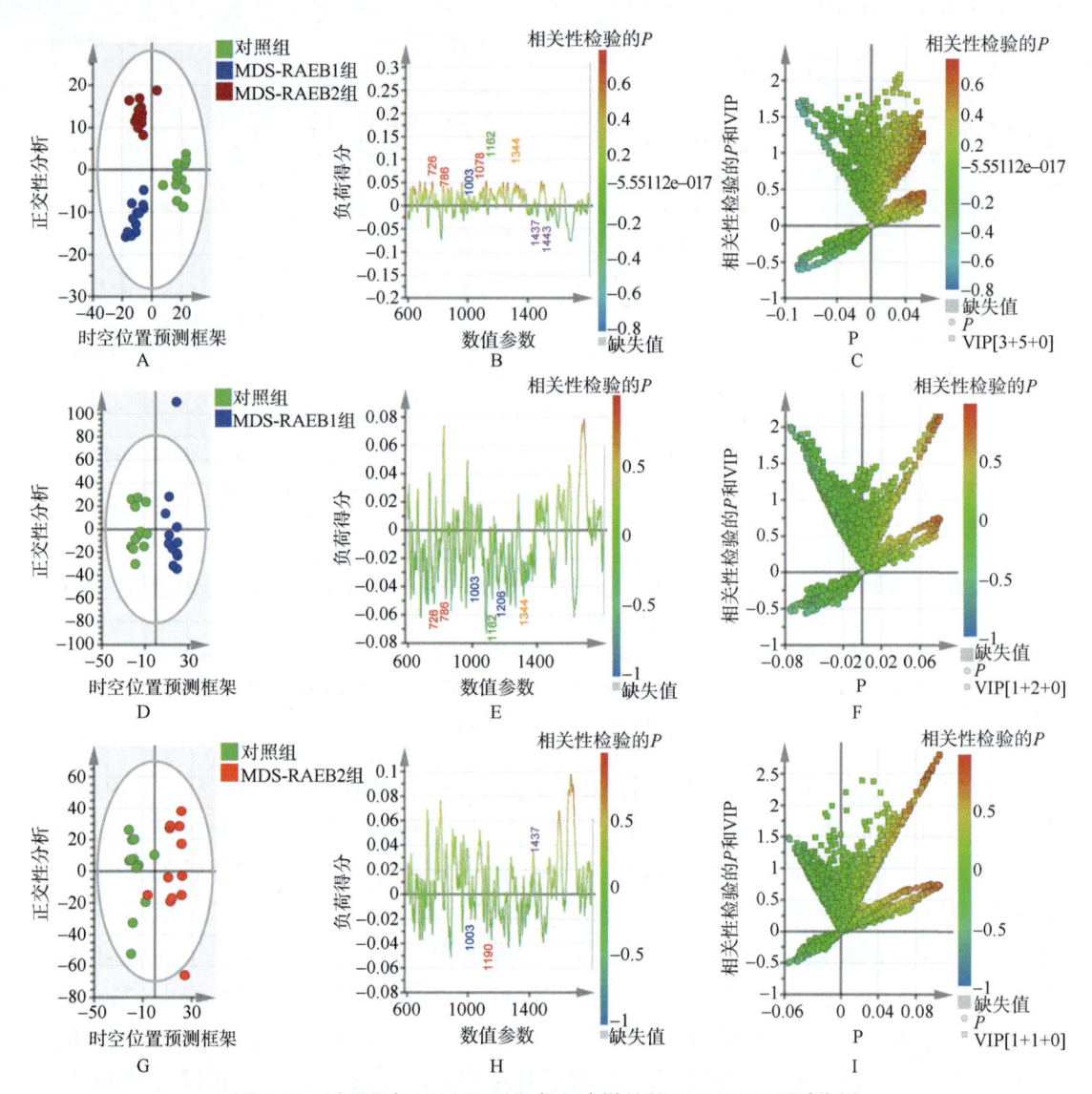

图2-20 对照组与MDS亚型患者血清样品的OPLS-DA鉴别分析

A. 通过OPLS-DA方法获得的，对照组、MDS-RAEB1组和MDS-RAEB2组的鉴别得分图，图中采用Hotelling的95%置信椭圆进行绘制。B. 对照组、MDS-RAEB1组和MDS-RAEB2组鉴别的载荷线图。C. 对照组、MDS-RAEB1组和MDS-RAEB2组鉴别价值函数与状态变量的组合图；D. 对照组和MDS-RAEB1组鉴别的得分图。E. 对照组和MDS-RAEB1组鉴别的载荷线图。F. 对照组和MDS-RAEB1组鉴别价值函数与状态变量的组合图。G. 对照组和MDS-RAEB2组鉴别的得分图。H. 对照组和MDS-RAEB2组鉴别的载荷线图。I. 对照组和MDS-RAEB2组鉴别价值函数与状态变量的组合图

资料来源：Liang H, Kong X, Ren Y, et al. 2023. Application of serum Raman spectroscopy in rapid and early discrimination of aplastic anemia and myelodysplastic syndrome. Spectrochim Acta A Mol Biomol Spectrosc，302：123008
版权所有：梁昊岳研究团队

图2-21、图2-22、图2-23分别为对照组与AA组和MDS组潜在生物标志物及血清生化指标的统计数据对比图、对照组与AA亚型组潜在生物标志物及血清生化指标的统计数据对比图、对照组与MDS亚型组潜在生物标志物及血清生化指标的统计数据对比图，可以对筛选得到的潜在的拉曼光谱生物标志物进行验证。图2-21A呈现了四种模型（即对照组与AA组、对照组与MDS组、AA组与MDS组的对比）中拉曼光谱特征峰位置的VIP值

第二章 拉曼光谱技术在血液系统肿瘤筛查和早诊早治中的应用

大于1.0的分布情况。对照组蛋白质的峰位强度显著高于BMF组，在1221cm⁻¹处的峰位强度与AA组和MDS组相比，呈现出显著性差异。对照组的核酸峰值强度显著高于BMF组，在726cm⁻¹、781cm⁻¹、786cm⁻¹、1078cm⁻¹、1190cm⁻¹、1415cm⁻¹波数处的峰位强度与AA组和MDS组相比，存在显著性差异。对照组中β-胡萝卜素的特征峰强度（1162cm⁻¹）显著高于A组和MDS组。图2-21B～G分别展示了对照组、AA组和MDS组在总蛋白、葡萄糖、甘油三酯、总胆固醇、高密度脂蛋白及低密度脂蛋白水平上的比较。对照组中磷脂/胆固醇（1285cm⁻¹）的峰位强度显著高于AA组和MDS组（图2-21A），此结果与血清学分析结果相吻合（图2-21F）。在对照组中脂质的特征峰（位于1437cm⁻¹和1446cm⁻¹）的强度显著低于BMF组，并且与AA组和MDS组相比存在显著性差异（图2-21A），这一结果与血清学分析结果相吻合（图2-21D）。BMF患者的血清脂质水平可作为骨髓内造血活动的生物标志物，从病理生理学视角审视，AA及继发MDS的贫血状况，均会增加患者出现低胆固醇血症的概率。低高密度脂蛋白（HDL）水平及较高的甘油三酯（TG）水平亦可引发心脑血管并发症，进而导致BMF患者的预后不佳。此外，MDS患者表现出幼稚细胞的异常增殖现象，导致大量血浆总胆固醇被用于质膜的合成。相较之下，高密度脂蛋白与低密度脂蛋白（LDL）因承担运输总胆固醇（TC）的任务而呈现下降趋势。BMF患者通常表现出血清蛋白水平的降低及载脂蛋白的缺失，这进一步导致了低胆固醇血症和高甘油三酯血症的发生。在MDS患者中，由于脂质代谢的相互作用，其血清总胆固醇、高密度脂蛋白及低密度脂蛋白的水平相较于正常对照组有所下降，而甘油三酯的水平则相对较高。

图2-22A呈现了四种模型（包括对照组与AA亚型组、对照组与NSAA组、对照组与SAA组以及对照组与VSAA组）中拉曼光谱特征峰的位置分布，其中特征峰的VIP值大于1.0。在对照组中，蛋白质的特征峰（位于869cm⁻¹、1221cm⁻¹和1260cm⁻¹处）的强度显著高于AA亚型组。此外，对照组中胶原蛋白的特征峰（位于1344cm⁻¹处）的强度亦显著高于NSAA、SAA和VSAA各组。在对照组中，具有代表性的核酸的峰位置强度（726cm⁻¹）显著高于AA亚型（包括NSAA、SAA和VSAA）组别。图2-22B～G分别展示了四组（对照组、NSAA组、SAA组和VSAA组）的总蛋白、葡萄糖、甘油三酯、总胆固醇、高密度脂蛋白和低密度脂蛋白水平。在对照组样本中，磷脂与胆固醇的红外光谱特征峰出现在1285cm⁻¹处，其峰值高于AA亚型样本组，此结果与血清学检测结果相一致（图2-22F）。

图2-23A呈现了在对照组与MDS亚型组、对照组与MDS-RAEB1组、对照组与MDS-RAEB2组三种模型中，拉曼光谱特征峰的位置分布，其中特征峰的VIP值大于1.0。在对照组中，蛋白质的特征峰强度（位于1003cm⁻¹和1206cm⁻¹）显著高于MDS亚型组。此外，对照组中胶原蛋白的特征峰强度（位于1344cm⁻¹）亦显著高于MDS亚型中的MDS-RAEB1和MDS-RAEB2亚型组。此现象可能归因于MDS患者并发骨髓纤维化，该并发症导致骨髓内纤维蛋白及胶原蛋白的沉积，进而引起血清中胶原蛋白水平的下降。图2-23B～G进一步揭示了对照组、MDS-RAEB1组和MDS-RAEB2组在总蛋白、葡萄糖、甘油三酯、总胆固醇、高密度脂蛋白和低密度脂蛋白水平上的差异。在对照组观察到的脂质特征峰（1437cm⁻¹和1443cm⁻¹）的强度明显低于MDS亚型（MDS-RAEB1和MDS-RAEB2）组的相应值，这一发现与血清学检测结果相吻合（图2-23D）。在对照组中，核酸和β-胡萝卜素的特征峰（分别位于726cm⁻¹和786cm⁻¹）的强度显著高于MDS亚型（MDS-RAEB1和MDS-RAEB2）组。

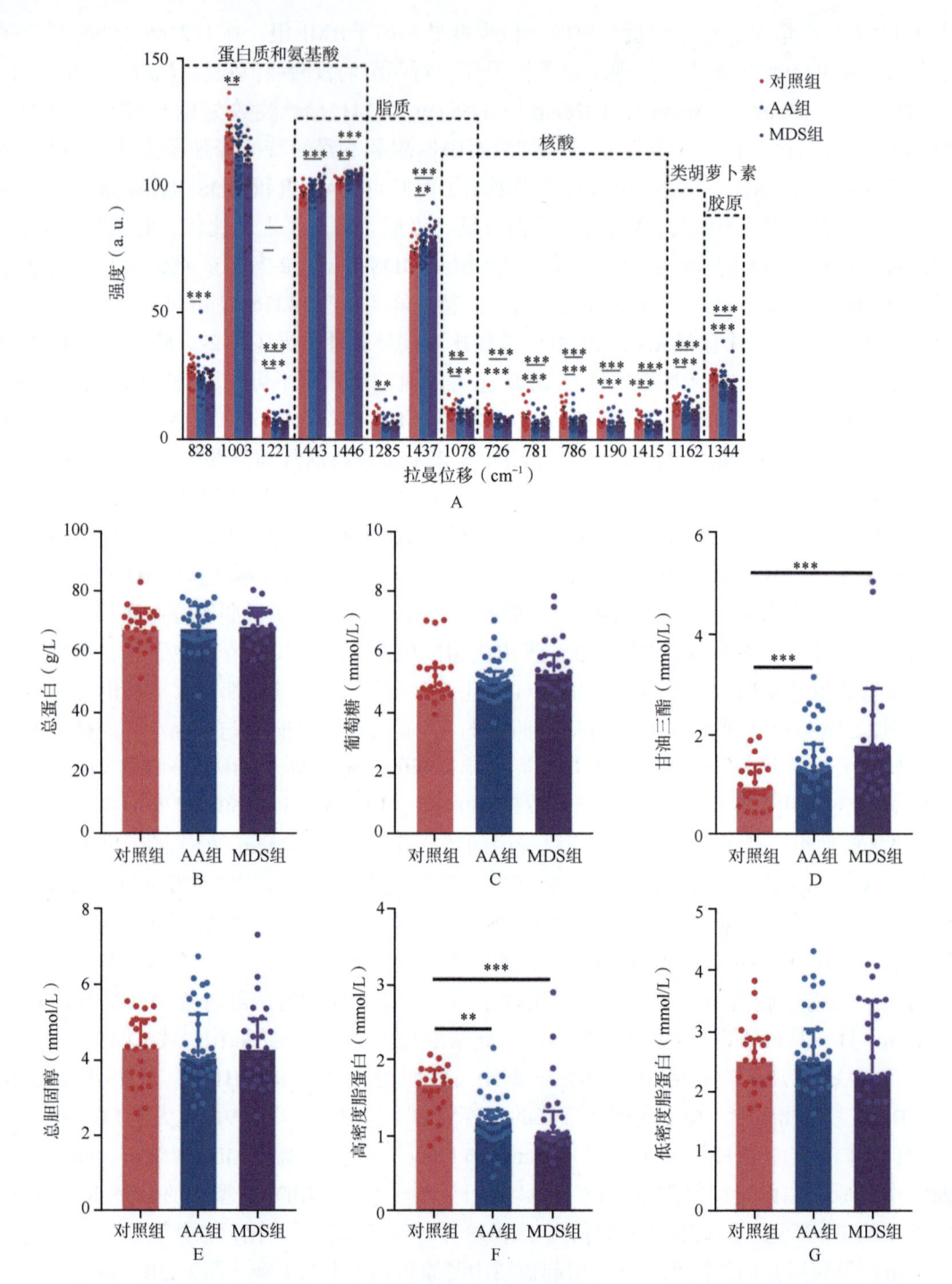

图 2-21 对照组与AA组和MDS组潜在生物标志物及血清生化指标的统计数据对比
资料来源：Liang H，Kong X，Ren Y，et al. 2023. Application of serum Raman spectroscopy in rapid and early discrimination of aplastic anemia and myelodysplastic syndrome. Spectrochim Acta A Mol Biomol Spectrosc，302：123008
版权所有：梁昊岳研究团队

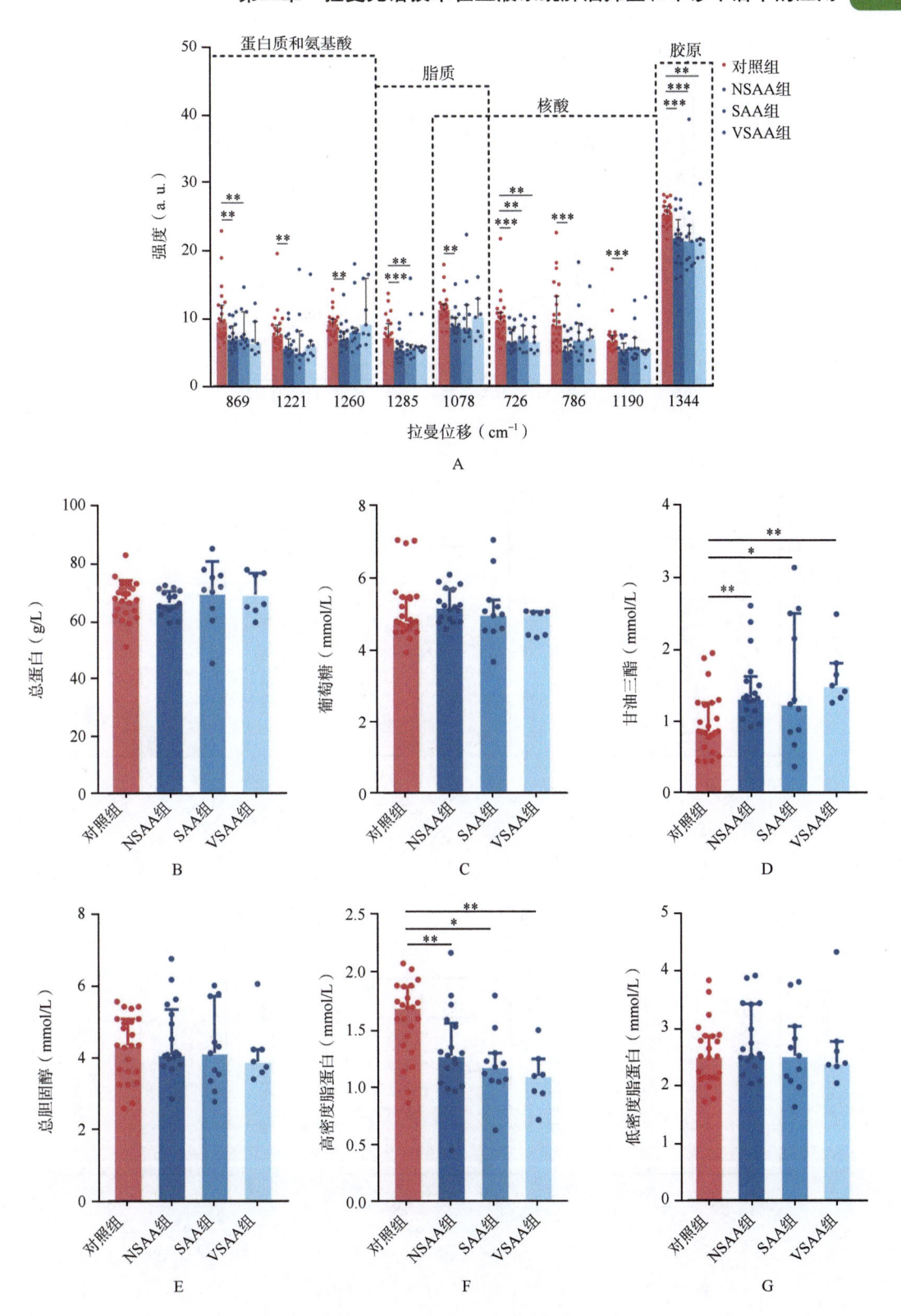

第二章 拉曼光谱技术在血液系统肿瘤筛查和早诊早治中的应用 | 63

图2-22 对照组与AA亚型组潜在生物标志物及血清生化指标的统计数据对比

资料来源：Liang H，Kong X，Ren Y，et al. 2023. Application of serum Raman spectroscopy in rapid and early discrimination of aplastic anemia and myelodysplastic syndrome. Spectrochim Acta A Mol Biomol Spectrosc，302：123008

版权所有：梁昊岳研究团队

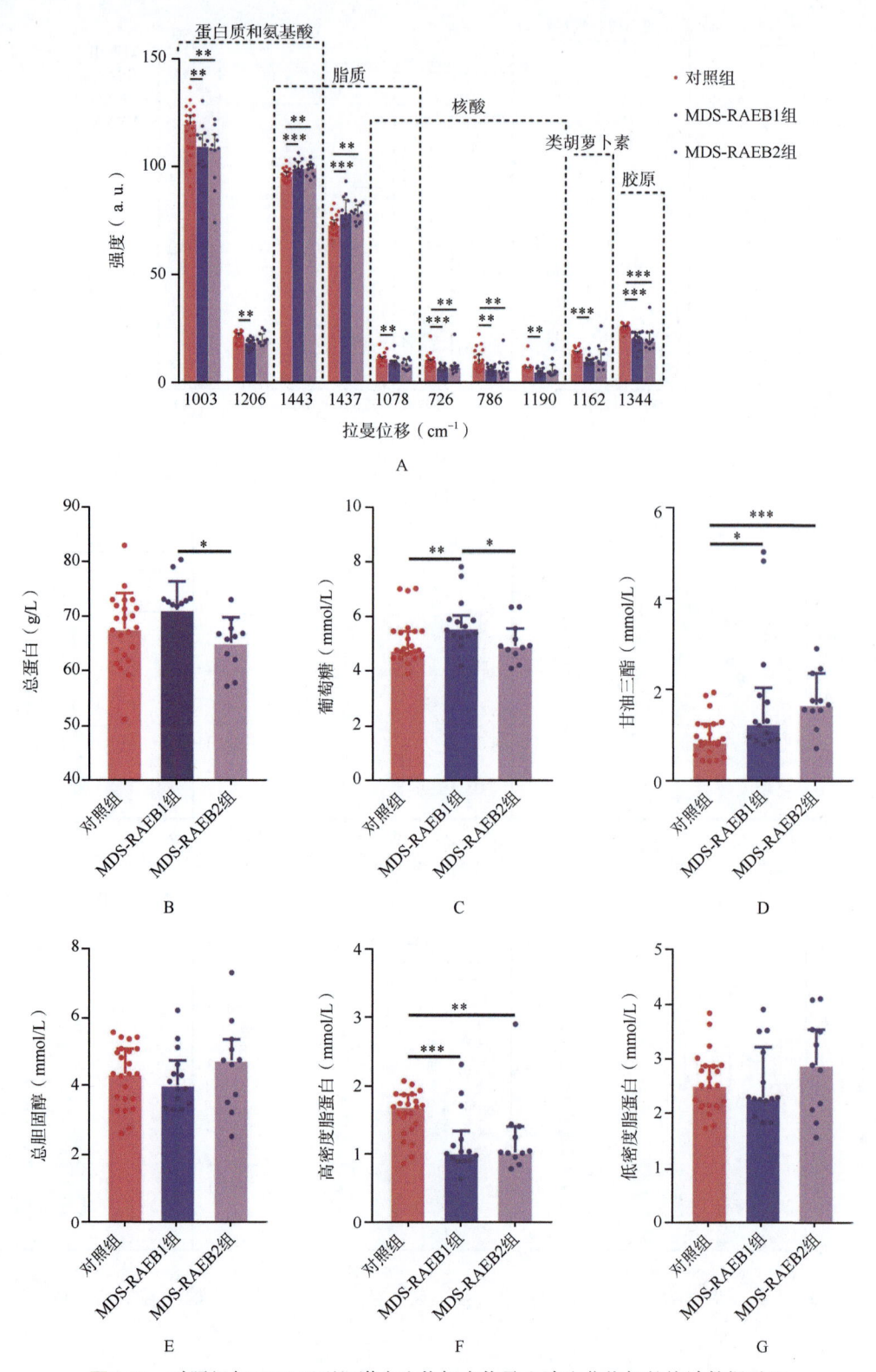

图2-23 对照组与MDS亚型组潜在生物标志物及血清生化指标的统计数据对比

资料来源：Liang H，Kong X，Ren Y，et al. 2023. Application of serum Raman spectroscopy in rapid and early discrimination of aplastic anemia and myelodysplastic syndrome. Spectrochim Acta A Mol Biomol Spectrosc，302：123008

版权所有：梁昊岳研究团队

第二章　拉曼光谱技术在血液系统肿瘤筛查和早诊早治中的应用

MDS是一组起源于造血干细胞的异质性髓系克隆性疾病。该综合征以髓系细胞的分化和发育异常为特征，主要表现为无效造血、难治性血细胞减少及造血功能衰竭，并具有向AML转化的特点。在临床实践中，MDS可细分为多种亚型，包括单系病态造血型MDS（MDS with single lineage dysplasia，MDS-SLD）、多系病态造血型MDS（MDS with multi-lineage dysplasia，MDS-MLD）、原始细胞增多型MDS（MDS with excess blasts，MDS-EB）及未分型MDS（MDS with unclassifiable，MDS-U）。其中，MDS-EB亚型进一步细分为MDS-EB1和MDS-EB2。患者在这些亚型中均存在骨髓衰竭及向AML转化的潜在风险。

难治性贫血型MDS与AML在临床表现上极易混淆，特别是MDS-EB亚型。因此，在血液系统疾病的诊断研究领域，开发一种成本效益高且有助于早期区分MDS与AML的诊断技术显得尤为重要。梁昊岳研究团队针对MDS亚型、原发性AML及继发性AML患者群体，构建了一种临床诊断模型。该模型利用拉曼光谱技术与多变量分析方法相结合，实现了对上述疾病的鉴别诊断。此研究为临床血清学检测数据在MDS和AML快速早期鉴别中的应用提供了理论基础和技术支持。该研究采用激光拉曼光谱技术与正交偏最小二乘判别分析（OPLS-DA）对33例MDS患者、25例AML患者及29例对照志愿者的外周血血清样本进行了综合分析，建立了MDS与AML之间的鉴别模型，并通过预测集进行了验证。研究发现，相较于MDS患者，AML患者的血清光谱数据表现出特定的差异性。具体而言，AML患者血清中代表胶原蛋白的特征峰（位于859cm^{-1}和1345cm^{-1}）及碳水化合物相关峰（位于920cm^{-1}和1123cm^{-1}）的强度显著增加。进一步分析MDS与AML组的光谱数据发现，相较于MDS-SLD/MLD组，MDS-EB1、MDS-EB2、原发性AML和继发性AML组中，代表蛋白质的特征峰（853cm^{-1}、1003cm^{-1}、1206cm^{-1}和1616cm^{-1}）的强度显著减弱，而代表脂类的特征峰（1437cm^{-1}、1443cm^{-1}和1446cm^{-1}）的强度则显著增加。通过对AML患者血清中与糖脂代谢相关的血清学指标进行统计分析，进一步验证了AML患者血清中甘油三酯水平的显著升高及总蛋白水平的显著降低。该研究为患者血清学检测数据与MDS及AML分型之间的关联提供了光谱学证据，为MDS和AML的快速早期鉴别提供了关键信息。该探索性研究初步揭示了拉曼光谱作为一项新兴的无创检测MDS和AML的临床工具的潜在价值（图2-24和图2-25）。

图2-24A呈现了对照组与MDS、AML患者血清样本的拉曼光谱分析图。为探究MDS与AML组及健康对照组血清的拉曼光谱特征，对144份健康对照组、173份MDS组和197份AML组血清样本进行了拉曼光谱分析。研究样本中包括42份MDS-SLD/MLD、60份MDS-EB1和95份MDS-EB2的血清光谱数据。AML组涵盖了114例原发性AML患者及30例继发性AML患者的光谱数据。所有光谱展现出高度相似的峰形特征，基于当前光谱模式及峰位分析，难以明确区分对照组、MDS组与AML组血清成分之间的差异。为了精确鉴别出能够有效区分MDS与AML的潜在生物标志物的特征峰位，构建基于拉曼光谱数据的OPLS-DA模型，对于MDS和AML的鉴别具有重要的意义。根据置换分析的结果，可以确认OPLS-DA模型构建得当且未发生过拟合，这是由于模型的Q^2在Y轴上的截距呈现负数。在OPLS-DA模型中，通过聚类分析方法，成功实现了对照组、MDS组和AML组血清样本的拉曼光谱，MDS-SLD/MLD、MDS-EB1、MDS-EB2与原发性AML组血清样本的拉曼光谱，以及MDS-SLD/MLD、MDS-EB1、MDS-EB2与继发性AML组血清样本的拉曼光谱的100%准确区分。ROC曲线揭示了判别分析的准确性高。

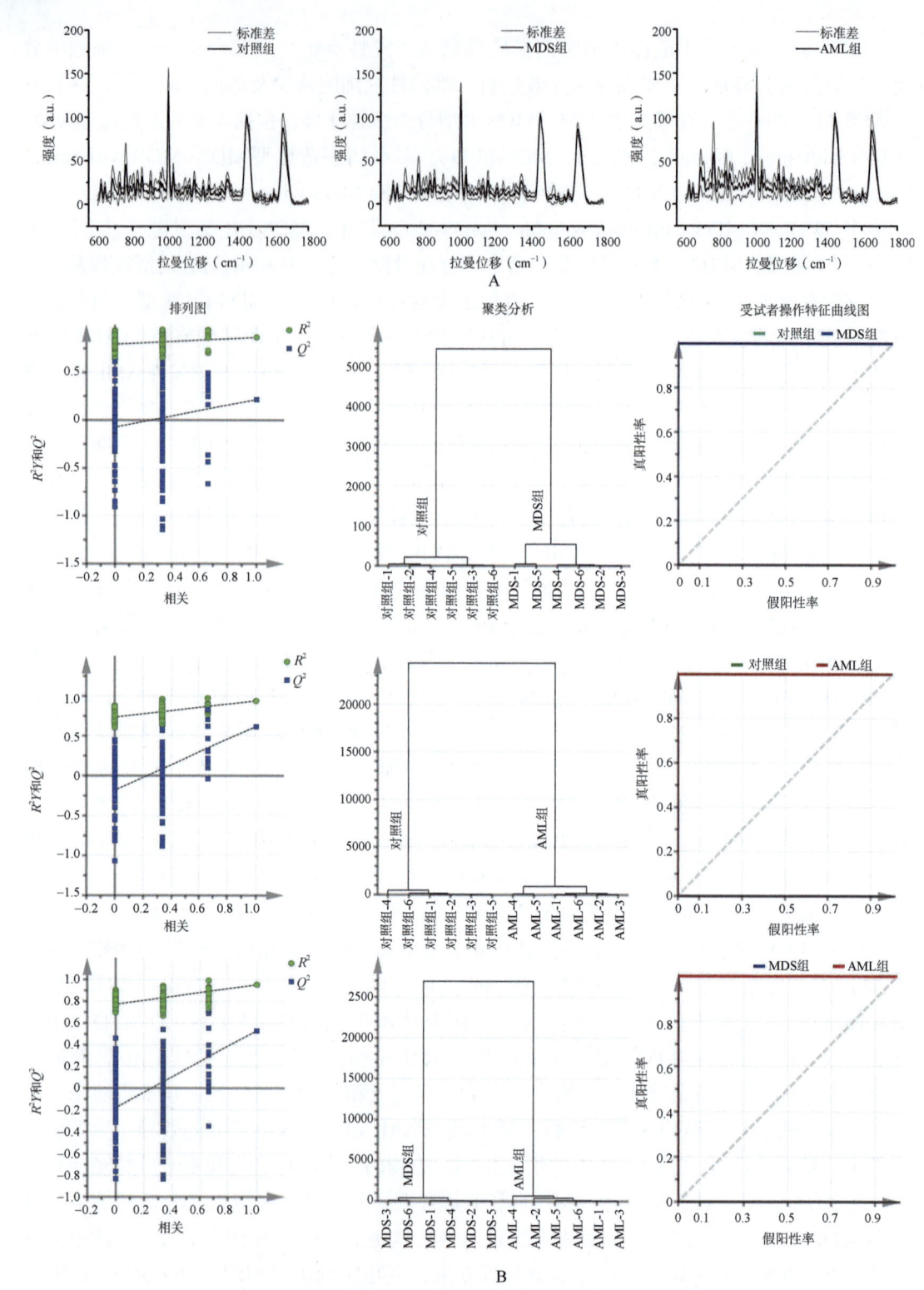

图2-24 对照组、MDS组和AML组血清拉曼光谱和OPLS-DA鉴别模型的建立

A. 对照组、MDS组和AML组血清拉曼光谱图；B. 排列、聚类和受试者操作特征曲线图形和曲线下面积数值

资料来源：Liang H, Kong X, Wang H, et al. 2022. Elucidating the heterogeneity of serum metabolism in patients with myelodysplastic syndrome and acute myeloid leukemia by Raman spectroscopy. ACS Omega, 7(50): 47056-47069

版权所有：梁昊岳研究团队

第二章 拉曼光谱技术在血液系统肿瘤筛查和早诊早治中的应用

图2-25A～C分别呈现了对照组、MDS组及AML组，以及MDS亚型和AML亚型组血清拉曼光谱在600～1800cm^{-1}波数范围内的特征。各图中粉色、黄色及蓝色垂直线分别对应于蛋白质（643cm^{-1}、759cm^{-1}、1003cm^{-1}、1260cm^{-1}、1603cm^{-1}和1654cm^{-1}）、核酸（826cm^{-1}和1579cm^{-1}）及脂质（1446cm^{-1}）的特征峰。如图2-25D所示，从对照组、MDS组及AML组的拉曼光谱中随机选取特征光谱构成数据集。采用监督模式OPLS-DA对样本

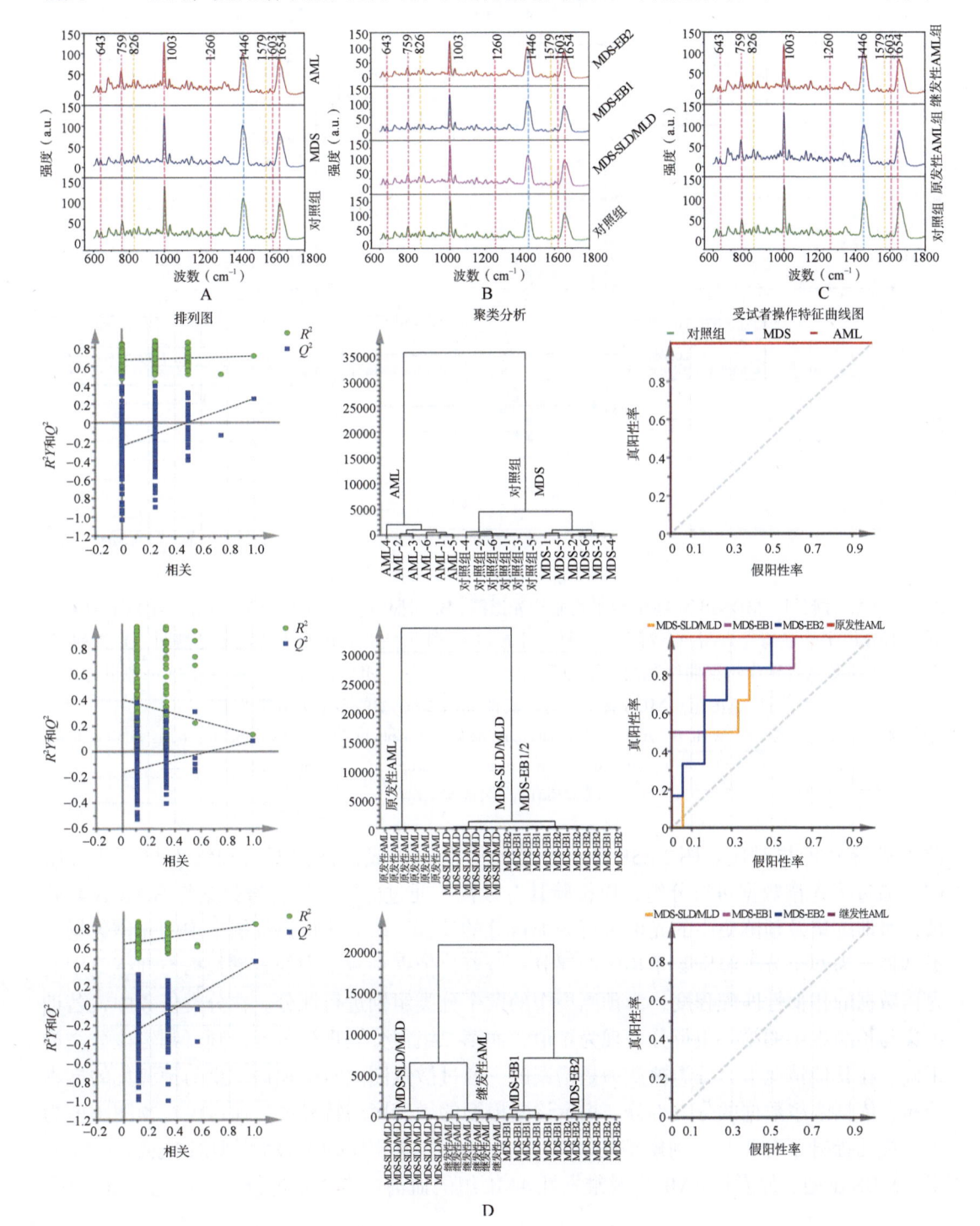

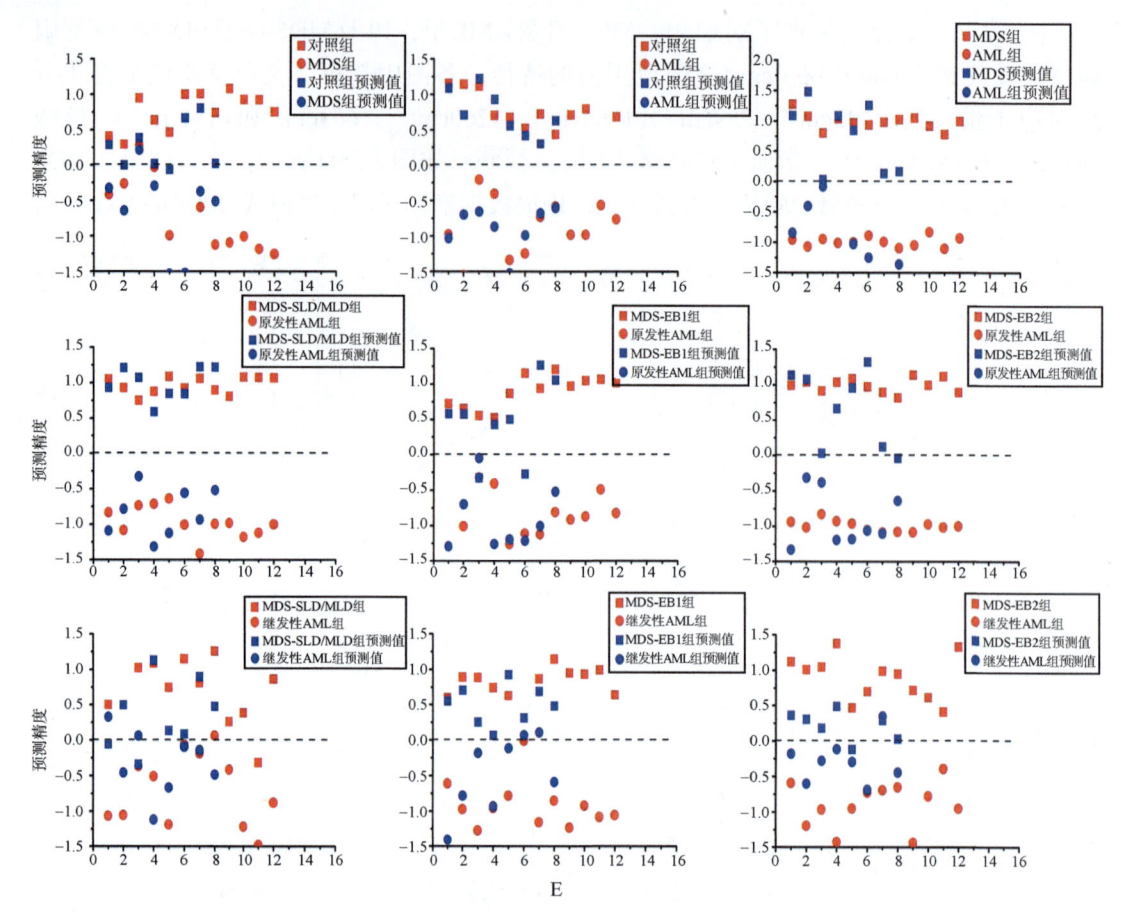

图2-25 A. 对照组、MDS组和AML组平均血清光谱图；B. 对照组、MDS-SLD/MLD组、MDS-EB1组和MDS-EB2组平均血清光谱图；C. 对照组、原发性AML组和继发性AML组平均血清光谱图；D. 排列图、聚类分析和受试者操作特征曲线和曲线下面积数值；E.对照组、MDS组与AML组、MDS亚型组与原发性AML组、MDS亚型组与继发性AML组模型的多参数分析图形

资料来源：Liang H, Kong X, Wang H, et al. 2022. Elucidating the heterogeneity of serum metabolism in patients with myelodysplastic syndrome and acute myeloid leukemia by Raman spectroscopy. ACS Omega，7（50）：47056-47069

版权所有：梁昊岳研究团队

数据进行分析与对比。图2-25E揭示了验证模型的构成，该模型由训练集与预测集组成，通过将光谱数据进行分组，以检验其有效性。通过应用拉曼光谱数据与SIMCA-P软件，对训练集及预测集中的光谱进行分类得分的计算。该算法依据训练集中的光谱数据聚类特性，为两个分类组别赋予相应的评分；接着，依据预测集中的光谱数据与训练集中的光谱数据的相似性匹配程度，为预测集中的两个分类组别进行评分。在分类任务中，若训练集与预测集中的第一组得分表现为正值，而第二组得分表现为负值，则可判定该分类为正确。在其他情况下，分类被认为是错误的。通过散点图同时呈现训练集与预测集的样本分布，依据两组数据的分类得分，揭示诊断模型的敏感度与特异度。通过设定预测阈值为零，成功提升了分类与识别模型的敏感度与特异度。利用OPLS-DA模型对对照组、MDS组、MDS亚型、原发性AML组及继发性AML组的血清样本数据进行了特征化分析。9个

验证模型的敏感度在75%~100%，特异度在92%~100%。随后，基于在实际应用中的潜在效用，对OPLS-DA模型进行了评估。

上述研究首次采用血清拉曼光谱技术，对MDS与AML患者血清代谢异质性进行了阐释。拉曼光谱分析揭示了MDS与AML之间存在特定的生物分子差异，推测这些差异可能源于患者体内代谢过程的改变。该项探索性研究揭示，将拉曼光谱应用于血清分析，作为一种临床工具，对于非侵入性检测和筛选潜在的生物标志物，并识别MDS和AML展现出显著的潜力。研究中确立了MDS和AML患者的血清学检测指标与疾病分类及预后之间的潜在关联性。然而，该研究的样本量较小，所得结果的准确性可能受到限制。鉴于不同类型的MDS和AML患者及其样本罕见，且研究结果有一定的解释性，后续研究将致力于开展更为详尽的探讨，以验证识别MDS和AML相关生物标志物的可行性。

第四节　拉曼光谱技术在恶性淋巴瘤筛查和早诊早治中的应用

淋巴瘤系指一类源自淋巴细胞的恶性肿瘤，其亚型达90余种。该病通常初现于无痛性淋巴结的肿大，并伴随发热、体重无因减轻及盗汗等全身性症状，这些症状往往于疾病晚期阶段显现。淋巴瘤细胞依据其组织学亚型的不同，展现出趋化因子受体及黏附分子的特异性表达模式，这些表面分子的表达模式进一步决定了肿瘤所累及的解剖部位。淋巴瘤细胞的存活与增殖常依赖于非肿瘤细胞（如基质细胞及巨噬细胞）所提供的信号，这些信号通过直接的细胞接触及旁分泌因子进行传递。随着科学技术的进步，细胞遗传学及分子遗传学技术已日益成熟，利用流式细胞术及免疫组织化学的免疫表型分析，并结合免疫组学研究，可实现对淋巴瘤的精确识别、诊断及亚型分类，进而对其异常状况进行评估。流式细胞术作为一种新兴的生物学分析工具，广泛应用于微生物学、免疫学、病毒学、肿瘤生物学、干细胞生物学及代谢工程等多个学科领域。该技术能够迅速统计并描述悬浮液中大量异质细胞（诸如血细胞、干细胞、肿瘤细胞及微生物）及解离的实体组织（如淋巴结、脾脏和实体肿瘤），通过测定细胞大小、细胞粒度及细胞表面与细胞内分子的表达情况，为细胞生物学分析提供了有力支持。然而，传统的流式细胞术存在若干关键局限，主要依赖于荧光标记进行细胞表型分析，属于细胞内分子和表面抗原的间接测量手段。此外，流式细胞术通常涉及复杂的前期准备流程，并且与细胞疗法的兼容性较差。为克服上述难题，一种基于拉曼光谱直接对细胞内分子进行检测的新型流式细胞术应运而生，即所谓的"拉曼流式细胞术"。该技术能够以无损方式获取细胞的化学指纹，实现对单细胞代谢表型的监测。在T细胞依赖性抗原应答过程中，成熟B细胞受刺激形成生发中心（germinal center），生发中心B细胞同时也代表了大多数B细胞非霍奇金淋巴瘤的正常细胞。尽管这些淋巴瘤拥有共同的生发中心B细胞前体，但它们似乎源自生发中心不同形成阶段的细胞，并通过不同的致病途径发展。因此，要深入探究淋巴瘤的发生机制，必须对B细胞的异常分化进行全面而细致的监测。原子力显微镜（atomic force microscope，AFM）是医学与生物科学领域中对活细胞进行体外操作与分析的高效平台。为了在传统AFM系统中引入新型特性和功能，Shibata等开展了深入研究。他们利用功能化AFM探针实现了对活细胞的光催化纳米加工和细胞内拉曼成像，并探讨了压痕速度对活HeLa细胞胞膜穿孔效应的影响。该效应的实现基于采用催化二氧化钛（TiO_2）进行高度局部光化学氧化的原子力显微镜探头。依据压痕过程中获取的力-距离曲线，他们定量评估了胞膜穿孔的概率、穿透力及细胞活力。此外，研究者还探索了细胞内针尖增强拉曼光谱（TERS）成像的可能性。通过与倒置显微镜集成的自制拉曼系统中，利用银纳米颗粒功能化的AFM探针，他们成功证明了细胞内TERS成像技术能够将单个活细胞的细胞核与细胞质之间差异的拉曼光谱特征可视化，并解析活细胞内生物分子的动态行为。

  Rau等对20名疑似恶性肿瘤并接受手术的患者所收集的淋巴组织进行了深入研究。他们选取了约400μm厚的组织区域进行成像，并获得了包含数千个光谱的拉曼图谱组。利用偏最小二乘判别分析，构建了淋巴结分类模型，用以区分良性与恶性组织，并进一步区分肿瘤类型、等级及BCL-2蛋白的表达情况。该研究为拉曼光谱技术在淋巴瘤诊断领域的临床光学活检工具开发提供了创新性的思路。Garcia等则采用拉曼光谱显微镜仪器和拉曼增强光谱（Raman-enhanced spectroscopy，RESpect）探针，对一组儿科非霍奇金淋巴瘤组织及非恶性标本进行了拉曼光谱分析。他们将冷冻保存的组织置于铝镜涂层载玻片上，并借助拉曼光谱和RESpect探针进行分析。研究揭示了非霍奇金淋巴瘤亚型之间的相似性，通过对比标准拉曼光谱与RESpect探针指纹图谱，他们发现主峰具有可比性。拉曼光谱指纹图谱与非霍奇金淋巴瘤亚型及滤泡增生峰的发现，为探索诊断方法及确定潜在的新治疗靶点提供了新的路径。Bai等采用拉曼光谱技术对弥漫性大B细胞淋巴瘤（diffuse large B-cell lymphoma，DLBCL）及慢性淋巴细胞白血病（chronic lymphocytic leukemia，CLL）患者血浆的特征进行了深入研究，并成功开发出一种简便的血浆检测技术，旨在实现DLBCL与CLL的无创检测。他们针对33例DLBCL患者、39例CLL患者及30名健康志愿者的血浆样本进行了详尽分析，并运用OPLS-DA方法构建了两个聚类，结果显示DLBCL/CLL组与对照组之间几乎无重叠现象。具体而言，CLL模型的敏感度高达92.86%，特异度更是达到了100%；而DLBCL模型的敏感度为80%，特异度也达到了92.31%。与健康志愿者相比，DLBCL及CLL患者的血浆样本均呈现独特的拉曼条带。研究还发现，1445cm^{-1}与1655cm^{-1}的拉曼光谱峰能够有效区分DLBCL与CLL，而针对1655cm^{-1}的拉曼光谱峰进一步分析揭示了与CLL预后密切相关的潜在重要变量——血红蛋白及血清白蛋白的变化情况。该研究充分证明了拉曼光谱作为一种新型临床工具，在DLBCL与CLL无创检测方面展现出巨大的应用潜力。

第五节　拉曼光谱技术在其他血液系统肿瘤筛查和早诊早治中的应用

  多发性骨髓瘤（MM）是一种源自骨髓浆细胞的恶性肿瘤，其分类涵盖了IgA、IgG、IgM、IgD、IgE、游离轻链（free light chain，FLC）、双克隆型及不分泌型等多种类型。IgA型MM的特征在于血清中主要存在IgA重链，轻链则可为κ或λ链。该型MM的骨髓瘤细胞呈现火焰状形态，易于聚集成多聚体，从而引发高黏滞血症。此外，IgA型MM易并发高钙血症和高胆固醇血症。IgG型作为最常见的多发性骨髓瘤亚型，其特征表现为血清中主要含有IgG重链，轻链则可能是κ或λ链。IgG型MM的特点包括高黏滞血症、高钙血症和高胆固醇血症。FLC型MM的特征在于患者体内缺乏完整的免疫球蛋白分子，此由重链正常而轻链缺失所致。该类型MM常在病程早期即表现出显著的肾损害，其原因在于轻链对肾小管重吸收功能的负面影响。FLC型MM的临床表现亦包括血钙水平升高及贫血症状。在临床实践中，IgA型MM涵盖了IgA-λ和IgA-κ等多种亚型。研究指出，IgA-λ亚型倾向引发高黏滞血症和高胆固醇血症，而IgA-κ亚型在治疗过程中存在转变为其他类型MM的可能性。IgG型MM涵盖IgG-λ和IgG-κ等亚型。IgG-κ型MM患者的临床表现可能包括高钙血症、肾损害、贫血及骨痛等症状。相对地，IgG-λ型MM患者可能表现出腰部疼痛、感染、贫血及肾损害等临床症状。FLC型MM涵盖了FLC-λ和FLC-κ等多种亚型。

MM在所有血液系统恶性肿瘤中占比约为10%。尽管MM常被视作一种独立的疾病，但实际上，它是由多种在细胞遗传学上各具特色的浆细胞恶性肿瘤构成的集合体。绝大多数MM患者最终将面临复发的局面，而在复发阶段，治疗方案的选择颇为复杂，需综合考量多重因素，诸如复发的时间、对既往治疗的反应、复发的严重程度及患者的表现状态等。当前，免疫治疗已成为治疗该病症的主流方案，并正在逐步提升新诊断及复发/难治性多发性骨髓瘤患者的生存率。Chen等采用了无标记血清SERS光谱技术，并结合多变量分析方法，以实现MM的非侵入性鉴别。该研究选用胶体银纳米颗粒（AgNP）作为SERS基底，成功地从53例MM患者及44例健康对照者中采集到了高质量的血清SERS光谱数据。SERS光谱的差异分析结果显示，与健康对照者相比，MM患者血清中生物分子的相对浓度存在显著差异。通过应用多变量分析方法构建MM的判别模型，进一步分析确认，血清SERS光谱结合多变量分析是一种快速、非侵入性且高性价比的MM鉴别手段。

Russo等已验证拉曼光谱在区分从单克隆丙种球蛋白病至无症状多发性骨髓瘤（asymptomatic multiple myeloma，aMM）及有症状多发性骨髓瘤（symptomatic multiple myeloma，sMM）进程中外泌体的能力，为患者的临床诊断提供了具有实际价值的临床指标。其采用的基于纳米结构的SERS，在灵敏度方面展现出显著的潜力。尽管部分患者经历长的缓解期或经功能性治疗后得以康复，但仍有部分患者面临早期复发或治疗无效的情况。为持续提升治疗效果及预后，需对导致这些结果的分子异常信息进行综合分析，并采用生物标志物驱动的个性化治疗方案。为此，生物标志物的测量方式必须稳健且可重复。生物标志物监测技术的不断进步，有助于识别和验证与治疗相关的骨髓瘤生物标志物，包括能够根据预后差异预测患者疾病转归的生物标志物，以及根据特定分子病理学特征对患者细胞亚群进行靶向治疗的预测性生物标志物。活性纳米颗粒既可用于无标记直接检测，通过吸附在纳米颗粒表面的目标生物分子获取其固有拉曼信号，也可通过构建含有拉曼报告分子的SERS纳米标签实现间接检测，后者通过将强化的拉曼信号定位在纳米颗粒表面，从而实现对生物分子的高灵敏度分析。SERS纳米标签不仅能通过生物分子检测实现靶向功能，还能同时检测多种不同生物标志物，这表明该技术在肿瘤检测与诊断中的多生物标志物同时检测方面具有显著优势。鉴于浆细胞源自B细胞，B细胞（包括其亚群）可能在多发性骨髓瘤的发展中扮演着至关重要的角色。B细胞群的增加可能直接或间接抑制恶性浆细胞的增殖，另一可能原因是恶性浆细胞群的减少导致B细胞或正常浆细胞群的相对增加。然而，关于B细胞如何调节多发性骨髓瘤细胞增殖的潜在机制，仍需进一步深入研究。Morrish等采用免疫B淋巴细胞的发育过程作为研究模型，采用共聚焦拉曼显微镜技术，结合微流体装置及相关转录组学方法，对染色质与转录变化进行了综合评估，旨在将化学与结构性质的变动与生物学效应相联系。他们运用多变量分析手段，以精确区分各细胞内部的组分。在此基础上，他们鉴定了非活化与活化B淋巴细胞间的光谱特征差异，并与传统的RNA-seq分析结果进行了对比，评估了这些差异与已知细胞内生物学变化的相关性。拉曼光谱分析技术为探究基因突变提供了一种强有力的手段，能够有效弥补传统分子生物学技术的局限，并为描绘单个细胞生化构成的动态变化过程开辟了新途径。

梁昊岳研究团队构建了一种简易的非侵入性血清检测方法以诊断多发性骨髓瘤（MM），该研究运用激光拉曼光谱技术结合OPLS-DA，对35例MM患者及13例健康对照志愿者的外周血血清样本进行了全面分析，并建立了区分MM患者与健康对照志愿者的鉴别模型。研究发现，相较于健康对照志愿者，MM患者的血清光谱数据表现出特定的差异性。具体而言，核酸相关的拉曼光谱峰（726 cm^{-1}、781 cm^{-1}、1579 cm^{-1}）、蛋白质相关的拉曼光谱峰（621 cm^{-1}、643 cm^{-1}、759 cm^{-1}、1603 cm^{-1}、1616 cm^{-1}）、脂类相关的拉曼光谱峰（1437 cm^{-1}、1443 cm^{-1}、1446 cm^{-1}）及β-胡萝卜素相关的拉曼光谱峰（957 cm^{-1}）的强度显著降低。与此同时，糖类（920 cm^{-1}、1123 cm^{-1}）和胶原蛋白（1345 cm^{-1}）相关拉曼光谱峰的强度则显著升高。通过对代谢相关的血清学指标进行统计分析，该研究进一步验证了MM患者血清中血糖水平的升高及总蛋白和高密度脂蛋白水平的降低。这些发现为大量血清学检测数据与MM分型之间的关联提供了光谱学证据，并为MM的快速早期鉴别提供了关键信息。该项探索性研究初步展示了拉曼光谱分析作为一种新型无创检测手段在区分不同类型MM方面的临床应用潜力（图2-26～图2-28）。

图2-26展示了对照组与MM组血清的平均拉曼光谱。该图中共采集了对照组（73份）、IgA组（66份）、IgG组（76份）及FLC组（57份）的血清拉曼特征光谱。其中IgA组包含了29份IgA-λ型患者光谱和37份IgA-κ型患者光谱。在IgG组中，包含了27份IgG-λ型患者光谱及49份IgG-κ型患者光谱。FLC组由λ亚型患者光谱样本33份及κ亚型患者光谱样本24份构成。图2-26A～D分别展示了在600～1800 cm^{-1}波数范围内，对照组、IgA组、IgG组及FLC组，以及对照组与IgA亚型组、对照组与IgG亚型组、对照组与FLC亚型组血清的拉曼光谱。图2-26A展示了对照组、IgA组、IgG组和FLC组四种样品的拉曼光谱。统计学分析结果表明，核酸（726 cm^{-1}、781 cm^{-1}、1579 cm^{-1}）、蛋白质（621 cm^{-1}、643 cm^{-1}、759 cm^{-1}、1603 cm^{-1}、1616 cm^{-1}）、β-胡萝卜素（957 cm^{-1}）、脂类（1437 cm^{-1}、1443 cm^{-1}、1446 cm^{-1}）、糖类（920 cm^{-1}、1123 cm^{-1}）及胶原（1345 cm^{-1}）相关的特征峰具有统计学意义。在图2-26中，紫色、黄色和蓝色的垂直线分别代表了蛋白质（643 cm^{-1}、759 cm^{-1}、1003 cm^{-1}、1260 cm^{-1}、1603 cm^{-1}）、核酸（826 cm^{-1}、1579 cm^{-1}）、脂类（1446 cm^{-1}）的特征峰，这些峰与生物大分子的结构特征紧密相关。图2-26B展示了对照组、IgA-λ及IgA-κ的拉曼光谱。图2-26C呈现了对照组、IgG-λ亚型组和IgG-κ亚型组的拉曼光谱。图2-26D则展示了对照组、λ亚型和κ亚型的拉曼光谱。光谱图显示出相似的形态特征。显然，单凭上述光谱及峰位信息难以区分MM组与对照组血清物质的差异。因此，必须借助OPLS-DA方法构建

第二章　拉曼光谱技术在血液系统肿瘤筛查和早诊早治中的应用

的分类模型，以进一步筛选出能够有效区分对照组与MM组的峰位，作为潜在的生物标志物。

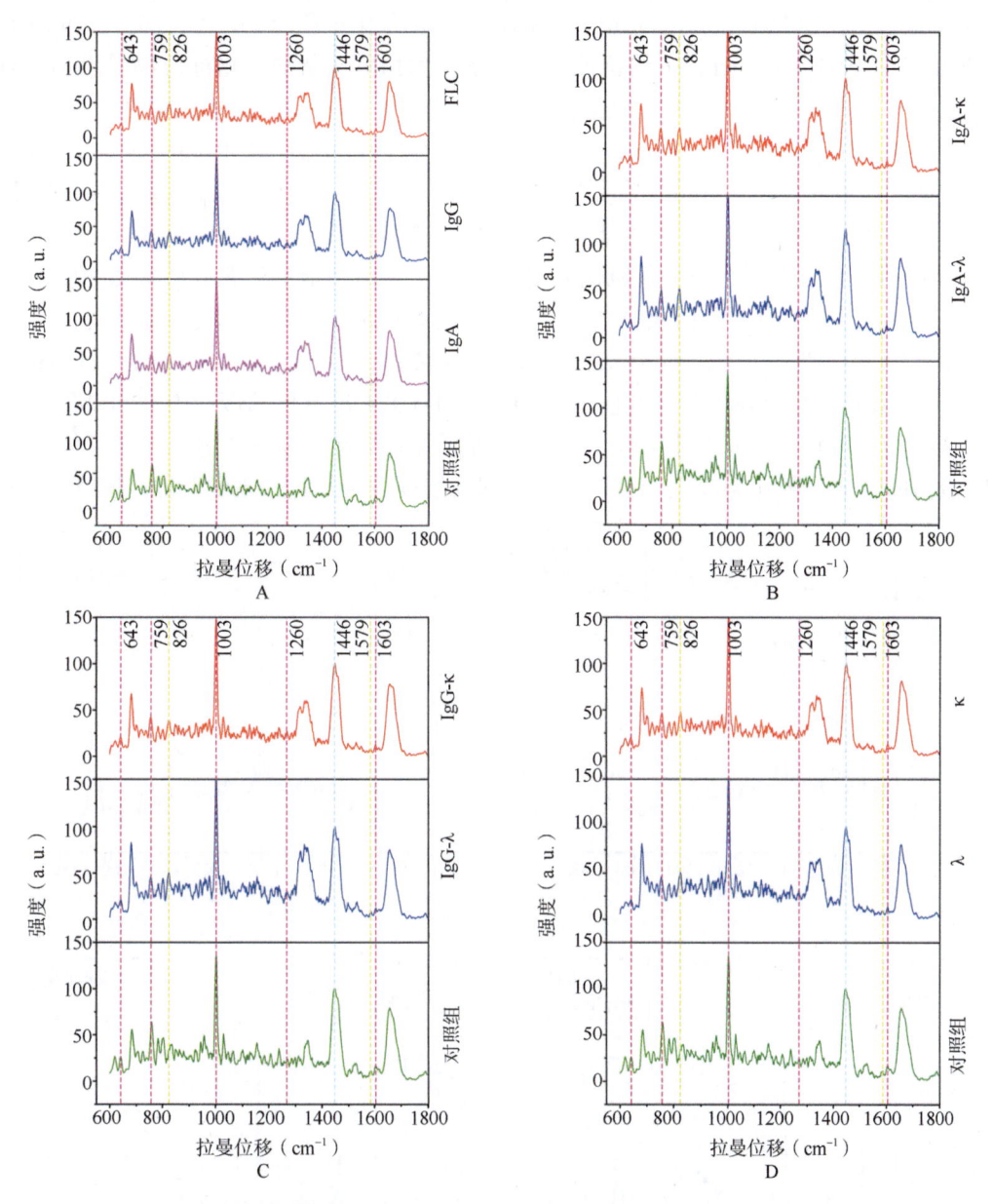

图2-26 对照组和MM组血清平均拉曼光谱

A. 对照组、IgA型MM、IgG型MM和FLC型MM血清平均拉曼光谱；B. 对照组、IgA-λ亚型MM和IgA-κ亚型MM血清平均拉曼光谱；C. 对照组、IgG-λ亚型MM和IgG-κ亚型MM血清平均拉曼光谱；D. 对照组、λ亚型MM和κ亚型MM血清平均拉曼光谱

资料来源：Liang H, Li Y, Liu C, et al. 2025. Raman spectroscopy of dried serum for the detection of rapid noninvasive multiple myeloma. Spectrochim Acta A Mol Biomol Spectrosc, 328：125448

版权所有：梁昊岳研究团队

图2-27与图2-28分别呈现了对照组与MM各亚型组的平均拉曼光谱及其标准偏差。此探索性研究的结果验证了基于血清拉曼光谱学与多变量分析方法在诊断及鉴别MM中的可行性，揭示了血清拉曼光谱在MM检测及生物标志物识别中的潜在价值。研究揭

示，核酸（726cm^{-1}、781cm^{-1}、1579cm^{-1}）、蛋白质（621cm^{-1}、643cm^{-1}、759cm^{-1}、1603cm^{-1}、1616cm^{-1}）、脂质（1437cm^{-1}、1443cm^{-1}、1446cm^{-1}）、β-胡萝卜素（957cm^{-1}）、糖类（920cm^{-1}、1123cm^{-1}）及胶原（1345cm^{-1}）的特征峰，具备作为MM诊断的生物标志物的潜力。MM患者往往伴随着显著的肝损害，包括但不限于慢性肝炎和肝硬化等病理改变。肝脏是血清蛋白合成的主要场所，一旦肝脏功能出现障碍，血清总蛋白水平便会明显下降。同时，研究发现，患者体内存在大量异常免疫球蛋白（即M蛋白），这些免疫球蛋白在血液中累积，占据正常蛋白质的空间，且可能通过抑制肝脏的蛋白质合成，进一步降低血清总蛋白水平。鉴于肿瘤的消耗效应及慢性疾病的长期影响，患者可能遭受恶病质状态的侵袭，进而引发全身性营养不良和蛋白质流失，导致血清总蛋白水平下降。因此，血清总蛋白水平可能呈现降低趋势，与蛋白质相关的光谱峰位（621cm^{-1}、643cm^{-1}、759cm^{-1}、1603cm^{-1}、1616cm^{-1}）及血清白蛋白的特征相吻合。同时，MM患者通常伴随慢性炎症和氧化应激现象，这些因素对脂质代谢产生影响。炎症性细胞因子及氧化应激产物的介入可能对高密度脂蛋白的合成及其功能产生干扰，进而引起其浓度下降。这一现象与脂质相关光谱峰

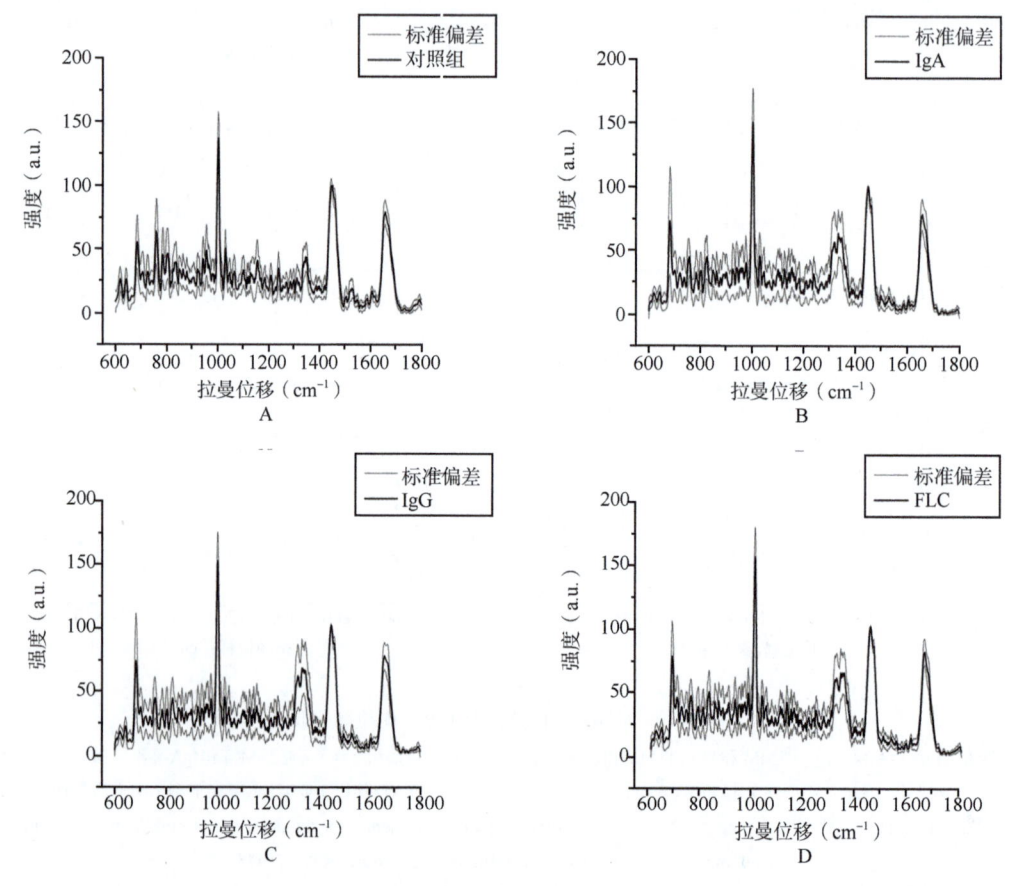

图2-27 600～1800cm^{-1}波数范围内对照组、IgA型MM、IgG型MM和FLC型MM组血清的标准偏差拉曼光谱
资料来源：Liang H，Li Y，Liu C，et al. 2025. Raman spectroscopy of dried serum for the detection of rapid noninvasive multiple myeloma. Spectrochim Acta A Mol Biomol Spectrosc，328：125448
版权所有：梁昊岳研究团队

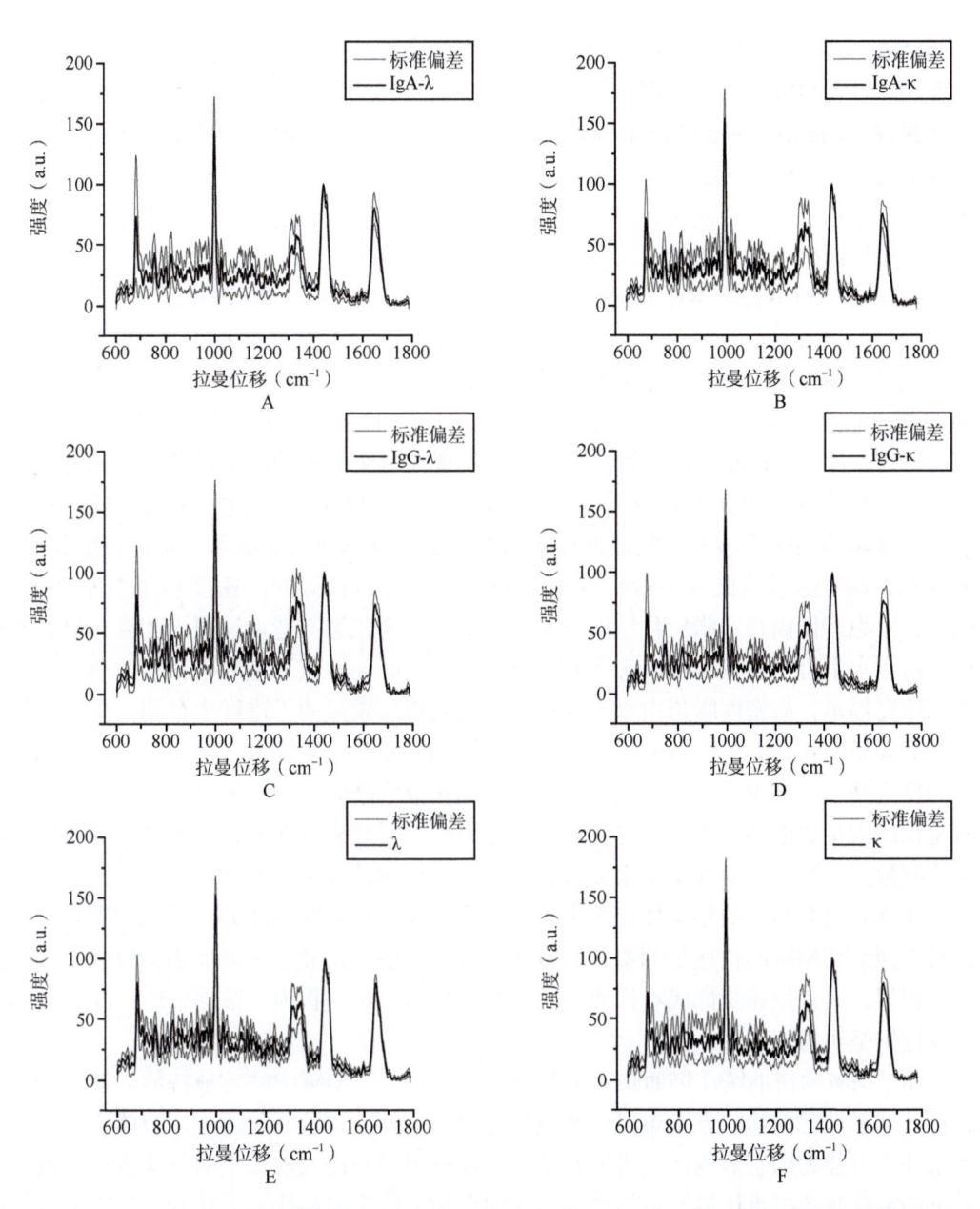

第二章　拉曼光谱技术在血液系统肿瘤筛查和早诊早治中的应用 | 75

图 2-28　600～1800cm^{-1} 波数范围内 IgA-λ、IgA-κ、IgG-λ、IgG-κ、λ 和 κ 型 MM 血清的标准偏差拉曼光谱

资料来源：Liang H, Li Y, Liu C, et al. 2025. Raman spectroscopy of dried serum for the detection of rapid noninvasive multiple myeloma. Spectrochim Acta A Mol Biomol Spectrosc, 328: 125448

（1437cm^{-1}、1443cm^{-1}、1446cm^{-1}）及血清中高密度脂蛋白的特征性光谱相吻合。在 MM 的治疗过程中，所采用的药物（如化疗药物）可能直接或间接地对脂质代谢产生影响。同时，MM 患者常伴有肿瘤相关性高血糖现象。其潜在机制可能与肿瘤细胞增殖及代谢活动增强有关，进而引发胰岛素抵抗和血糖水平升高。研究发现，与糖类相关的光谱峰（920cm^{-1}、1123cm^{-1}）与血糖水平呈现一致性。在 MM 患者中，代谢综合征的发病率显著上升，涉及肥胖、胰岛素抵抗、高血压等多种因素，这些因素的综合作用导致了血糖水平

升高。MM患者血清中胶原蛋白（1345cm^{-1}）的含量偏高，这可能与肾脏受损及骨代谢异常存在相关性。MM患者普遍存在肾脏受损，并与疾病的不良预后密切相关。前胶原C蛋白酶增强剂-1（procollagen C proteinase-1，PCPE-1）作为一种细胞外基质糖蛋白，能够通过提高前胶原C蛋白酶的活性促进胶原纤维的生成，对纤维化过程起到促进作用，导致血清中胶原含量增加。与此同时，MM患者常并发骨病，骨代谢过程中骨吸收的增加导致Ⅰ型胶原的降解速率增加，降解产物释放入血加快。

在MM的三种主要类型中，IgA型、IgG型及FLC型的病理特征表现出显著差异。在IgA型MM患者中，骨质破坏、贫血及感染是常见的临床表现；通过骨髓穿刺检查，可以观察到成熟红细胞呈现显著的缗钱状排列。在IgG型MM患者中，通常可以观察到高钙血症（hypercalcemia）、肾功能不全（renal insufficiency）、贫血（anemia）及骨痛（bone disease）等"CRAB"症状；通过骨髓穿刺检查，可以发现大量浆细胞的浸润现象。在FLC型MM的患者中，临床症状可能并不显著；通过血液及尿液中轻链的检测，可以实现疾病的诊断；鉴于该类型疾病不涉及完整免疫球蛋白的产生，故诊断主要依赖于游离轻链的检测。研究揭示，MM患者的血清中IgA、IgG及FLC的表达与较低的高密度脂蛋白水平相关，这表明MM患者体内存在脂质代谢的异常。因此，脂质代谢与造血过程之间存在显著的相关性，血脂水平可作为预测MM患者对药物反应性、耐药性及无进展生存期的潜在生物标志物。研究揭示，高密度脂蛋白水平较低的患者表现出较短的无进展生存期。他汀类药物作为一类降脂药物，不仅能够改善血脂代谢，还能够提升复发性和难治性MM患者对治疗药物的反应性，并减少耐药性的发生。在MM的精准诊断研究中，糖脂代谢相关血清学检测所累积的大量数据与临床诊断之间的对应关系尚未得到充分探讨，该研究为深入挖掘血清学检测数据的潜在价值提供了重要线索。血清学检测结果不容忽视，其某些指标与疾病的诊断及预后具有显著的相关性。未来，通过更大规模样本的统计分析，研究者有望探索出针对不同类型MM的快速早期鉴别新方法。鉴于前期在血液系统肿瘤相关拉曼光谱数据方面的积累，具备快速及低成本优势的拉曼光谱技术，预期将为大数据辅助诊断及应用软件开发提供坚实的基础。

然而，MM的精准医疗仍面临诸多挑战，主要归因于MM中缺乏独特的驱动突变，因此，设计选择性靶向治疗方法难以惠及全体患者。另外，在诊断阶段采用液体活检评估疾病复杂性，可能为动态监测疾病进展及指导治疗提供一种侵入性较小的替代方法。该方法指导下的治疗具备多重优势，包括推动治疗向更加个性化的替代方案转变，规避无效治疗带来的副作用，并优化药物剂量调整策略。

第六节　结论与展望

相较于传统的血液系统肿瘤诊断手段，拉曼光谱技术展现出了极为显著的优势。其主要优势体现在能够无损且特异性地提供拉曼指纹信息，同时具备高度的灵敏性。在检测过程中，该技术无须依赖荧光标记、抗体标记、同位素标记等辅助手段，且几乎无须进行样品制备，这充分满足了临床检测对于快速性和实时性的严格要求。此外，拉曼光谱在尽可能减少对样品损害的前提下，实现了精准判别及微量检测，这对于分析疾病进展过程和治疗的预后效果具有至关重要的意义。当然，将拉曼光谱技术与传统的生化检查方法相结合，或可构成其临床应用的最佳方案。拉曼特征性光谱峰能够提供精确的鉴别信息，生化检测指标则可作为实验室诊断的辅助工具。二者的有机结合，将极大提高临床医生的诊断效率。特别是在当前，大部分血液系统肿瘤的发病机制尚未明确，且血液系统生化指标可能因其他基础疾病的影响而发生复杂变化，导致临床诊断往往需要依赖医生的经验进行评估和判断，从而影响了诊断效率。拉曼散射及其配准技术不仅为血液系统肿瘤的诊断和治疗研究提供了坚实的基础，同时也为评估血液系统肿瘤的预后提供了宝贵的参考。因此，在临床实践中应用拉曼光谱技术已经成为一种趋势。

参 考 文 献

梁昊岳，程雪莲，杨晚竹，等，2020. 基于激光拉曼光谱技术鉴别四种急性白血病细胞系的方法研究. 光谱学与光谱分析，40（12）：3670-3679.

Agsalda-Garcia M，Shieh T，Souza R，et al.，2020. Raman-enhanced spectroscopy（RESpect）probe for childhood non-Hodgkin lymphoma. SciMed J，2（1）：1-7.

Alattar N，Daud H，Al-Majmaie R，et al.，2018. Surface-enhanced Raman scattering for rapid hematopoietic stem cell differentiation analysis. Appl Opt，57（22）：E184-E189.

Amini H，Ban Ž，Ferger M，et al.，2020. Tetracationic bis-triarylborane 1,3-butadiyne as a combined fluorimetric and Raman probe for simultaneous and selective sensing of various DNA，RNA，and proteins. Chemistry，26（27）：6017-6028.

Auberger P，Tamburini-Bonnefoy J，Puissant A，2020. Drug resistance in hematological malignancies. Int J Mol Sci，21（17）：6091.

Bai Y，Yu Z，Yi S，et al.，2020. Raman spectroscopy-based biomarker screening by studying the fingerprint characteristics of chronic lymphocytic leukemia and diffuse large B-cell lymphoma. J Pharm Biomed Anal，190：113514.

Bochtler T，Haag G M，Schott S，et al.，2018. Hematological malignancies in adults with a family predisposition.Dtsch Arztebl Int，115（50）：848-854.

Bogeska R，2021. Focus on blood cancers and liquid biopsy research. Mol Oncol，15（9）：2251-2252.

Chen S，Wang C，Zhu R，et al.，2021. Predicting prognosis in acute myeloid leukemia patients by surface-enhanced Raman spectroscopy. Nanomedicine（Lond），16（21）：1873-1885.

Chen X，Li X，Xie J，et al.，2022. Non-invasive discrimination of multiple myeloma using label-free serum surface-enhanced Raman scattering spectroscopy in combination with multivariate analysis. Anal Chim Acta，1191：339296.

Chen Y，Jiang P，Lei S，et al.，2022. Optical tweezers and Raman spectroscopy for single-cell classification of drug resistance in acute lymphoblastic leukemia. J Biophotonics，15（9）：e202200117.

Cheng X，Liang H，Li Q，et al.，2022. Raman spectroscopy differ leukemic cells from their healthy counterparts and screen biomarkers in acute leukemia. Spectrochim Acta A Mol Biomol Spectrosc，281：121558.

Cortijo-Campos S，Ramírez-Jiménez R，de Andrés A，2021. Raman and fluorescence enhancement approaches in graphene-based platforms for optical sensing and imaging.Nanomaterials（Basel），11（3）：644.

da Silva A M，de Siqueira E Oliveira F S A，de Brito P L，et al.，2018. Spectral model for diagnosis of acute leukemias in whole blood and plasma through Raman spectroscopy. J Biomed Opt，23（10）：1-11.

Dell'Olio F，2021. Multiplexed liquid biopsy and tumor imaging using surface-enhanced Raman scattering. Biosensors(Basel), 11(11): 449.

Dey S, Trau M, Koo K M, 2020. Surface-enhanced Raman spectroscopy for cancer immunotherapy applications: opportunities, challenges, and current progress in nanomaterial strategies. Nanomaterials(Basel), 10(6): 1145.

Ferreira B, Caetano J, Barahona F, et al., 2020. Liquid biopsies for multiple myeloma in a time of precision medicine. J Mol Med(Berl), 98(4): 513-525.

Ferry J A, 2020. Scientific advances and the evolution of diagnosis, subclassification and treatment of lymphoma. Arch Med Res, 51(8): 749-764.

Gala de Pablo J, Lindley M, Hiramatsu K, et al., 2021. High-throughput Raman flow cytometry and beyond. Acc Chem Res, 54(9): 2132-2143.

Garcia-Manero G, Chien K S, Montalban-Bravo G, 2020. Myelodysplastic syndromes: 2021 update on diagnosis, risk stratification and management. Am J Hematol, 95(11): 1399-1420.

Grieve S, Puvvada N, Phinyomark A, et al., 2021. Nanoparticle surface-enhanced Raman spectroscopy as a non-invasive, label-free tool to monitor hematological malignancy. Nanomedicine(Lond), 16(24): 2175-2188.

Grignano E, Jachiet V, Fenaux P, et al., 2018. Autoimmune manifestations associated with myelodysplastic syndromes. Ann Hematol, 97(11): 2015-2023.

Han Z, Rosen S T, Querfeld C, 2020. Targeting microRNA in hematologic malignancies. Curr Opin Oncol, 32(5): 535-544.

Hellström-Lindberg E, Tobiasson M, Greenberg P, 2020. Myelodysplastic syndromes: moving towards personalized management. Haematologica, 105(7): 1765-1779.

Hodson D J, Screen M, Turner M, 2019. RNA-binding proteins in hematopoiesis and hematological malignancy. Blood, 133(22): 2365-2373.

Holmes A B, Corinaldesi C, Shen Q, et al., 2020. Single-cell analysis of germinal-center B cells informs on lymphoma cell of origin and outcome. J Exp Med, 217(10): e20200483.

Hu D, Yuan S, Zhong J, et al., 2021. Cellular senescence and hematological malignancies: from pathogenesis to therapeutics. Pharmacol Ther, 223: 107817.

Huang X, Mahmudul H M, Li Z, et al., 2022. Noble metal nanomaterials for the diagnosis and treatment of hematological malignancies. Front Biosci(Landmark Ed), 27(2): 40.

Kasakovski D, Xu L, Li Y, 2018. T cell senescence and CAR-T cell exhaustion in hematological malignancies. J Hematol Oncol, 11(1): 91.

Komrokji R S, 2020. Luspatercept in myelodysplastic syndromes: who and when. Hematol Oncol Clin North Am, 34(2): 393-400.

Kukolj T, Lazarević J, Borojević A, et al., 2022. A single-cell Raman spectroscopy analysis of bone marrow mesenchymal stem/stromal cells to identify inter-individual diversity. Int J Mol Sci, 23(9): 4915.

Lasalvia M, Perna G, Manti L, et al., 2019. Raman spectroscopy monitoring of MCF10A cells irradiated by protons at clinical doses. Int J Radiat Biol, 95(2): 207-214.

Leszczenko P, Borek-Dorosz A, Nowakowska A M, et al., 2021. Towards Raman-based screening of acute lymphoblastic leukemia-type B(B-ALL)subtypes. Cancers(Basel), 13(21): 5483.

Lewis W D, Lilly S, Jones K L, 2020. Lymphoma: diagnosis and treatment. Am Fam Physician, 101(1): 34-41.

Li W, Wang L, Luo C, et al., 2020. Characteristic of five subpopulation leukocytes in single-cell levels based on partial principal component analysis coupled with Raman spectroscopy. Appl Spectrosc, 74(12): 1463-1472.

Liang H, Cheng X, Dong S, et al., 2022. Rapid and non-invasive discrimination of acute leukemia bone marrow supernatants by Raman spectroscopy and multivariate statistical analysis. J Pharm Biomed Anal, 210:

114560.

Liang H, Kong X, Ren Y, et al., 2023. Application of serum Raman spectroscopy in rapid and early discrimination of aplastic Anemia and myelodysplastic syndrome. Spectrochim Acta A Mol Biomol Spectrosc, 302: 123008.

Méndez-Ferrer S, Bonnet D, Steensma D P, et al., 2020. Bone marrow niches in haematological malignancies. Nat Rev Cancer, 20(5): 285-298.

Morrish R, Yim K H W, Pagliara S, et al., 2021. Single cell label-free probing of chromatin dynamics during B lymphocyte maturation. Front Cell Dev Biol, 9: 646616.

Nemkov T, D'Alessandro A, Reisz J A, 2019. Metabolic underpinnings of leukemia pathology and treatment. Cancer Rep(Hoboken), 2(2): e1139.

Newell L F, Cook R J, 2021. Advances in acute myeloid leukemia. BMJ, 375: n2026.

Noh J Y, Seo H, Lee J, et al., 2020. Immunotherapy in hematologic malignancies: emerging therapies and novel approaches. Int J Mol Sci, 21(21): 8000.

Pawlyn C, Davies F E, 2019. Toward personalized treatment in multiple myeloma based on molecular characteristics. Blood, 133(7): 660-675.

Rajkumar S V, 2019. Multiple myeloma: Every year a new standard.Hematol Oncol, 37Suppl 1(Suppl 1): 62-65.

Ramoji A, Ryabchykov O, Galler K, et al., 2019. Raman spectroscopy follows time-dependent changes in T lymphocytes isolated from spleen of endotoxemic mice. Immunohorizons, 3(2): 45-60.

Rau J V, Marini F, Fosca M, et al., 2019. Raman spectroscopy discriminates malignant follicular lymphoma from benign follicular hyperplasia and from tumour metastasis. Talanta, 194: 763-770.

Robison T H, Solipuram M, Heist K, et al., 2022. Multiparametric MRI to quantify disease and treatment response in mice with myeloproliferative neoplasms. JCI Insight, 7(19): e161457.

Russo M, Tirinato L, Scionti F, et al., 2020. Raman spectroscopic stratification of multiple myeloma patients based on exosome profiling. ACS Omega, 5(47): 30436-30443.

Schie I, Stiebing C, Popp J, 2021. Looking for a perfect match: multimodal combinations of Raman spectroscopy for biomedical applications. J Biomed Opt, 26(8): 080601.

Shahrabi S, Behzad M M, Jaseb K, et al., 2018. Thrombocytopenia in leukemia: pathogenesis and prognosis. Histol Histopathol, 33(9): 895-908.

Shibata T, Furukawa H, Ito Y, et al., 2020. Photocatalytic nanofabrication and intracellular Raman imaging of living cells with functionalized AFM probes. Micromachines(Basel), 11(5): 495.

Sloan-Dennison S, Laing S, Graham D, et al., 2021. From Raman to SESORRS: moving deeper into cancer detection and treatment monitoring. Chem Commun(Camb), 57(93): 12436-12451.

Sterner R C, Sterner R M, 2021. CAR-T cell therapy: current limitations and potential strategies. Blood Cancer J, 11(4): 69.

Ueda M, Berger M, Gale R P, et al., 2018. Immunoglobulin therapy in hematologic neoplasms and after hematopoietic cell transplantation. Blood Rev, 32(2): 106-115.

Vanna R, Ronchi P, Lenferink A T, et al., 2015. Label-free imaging and identification of typical cells of acute myeloid leukaemia and myelodysplastic syndrome by Raman microspectroscopy. Analyst, 140(4): 1054-1064.

Verkleij C P M, Korst C L B M, van de Donk N W C J, 2020. Immunotherapy in multiple myeloma: when, where, and for who. Curr Opin Oncol, 32(6): 664-671.

Wang D, He P, Wang Z, et al., 2020. Advances in single cell Raman spectroscopy technologies for biological and environmental applications. Curr Opin Biotechnol, 64: 218-229.

Wróbel M S,Kim J H,Raj P,et al.,2021. Utilizing pulse dynamics for non-invasive Raman spectroscopy of blood analytes. Biosens Bioelectron,180:113115.

Xiao H,Liang S,Wang L,2020. Competing endogenous RNA regulation in hematologic malignancies. Clin Chim Acta,509:108-116.

Zeng J,Dong M,Zhu B,et al.,2021. A new method towards the detection of DNA mutation by Surface-Enhanced Raman Spectroscopy. Talanta,223(Pt 2):121746.

Zhaoyun L,Rong F,2021. Predictive role of immune profiling for survival of multiple myeloma patients. Front Immunol,12:663748.

第三章

拉曼光谱技术在头颈部肿瘤筛查和早诊早治中的应用

　　拉曼光谱分析技术能够在分子层面上探究物质的分子结构及其生化构成信息，凭借其快速、精确、非侵入性（或低侵入性）等特性，已成为临床早期肿瘤检测及组织病理生理分析的关键手段。鉴于样品自发产生的拉曼散射光强度较弱，此局限性曾经制约了拉曼光谱技术的广泛运用。然而，随着激光增强技术、光谱检测手段与分析技术的不断革新，拉曼效应得到增强，抗荧光干扰能力也得到提升，从而显著提高了分析的特异度和灵敏度。通过对比分析肿瘤细胞与正常细胞之间的差异，拉曼光谱技术能够迅速且精确地检测肿瘤细胞中生物大分子的成分及其含量变化，这对于肿瘤的早期检测具有重大意义。头颈部肿瘤主要涵盖甲状腺肿瘤、鼻咽部肿瘤及喉部肿瘤，其中，肺部是头颈部肿瘤最常见的远端转移部位。本章将详细阐述拉曼光谱在头颈部肿瘤组织实体、组织病理切片、患者血清及肿瘤单细胞检测分析方面的应用，并就该技术在头颈部肿瘤研究领域的发展前景进行探讨。

第一节　头颈部肿瘤概述

　　头颈部肿瘤位列全球十大肿瘤疾病之一，每年波及约750 000名患者，并导致超过300 000例死亡事件。早期诊断与治疗对于提高患者的生存率具有决定性意义。在诊断和治疗头颈部肿瘤的过程中，不同地区表现出显著差异性。以亚洲地区为例，鼻咽部肿瘤与口腔部肿瘤在特定区域的发病率相对较高。尽管在发达国家，一线手术治疗技术的进步显著提升了患者的生存率，但对于局部晚期、复发或转移性疾病的治疗效果依旧不尽如人意。目前的诊断工具存在诸多局限，大多数为侵入性方法，这给患者带来了不适感。此外，头颈部肿瘤的治疗策略多样，涵盖了手术、化疗、免疫治疗、放疗及多模式治疗等多种手段，然而每种治疗手段均存在固有的局限性和潜在的副作用，如手术可能导致淋巴肿胀和慢性肿胀，放疗则可能引发皮肤炎症和神经毒性等问题。随着对头颈部恶性肿瘤基因组特征的深入认识，分子治疗领域迎来了诸多具有前景的进展。基因组学研究的深入挖掘导致了越来越多的基因突变被发现。基于癌症基因组图谱（The Cancer Genome Atlas，TCGA）数据集的深入分析，揭示了头颈部鳞状细胞癌中涉及免疫反应和受体酪氨酸激酶信号转导通路的基因，以及染色质重塑相关基因的突变频率显著升高。然而，如何精确地将这些发现转化为有效的治疗策略，目前仍是研究领域亟待解决的难题。

　　在头颈部肿瘤的早期阶段，肿瘤细胞极少，导致现行生物标志物检测技术存在较高的假阳性或假阴性率。头颈部肿瘤的转移机制极为复杂，涉及众多信号转导通路及肿瘤微环境的相互作用。该类肿瘤的转移和扩散过程包括肿瘤细胞的侵袭行为、血管内皮细胞的运输机制、循环系统中的存活策略、免疫系统的逃避机制及在远端器官中建立适宜微环境的能力。肿瘤细胞侵袭性的增强，致使肿瘤向邻近组织、淋巴结及远端器官转移的风险相应提高。针对头颈部肿瘤的区域性和远端转移进行研究，识别其临床与实验室特征、确定预测性生物标志物及制订可行的治疗策略，对于提升患者预后效果具有至关重要的意义。头颈部肿瘤的转移过程包含多个复杂环节，包括肿瘤细胞的侵袭、血管内运输、在循环系统中的存活、免疫逃逸及在远处器官的定植等。此外，肿瘤细胞对特定器官的亲和性、肿瘤微环境的异质性及肿瘤干细胞（CSC）的侵袭和转移特性，均为研究过程中亟须解决的难题。淋巴结转移和远处转移作为头颈部肿瘤预后的重要预测指标，与肿瘤细胞衍生的细胞因子和生长因子的异常表达密切相关，这些因子通过激活多个信号转导通路，促进肿瘤细胞的侵袭性。

未来研究领域有望通过基因组学与蛋白质组学的综合应用，发掘个体化治疗中具有指导意义的生物标志物，同时紧跟肿瘤微环境与免疫治疗的最新发展。纳米诊疗技术作为一门新兴交叉学科，其融合了诊断与治疗的双重功能，利用纳米颗粒技术克服了传统疗法在诊断和治疗上的局限性，进而提升了患者的生存率。在头颈部肿瘤治疗方面，纳米诊疗技术展现了其在早期疾病检测和精准治疗方面的潜力，能够显著提高治疗效果，降低药物副作用，并且与放疗的结合可产生协同效应。在纳米诊疗技术领域，应用的纳米颗粒主要涵盖金属、金属氧化物及聚合物纳米颗粒。这些颗粒因其微小的尺寸及与生物分子相互作用的特性，展现出在肿瘤治疗中的巨大应用潜力。纳米颗粒作为药物载体，能够搭载治疗剂、靶向配体或诊断剂，并通过调整其尺寸和表面特性优化药物分布和释放。此外，人工智能与机器学习在提升头颈部肿瘤检测精确度方面展现出显著潜力，预示着其在临床应用中的广泛前景。当前的治疗策略表明，结合多种治疗手段和药物对于有效管理和治疗头颈部肿瘤至关重要，而组合疗法正逐渐成为治疗该类肿瘤的主流方法。这些疗法突破了传统放射肿瘤学、医学肿瘤学及外科治疗的界限，致力于治疗效果最大化并减少副作用。

头颈部肿瘤中鳞状细胞癌是最为普遍的病理类型。此类恶性肿瘤侵犯的范围广泛，涵盖了颈部软组织、甲状腺、下咽、喉部、口腔、鼻腔及鼻窦等多个部位。值得注意的是，除甲状腺肿瘤外，其他类型的头颈部肿瘤通常具有较高的恶性程度，且患者的5年生存率相对较低。头颈部肿瘤在早期阶段往往难以被察觉，因此实现其早期发现具有挑战性。为提高诊断的准确率并避免错过最佳的治疗时机，需要多学科之间的紧密协作与配合。此外，头颈部的解剖结构相当复杂，肿瘤的生长往往会对患者的容貌、吞咽、咀嚼、发音乃至呼吸等功能产生不利影响，进而显著降低患者的生活质量。因此，当前的首要任务在于增强头颈部肿瘤患者的早期筛查意识，以实现疾病的早诊早治。

甲状腺癌（thyroid cancer，TC）属于内分泌系统最常见的恶性肿瘤之一，约占全球每年确诊肿瘤病例的3.4%。该疾病在女性中的发病率显著高于男性，女性患者数量约为男性的3倍。自20世纪80年代初以来，甲状腺癌的发病率呈上升趋势，特别是早期甲状腺癌，这一趋势最初在高收入国家中被观察到，随后逐渐扩展到一些中等收入国家，如中国和印度。近年来，尽管全球甲状腺癌的发病率在多个地区持续增长，但地理分布并不均衡，不同国家和地区之间的发病率存在显著差异。相比之下，甲状腺癌的死亡率保持稳定或有所下降，在多数国家其死亡率均维持在较低水平。甲状腺癌的流行病学特征主要归因于惰性甲状腺癌检出率的增加。在甲状腺癌中，分化型甲状腺癌最为常见，占比超过90%，包括乳头状甲状腺癌（papillary thyroid carcinoma，PTC）和滤泡性甲状腺癌（follicular thyroid carcinoma，FTC）。低分化型甲状腺癌（poorly differentiated thyroid carcinoma，PDTC）和间变性甲状腺癌（anaplastic thyroid carcinoma，ATC）则罕见，分别占5%和1%，这两种类型的甲状腺癌具有侵袭性，且中位生存期较短，分别为5年和6个月。此外，甲状腺髓样癌（medullary thyroid carcinoma，MTC）占甲状腺癌的5%，起源于滤泡旁C细胞。过去30年间，基因组序列的可用性在揭示甲状腺癌分子机制方面取得了显著进展。甲状腺癌是一种遗传上相对简单的疾病，其细胞的突变负担相对较低。在超过90%的甲状腺癌样本中，已鉴定出驱动突变的存在。这些突变赋予肿瘤细胞选择性生长优势，进而促进肿瘤的进展。大多数甲状腺癌的分子发病机制涉及丝裂原活化蛋白激酶（mitogen-activated protein kinase，MAPK）和磷脂酰肌醇3-激酶（PI3K）/AKT通路失调。MAPK通路中常见的激活突变包括酪氨酸激酶受体RET-PTC和神经营养因子受体酪氨酸激酶（neurotrophin receptor-tyrosine kinase，NTRK）重排，以及胞内信号处理基因*RAS*和*BRAF*的突变。PI3K通路中常见的遗传改变包括*RAS*突变、*PTEN*突变或缺失、*PIK3K*突变或扩增，以及*AKT1*突变。

鼻咽癌（nasopharyngeal carcinoma，NPC）是一种源自鼻咽黏膜上皮细胞的恶性肿瘤，主要发病部位为咽隐窝。尽管NPC的起源与其他头颈部上皮性恶性肿瘤存在相似的细胞或组织谱系，但其恶性程度较高，且在早期阶段较难被诊断。依据世界卫生组织的分类标准，NPC的组织学分型包括角化性鳞状细胞癌（keratinizing squamous cell carcinoma，KSCC），该类型具有明确的鳞状分化特征，为美国和欧洲地区的常见类型，与EB病毒的关联性相对较低，且对放疗不敏感；非角化性癌，后者根据肿瘤细胞的分化程度进一步细分为分化型非角化癌（non-keratinizing differentiated carcinoma，NKDC）和未分化型非角化癌（non-keratinizing undifferentiated carcinoma，NKUC），在中国南方等高发区域，这两种类型的病例占比高达95%，与EB病毒感染紧密相关，且对放疗的敏感性通常高于鳞状细胞癌。NPC是一种具有高度浸润性的肿瘤，倾向于沿邻近软组织及颅底和椎间孔进行扩散，复发或转移的患者常因远处转移而导致预后不良。因此，传统的NPC肿瘤大小测量方法耗时、劳动密集，或可用性受限。NPC的地理分布特征显著，多数患者在东亚和东南亚地区，而中国则是发病率和死亡率最高的国家之一。过去10年的流行病学趋势显示，NPC的发病率逐年下降，死亡率也大幅降低，这可能反映了生活方式和环境的变化、对发病机制和危险因素认知的增强、人群筛查的推广、成像技术的进步及个性化综合放化疗策略的提升。特别是，血浆EB病毒（Epstein-Barr virus，EBV）DNA已被应用于人群筛查、预后评估、治疗反应预测、适应性治疗和疾病监测。此外，放疗的广泛应用和化疗策略（包括诱导化疗、同步放化疗和辅助化疗）的优化有助于提高生存率并降低毒性。在新型疗法的发展中，免疫检查点疗法在治疗复发或转移性NPC方面取得了突破性进展。

在世界多个地区，喉部肿瘤的发病率呈现出下降趋势，这可能与吸烟行为的减少存在一定的相关性。尽管如此，面对复杂难治的喉部肿瘤案例，迫切需要耳鼻喉科人员的专业技能与知识。喉部肿瘤的确诊过程，依赖于详尽的病史记录、内镜检查、影像学分析的客观评判及病理组织活检结果。内镜检查被用于评估声带功能，声带功能对喉部肿瘤分期具有直接影响。CT和MRI技术被广泛应用于评估肿瘤在喉部及其邻近结构的范围，特别是在确定声门旁间隙、声门前间隙的受累情况及软骨浸润程度方面具有重要价值。准确的分期对于后续制订保留喉部的治疗方案至关重要。喉镜下的声带功能评估、显微喉镜活检及CT/MRI检查，依然是诊断性病情评估的基石。鉴于其采集时间短且可执行功能性操作，CT成为首选的检查手段。MRI在区分软组织方面表现更佳，但易受运动伪影影响，且可能因疾病特异性症状而病情复杂。因此，检查方法的选择需依据患者的具体生理特征。综合内镜、活检及影像学检查结果，是启动适当分期治疗的先决条件。故而，对影像图形的解读、解剖标志的辨识及治疗后变化的评估，均不可或缺，这无疑给放射科医生带来了重大的挑战。

循环肿瘤细胞的检测与鉴定为个体化治疗方案的制订及系统治疗的优化带来了新希望。然而，当前所采用的方法因特异性不足、灵敏度偏低及操作耗时等问题，严重阻碍了其在实际临床中的应用。2011年，Wang等介绍了一种采用SERS的新技术，该技术利用表皮生长因子肽作为靶向配体，已成功实现对头颈部鳞状细胞肿瘤患者外周血中循环肿瘤细胞的鉴定，为肿瘤患者的治疗管理提供了一种重要的新型临床工具。此外，对口腔鳞状细胞癌新鲜切除组织标本进行的拉曼光谱检测显示，其核酸、蛋白质及若干种氨基酸的含量显著高于癌组织旁健康组织，这些信息为开发活体拉曼光谱技术提供了可能，该技术有望用于术中精准确定切除边界。

第二节　拉曼光谱技术在甲状腺肿瘤筛查和早诊早治中的应用

在过去的半个世纪里，人类甲状腺肿瘤的发病率呈现显著的增长趋势，这一趋势伴随着手术量的相应增加。依据国际通行的诊疗指南，当细针抽吸（FNA）活检无法明确细胞学诊断时，部分患者仍需接受手术治疗。值得注意的是，在因诊断需要而切除的甲状腺组织中，仅约30%的术后组织学检查确认存在恶性肿瘤，这意味着约有70%的患者经历了不必要的甲状腺切除手术。在临床实践中，甲状腺结节的检出率日益提高，这很大程度上归因于诊断成像技术的广泛应用。借助高分辨率成像技术，以往难以发现的甲状腺结节如今得以被检出。尽管超过90%的甲状腺结节属于微小、不可触及的良性病变，且部分不可触及的肿瘤永远不会发展为具有临床意义的病变，但仍有一部分患者存在不可触及或可触及的恶性病变。恶性甲状腺结节的准确识别至关重要，特别是对于那些若未能及时诊断可能导致病情恶化的结节。为了区分低风险与高风险患者亚型，需进行全面细致的病史询问、体格检查、实验室检查、颈部超声检查，并在适当情况下，对选定患者进行细针抽吸活检。对于引起甲状腺功能亢进的自主性功能亢进性甲状腺结节，应在活检前予以确认，以规避并发症，并确保采取恰当的成像和治疗措施。仅当患者出现促甲状腺激素（TSH）抑制时，才应考虑进行放射性核素甲状腺扫描。

第三章 拉曼光谱技术在头颈部肿瘤筛查和早诊早治中的应用

当前，结节性甲状腺病变的检出率在全球范围内持续上升，甲状腺肿瘤的确诊病例数也随之增加。医生需深入了解每个甲状腺结节的生物学特性。特别是，需要开发一种能够区分良性与恶性滤泡病变及惰性与侵袭性肿瘤的工具。尽管甲状腺肿瘤的基因组图谱已得到广泛研究，且已提出多种免疫细胞的生物标志物以更精确地分类甲状腺结节，但这些标志物尚未达到临床常规使用的可靠性和特异性要求。此外，尽管甲状腺肿瘤的主要遗传变异已为人所熟知，但甲状腺肿瘤引发的蛋白质、脂质及其他细胞组分变化的研究仍显不足。

为了有效管理甲状腺结节患者并规避不必要的手术干预，亟须一种分析方法，该方法需通过识别特定的肿瘤标志物来突破当前诊断手段的局限，同时可能具备高分辨率且对患者影响较小。细胞与组织的特性由其特定的生化组分决定。在诸多可用于分子层面研究的实验技术中，拉曼光谱是满足研究需求的理想选择。该技术能够提供丰富的分子信息，且具备非侵入性特点，并在微拉曼装置中实现了高达数微米的空间分辨率。拉曼光谱能够通过一种快速且无损的分析手段，对样本的振动动力学特性进行探究，无须进行任何预处理步骤，因此其可在体内应用。鉴于这些特性，拉曼光谱近期已被广泛应用于各类生物与医学样本，以鉴定细胞、组织和细菌的特定代谢状态，特别是用于区分健康组织与肿瘤组织。

Sbroscia等的研究表明，甲状腺组织的拉曼光谱研究为肿瘤诊断提供了可靠依据。研究者通过聚类分析对人类甲状腺的组织样本进行了拉曼光谱增强处理。通过拉曼光谱的类胡萝卜素或细胞色素c峰，能够区分健康组织与肿瘤组织，并首次成功区分了发病率较高的三类肿瘤，即PTC、乳头状甲状腺癌的滤泡变体（FV-PTC）和滤泡癌（FC）。此外，他们还分析了组织学明确为滤泡性腺瘤（FA）的样本。后续更具体的蛋白质分析证实，经拉曼光谱归类为非健康/良性类别的腺瘤样本中，存在肿瘤或良性分子标志物的异常。他们采用聚类分析增强的拉曼光谱来研究人类甲状腺的组织样本。研究结果表明，典型PTC的光谱中清晰地呈现了类胡萝卜素的特征，具体体现在1003cm^{-1}、1155cm^{-1}及1516cm^{-1}波数处的特征吸收峰。类胡萝卜素的特征吸收峰在健康组织中未被检测到，这一观察结果与先前文献报道一致。在FC的光谱中，观察到细胞色素c频带宽明显增加。事实上，在健康/良性组织光谱中通常占主导地位的1600cm^{-1}宽频带，在此类样本中几乎完全消失，这一现象在光谱强度归一化之后尤为显著。值得注意的是，FV-PTC的光谱/特征呈现出PTC和FC光谱的叠加特性：不仅保留了类胡萝卜素的典型指纹峰，还表现出细胞色素C相关谱带相较于健康/良性组织显著增强。类胡萝卜素在PTC和FV-PTC中的存在尤为特殊，值得进一步关注。对于细胞对类胡萝卜素的摄取过程及其准确识别正在进行研究。

鉴于拉曼光谱能够检测健康组织与肿瘤组织之间的差异，它被视为一种有潜力的原位肿瘤诊断工具。有研究者共分析了46个人类甲状腺的组织学样本：其中8个样本被诊断为腺瘤，包括1个因不适合拉曼光谱而未被进一步考虑用于统计分析（TIR59）；15个健康组织样本和23个肿瘤组织样本，其中15个PTC、4个FV-PTC、3个FC和1个透明小梁瘤（HTT）。在每个组织学类别中，尽管保持了上述评论中提及的指纹特征不变，但光谱可能因噪声、背景或荧光的干扰而有所不同。这一结果表明，在背景和荧光校正后，可以通过聚类分析对实验光谱进行定量分析。通过对光谱进行多变量统计分析，可以将健康组织与肿瘤组织区分开来，准确率高达90%，并且在多数情况下能够区分常见的肿瘤类型。

第三节　拉曼光谱技术在鼻咽肿瘤筛查和早诊早治中的应用

鼻咽癌（nasopharyngeal carcinoma，NPC）在头颈部肿瘤中展现出最高的转移潜能。在过去的数十年间，得益于化疗与放疗的联合应用及放疗技术的不断进步，NPC 患者的生存期得到了显著增加。然而，约有 30% 的患者因远处转移的出现而预后不佳。有学者针对 2003~2016 年，历时 14 年的同时性转移 NPC 与异时性转移 NPC 患者的治疗情况进行了回顾性分析。研究采用 Kaplan-Meier 法分析总生存期，并借助 Cox 模型实施多因素分析，旨在探究影响 NPC 预后的独立危险因素。研究结果显示，同时性转移的寡转移 NPC 患者的生存率相对较高。对原发 NPC 的局部治疗，提升了对诱导化疗有应答的转移性 NPC 患者的生存率。同时，对转移部位进行局部照射，也提高了转移性 NPC 患者的生存率。此外，3 级或 4 级化疗毒性对同步转移性 NPC 患者的生存率产生了影响。同步放化疗作为 NPC 的主要治疗手段之一，尽管联合治疗增加了生存率，但化疗耐药性却成为 NPC 复发患者治愈的一大难题。化疗耐药性的产生往往伴随着不良预后，而迄今为止，NPC 的耐药机制尚未完全明确。鉴于当前广泛采用的治疗模式（包括调强放疗）在 NPC 的局部区域控制方面取得了显著成效，仅有 10%~20% 的患者在初次治疗后出现局部和（或）淋巴结复发。早期发现复发至关重要，因为局部复发性疾病仍有可能通过治疗取得较好的效果，但这种治疗往往伴随着高毒性风险。尽管先前已进行了充分的照射，肿瘤仍可能持续存在或复发，且邻近的正常组织对进一步治疗的耐受性有限，因此，局部治疗失败后的管理仍是该疾病面临的最大挑战之一。遗憾的是，当前的数据主要基于回顾性研究，且大多数研究基于少数患者或相对较短的随访，尚未找到最优的治疗方案及未来的治疗方向。

三级淋巴结构（tertiary lymphoid structures，TLS）系指在非淋巴组织内形成的、具有组织结构的免疫细胞聚集体，亦称第三淋巴样器官或异位淋巴样结构。在肿瘤微环境背景下，TLS 能够促进免疫细胞向实体瘤的浸润，故其形成与未经治疗患者的生存率具有紧密联系。研究显示，肿瘤内 TLS 的存在往往预示着免疫治疗后更佳的预后及临床转归。有研究人员设计了一种纳米疫苗，该疫苗融合了 EB 病毒核抗原 1（epstein-barr virus nuclear antigen 1，EBNA1）与 Mn^{2+} 加胞嘧啶 - 磷酸盐 - 鸟嘌呤（cytosine-phosphate-guanine，CpG）双佐剂，并与单宁酸配合使用，通过促进 TLS 的形成，有效抑制了类似 NPC 的疾病进展。此纳米疫苗激活了淋巴毒素（LT）-α 及 LT-β 通路，进而强化了下游趋化因子 CCL19/CCL21、CXCL10 及 CXCL13 在肿瘤微环境中的表达水平。相应地，在纳米疫苗组的肿瘤组织中观察到血液及淋巴管的正常化，这与淋巴细胞浸润的增强相关。特别地，在 T 细胞活化进程中，纳米疫苗组的肿瘤内，经由 T 细胞与 B 细胞胞间吞噬作用产生的 $B220^+$ $CD8^+$ T 细胞比例有所上升。此外，即使通过 FTY-720 阻断 T 细胞从肿瘤引流淋巴结的迁出，瘤内效应记忆 T 细胞（effector memory T cell，Tem），包括 $CD45^+$、$CD3^+$、$CD8^+$、$CD44^+$ 及 $CD62L^-$ 细胞的数量也未见减少。上述结果表明，纳米疫苗能够促进 TLS 的形成，从而显著增强局部免疫应答，延缓肿瘤生长，并延长模拟 NPC 小鼠模型中的中位生存时间，展示了纳米疫苗开发的广阔前景（图 3-1）。

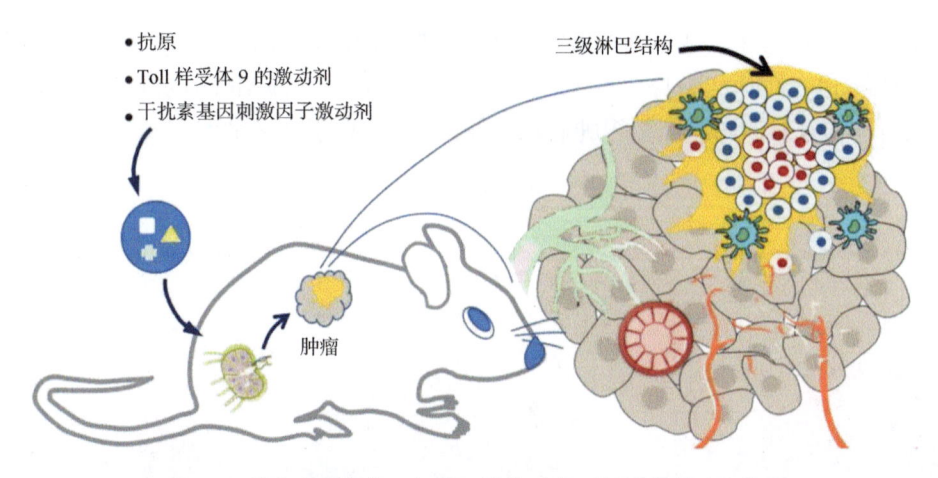

图3-1 纳米疫苗强化三级淋巴结构对鼻咽部肿瘤的攻击作用

资料来源：Wen Z，Liu H，Qiao D，et al. 2023. Nanovaccines fostering tertiary lymphoid structure to attack mimicry nasopharyngeal carcinoma. ACS Nano，17（8）：7194-7206

经许可转载（改编）引用，版权所有：2023年美国化学学会

诱导化疗（induction chemotherapy，ICT）联合同步放化疗（concurrent radiochemotherapy，CCRT）与单独CCRT均为局部进展期NPC患者的可选治疗方案。然而，在临床实践中，关于这两种治疗方案的选择仍缺乏明确指导。Zhong等研发了一种基于深度学习的NPC治疗决策模型，该模型通过整合多任务深度学习影像组学信息及治疗前磁共振图像，构建了预测不同治疗方案下患者预后的列线图，并据此推荐最优治疗方案。模型的性能通过一致性指数（C-index）及Kaplan-Meier估计量进行评估。在不同亚组中，按临床因素及磁共振采集参数进行分层分析，列线图治疗决策的结果均保持一致。该列线图能够预测T3N1M0型NPC患者在不同治疗方案下的预后情况，并据此推荐最佳治疗方案，有望成为推动NPC个性化治疗的重要工具。

另一方面，组蛋白脱乙酰酶（histone deacetylase，HDAC）在肿瘤进展中扮演重要角色，并已成功应用于肿瘤治疗领域。研究表明，与正常鼻咽上皮组织相比，原发性和转移性NPC组织中的HDAC4水平显著升高，且HDAC4高表达与较差的总生存期及无进展生存期密切相关。在功能层面，HDAC4可促进细胞周期G_1/S转变，诱导上皮细胞向间充质细胞转化，进而增强NPC细胞的体外增殖、迁移、侵袭能力，以及体内肿瘤生长和肺转移能力。实验数据表明，HDAC4抑制剂他喹莫德（tasquinimod）可有效抑制NPC生长。因此，HDAC4或可作为NPC患者的潜在诊断标志物及治疗靶点。

光声成像（photoacoustic imaging，PAI）凭借其深入组织的能力及精细的空间分辨率，在临床肿瘤诊断领域展现出广阔的应用潜力。有学者设计了一种外泌体样纳米酶囊泡（图3-2），旨在催化NPC患者体内的过氧化氢（hydrogen peroxide，H_2O_2）以响应PAI。石墨烯量子点纳米酶（graphene quantum dot nanozyme，GQDzyme）具有固有过氧化物酶样活性，能够在H_2O_2存在下有效地将2，2′-联氮-双（3-乙基苯并噻唑啉-6-磺酸）[2，2′-azino-bis（3-ethylbenzothiazoline-6-sulfonic acid），ABTS]转化为氧化形式。鉴于ABTS具有显著的近红外吸收，因此被视为PAI的理想造影剂。GQDzyme/ABTS纳米颗粒对NPC细胞产生的

H_2O_2具有高度的敏感性，是一种新型的催化PAI造影剂。该纳米酶囊泡在血液循环中表现出优异的生物相容性和"隐身"性能。因此，基于GQDzyme/ABTS的外泌体样纳米酶囊泡被证实可作为开发体内深部组织肿瘤靶向催化PAI的理想纳米平台。

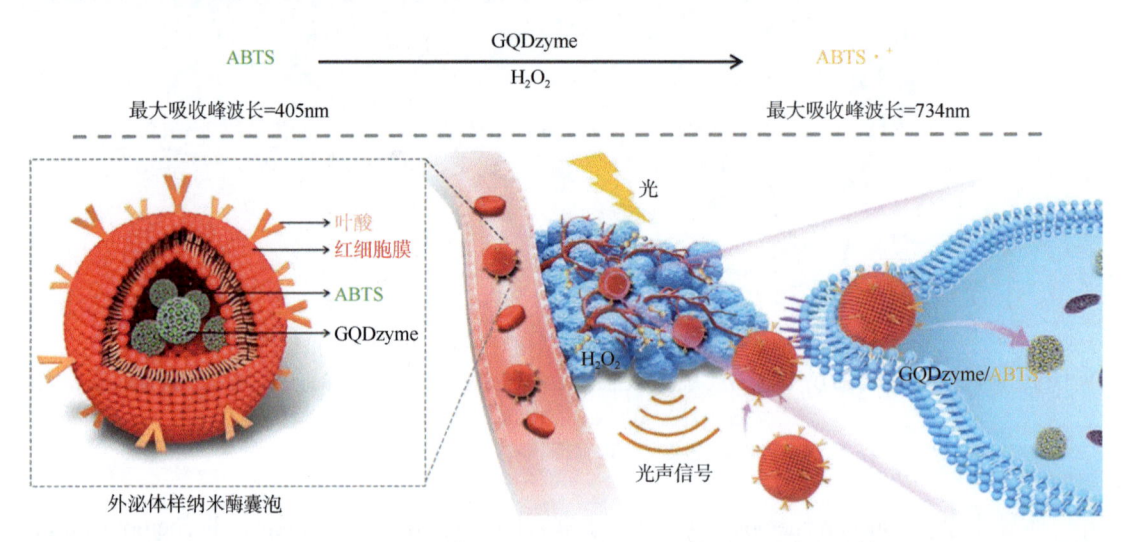

图3-2 利用基于GQDzyme/ABTS的外泌体样纳米酶囊泡，实现鼻咽部肿瘤患者体内对H_2O_2的响应性催化光声成像（ABTS·+，氧化后的ABTS）

资料来源：Ding H, Cai Y, Gao L, et al. 2019. Exosome-like nanozyme vesicles for H_2O_2-responsive catalytic photoacoustic imaging of xenograft nasopharyngeal carcinoma. Nano Lett, 19（1）: 203-209

经许可转载（改编）引用，版权所有：2019年美国化学学会

Lin等率先构建了针对NPC体内实时检测的内镜下位移激发拉曼差分光谱（shifted-excitation Raman difference spectroscopy，SERDS）体系。采用SERDS技术，能够从复杂的原始光谱中有效提取高质量的鼻咽组织拉曼信号，并成功去除荧光干扰信号。在对比分析42例NPC组织与42例正常组织的过程中，发现了与蛋白质、磷脂、葡萄糖及DNA相关的显著光谱差异。线性判别分析结果表明，SERDS对NPC检测的诊断准确率高达100%，明显优于原始拉曼光谱的75.0%，充分展示了SERDS在提升NPC检测精确度方面的巨大潜力。NPC的分期与细胞分化程度具有紧密联系，然而遗憾的是，多数NPC患者往往在晚期才被确诊。因此，迫切需要对新型代谢标志物进行表征，从而为NPC的早期诊断提供有力支持。Chen等运用^1H磁共振波谱技术与拉曼光谱技术相结合的方式，深入探究了鼻咽正常细胞NP69及两种分化程度各异的NPC细胞CNE1、CNE2的代谢特征。同时，他们采用统计学手段，确定了具有潜在价值的特征代谢物，旨在监测细胞的分化进程。研究结果显示，不同分化程度的NPC细胞在代谢谱上存在显著差异。科研人员成功鉴定出多种与NPC细胞分化程度相关的特征代谢物，并据此梳理代谢途径中的紊乱情况。该研究为NPC细胞分化程度与细胞内代谢物水平密切相关提供了有力证据。此外，拉曼光谱分析还提供了关于单个活细胞内部成分的补充及验证性信息。在磁共振分析中，共验证了8条代谢途径，包括氨基酸代谢、肌醇磷酸代谢、嘌呤代谢途径等。将基于磁共振的代谢组学与拉曼光谱技术相结合，该方法强大且揭示了细胞分化的演进过程，并为实验研究与临床实

践在监测疾病进展及评估治疗效果方面奠定了坚实基础。复发型NPC是鼻咽部肿瘤患者在接受化疗与放疗后预后不良的关键因素。因此，对患者进行长期且持续的随访，对于及早发现肿瘤复发并采取及时干预措施具有至关重要的意义。Shu等采用了一种独特的光纤拉曼内镜技术，旨在应对NPC患者治疗后无标记随访监测及肿瘤复发精确检测的技术难题。在正常个体、NPC患者及治疗后未复发的NPC患者之间，可观察到显著的拉曼光谱差异。具体而言，拉曼内镜对于复发性NPC治疗后早期炎症的诊断精确度达到了100%，而对于复发性NPC治疗后长期纤维化的诊断精确度则高达98.21%。进一步地，通过对体内鼻咽组织的拉曼数据进行定量建模分析，揭示了相对于正常鼻咽组织，原发性NPC及治疗后复发性NPC组织中主要生化成分（如三油酸、弹性蛋白、角蛋白、纤维性胶原及Ⅳ型胶原）的变化规律。研究表明，光纤拉曼内镜能够在分子层面实现对NPC患者的快速、无标记治疗后监测及复发检测，是一种高效且可靠的临床检测手段。为了深入探究化疗药物对NPC细胞的作用效果，Qiu等运用了光镊拉曼光谱技术，对NPC细胞的拉曼谱特征进行了系统表征。实验选取了两种NPC细胞系（CNE2和C666-1），并分别采用吉西他滨、顺铂和紫杉醇进行治疗干预。通过无标记光镊拉曼光谱技术，在单细胞水平精确记录了未经处理及经过药物处理细胞的拉曼光谱数据，进而详细分析了拉曼谱变化的差异性。初步分析拉曼光谱峰位置显示，药物治疗导致了细胞特异性生物分子的显著变化，包括蛋白质结构的改变（如1655 cm^{-1} 处）、DNA/RNA含量与结构的调整（如830 cm^{-1} 处）、DNA/RNA碱基对的破坏（如785 cm^{-1} 处）及脂质含量的减少（如970 cm^{-1} 处）。为进一步深入分析和分类对照组与治疗组的光谱数据，研究采用了主成分分析（PCA）与线性判别分析（LDA）及分类回归树（CRT）算法。结果表明，紫杉醇治疗组中CNE2和C666-1细胞的判别准确率最高，分别达到96.7%和90.0%。这一探索性研究提示，LTRS技术与多变量统计分析相结合，有望成为单细胞层面评估NPC相关化疗药物效果的一种分析手段。

另一方面，Chen等采用了细胞内生长的金纳米颗粒（intracellularly grown gold nanoparticle，IGAuNP）的表面增强拉曼散射（SERS）技术，对两种NPC细胞系（CNE2和CNE1）进行了分类研究。IGAuNP技术展现出卓越的金纳米颗粒递送效率，能够将金纳米颗粒高效递送至细胞质与细胞核内，从而显著增强了细胞的拉曼信号强度。与正常细胞的拉曼散射（NRS）光谱相比，基于IGAuNP的SERS光谱不仅信噪比显著提高，而且能够检测到更多的特征拉曼峰，为比较不同NPC细胞系的生化成分提供了更为丰富的信息。基于SERS光谱数据的线性判别分析（LDA）和支持向量机（SVM）分析，CNE2和CNE1细胞的诊断灵敏度、特异度及准确率均达到了100%，结果明显优于NRS光谱的分析效果。这一探索性研究揭示，基于IGAuNP的SERS技术结合多元统计分析方法，在NPC细胞系的鉴别中展现出巨大的应用潜力。

第四节 拉曼光谱技术在喉部肿瘤筛查和早诊早治中的应用

喉癌（laryngeal cancer，LC）在头颈部恶性肿瘤发病率中排第二位，同时也是上呼吸道恶性肿瘤中最为普遍的类型。头颈部肿瘤是一种具有异质性的疾病，涵盖多种肿瘤类型。尽管在LC的临床研究与治疗领域内已取得显著进展，然而，目前尚未有令人满意的治疗策略。因此迫切需要识别LC的特定分子特征，以便更准确地预测临床结果及标志物，并确定合适的治疗靶点。尽管LC的诊断与治疗手段在多年间已取得诸多进展，然而患者的生存率与死亡率并未显著提高。脂肪酸代谢通过多种机制对肿瘤细胞生物学特性产生影响，其代谢模式的改变是肿瘤发生与转移的重要特征。有研究者揭示，血小板应答蛋白1（thrombospondin 1）基因 *THBS1* 作为高危预后相关基因，可能通过调控脂肪酸代谢来影响LC的发生与发展，这一发现有望为寻找能够指导LC预后管理与治疗选择的生物标志物提供新的线索。Liu等运用了定量实时聚合酶链反应（quantitative real-time polymerase chain reaction，qRT-PCR）技术，对LC组织样本及不同T分期肿瘤患者的vasorin（*VASN*）基因表达水平进行了检测，并进一步分析了 *VASN* 表达与临床病理特征之间的关系。通过ROC曲线分析，对 *VASN* 在LC诊断中的价值进行了评估。同时，采用Kaplan-Meier方法构建了不同 *VASN* 表达水平患者的生存曲线图。在Hep-2细胞中敲低 *VASN* 或在TU212细胞中过表达 *VASN* 基因后，深入探究了细胞活性、增殖能力及YAP/TAZ（yes-associated protein/transcriptional co-activator with PDZ binding motif）蛋白表达水平，并通过同时过表达或敲低YAP来评估其对细胞活力和增殖能力的影响。研究结果显示，*VASN* 在LC组织中的表达显著高于正常对照组织；在细胞实验中，*VASN* 的敲低导致细胞活力、增殖能力及YAP/TAZ的表达水平显著降低；而过表达YAP则可以逆转由 *VASN* 敲低所引起的细胞活力和增殖能力的抑制效应。这些发现共同指向一个结论：*VASN* 可通过调控YAP/TAZ的表达水平，促进LC的发展进程。

microRNA（miRNA）系一类小型非编码RNA分子，具备在转录后阶段调节基因表达的能力。其异常表达状态与多种类型肿瘤间存在紧密关联。除展现出作为肿瘤诊断标志物的潜在价值外，miRNA作为可在体液（如血液、尿液及唾液等）中检测到的非侵入性生物标志物，同样颇具吸引力。miRNA在生物进程中扮演着重要角色，正逐步成为新一代生物标志物，并在临床诊断领域展现出广阔的应用前景。因此，开发一种兼具灵敏度高、选择性好与快速的miRNA检测方法，对于生物学研究而言至关重要。表面增强拉曼散射（SERS）技术在miRNA检测方面展现出显著优势。SERS技术凭借其固有的高灵敏度与特异度，能够精确测定低表达水平的miRNA。Ma等借助反向信号放大（reverse signal amplification，RSA）探针，创新性地构建了一种SERS微流控方法，旨在实现miRNA的定量分析。该方法通过脱氧核酶（DNAzyme）自组装循环反应，促使两种类型的SERS信号产生放大的相互变化。首先，利用绝对信号值之和进行miRNA的定量分析，以此增强响应效果，并降低空白值。该分析过程整合于电驱动微流控混合反应器中，可实现反应物的物理混合与富集，进而提高检测速度与灵敏度。该方案融合了SERS技术、放大的互反信号及微流控芯片的优势，对于miR-141的检测，仅需40分钟即可达到2.92 fmol/L的检出限。此外，该方法在多种细胞中成功测定了miRNA，充分验证了其实用性。与已报道的miRNA分析策略相比，该方法有效避免了复杂且耗时的操作流程，并显著提升了检测灵敏度和特异度。该方法为生物分子芯片的检测与研究开辟了一条富有前景的新途径。

LC的早期发现对于提升患者生存率具有重要意义，它使得保守的喉保留治疗成为可

第三章 拉曼光谱技术在头颈部肿瘤筛查和早诊早治中的应用

能，并有效降低了医疗成本。非侵入性光学活检技术在 LC 的早期检出、复发监测及术中切缘控制方面展现出显著优势。有学者针对拉曼光谱技术在人类 LC 术中快速检测的应用性能进行了评估。该光谱分析方法涵盖了主成分分析（PCA）、随机森林（RF）及一维（1D）卷积神经网络（convolutional neural network，CNN）等多种方法。试验中，对 10 例人类 LC 手术标本的 207 个正常部位和 500 个肿瘤部位进行了拉曼光谱检测。随机森林分析在 10 次独立试验中，平均总体准确率达到了 90.5%，灵敏度为 88.2%，特异度为 92.8%。而 1D CNN 在 50 次试验中表现最优，准确率为 96.1%，灵敏度为 95.2%，特异度为 96.9%。在预测正常与肿瘤数据的前三个主成分时，RF 与 CNN 均表现出较高性能，仅在肿瘤 PC2 上略有不足。该研究首次采用 CNN 辅助拉曼光谱技术，对人类 LC 组织特征权值进行识别。所提出的拉曼光谱特征提取方法，目前尚未在人类肿瘤诊断领域得到应用。在机器学习（ML）方法的支持下，拉曼光谱有望成为 LC 快速诊断及边缘检测的术中非侵入性工具。在喉部手术中，最大限度切除肿瘤的同时保留邻近健康组织至关重要，因此，术中准确、快速的喉部组织学检查对于实现最佳手术效果具有决定性意义。

在生物医学分析领域，受激拉曼散射（stimulated Raman scattering，SRS）显微镜能够提供分子定位图，以推断病理组织的变化。相较于自发拉曼散射技术，SRS 在光谱覆盖范围较小的情况下，实现了更快速的成像。利用 SRS 技术，通过对信息密集型指纹区域的光谱特征进行精确检测，确保了成像过程的高效性和准确性。Hakert 及其研究团队开发了一种具备分子对比度的未染色头颈部活检时间编码（time-encoded，TICO）SRS 显微镜。该显微镜融合了傅里叶域锁模（Fourier-domain mode-locked，FDML）激光器与主振荡器功率放大器（master oscillator power amplifier，MOPA）技术，实现了对 $1500\sim1800\text{cm}^{-1}$ 拉曼跃迁范围的覆盖。该指纹 TICO 系统采用两种光纤激光器技术，能够通过电子编程方式实现，从而赋予系统更优的稳定性和可靠性。时间编码 SRS 显微镜在人咽喉肿瘤组织成像中的可行性，验证了其在相应指纹区域提供的信息具有显著的科学价值。通过与自发拉曼显微光谱仪的对比分析，TICO 方法获得的结果展现了高度的一致性，从而为该技术在临床领域的应用提供了基础。

另有学者利用基于深度学习的 SRS 显微镜，在未经固定、切片或染色的新鲜手术标本上，准确诊断喉部鳞状细胞癌。通过对比 80 对相邻冷冻切片 SRS 成像与标准苏木精和伊红组织学染色结果，评估其一致性。将 SRS 成像应用于 45 名患者的新鲜手术组织，揭示关键诊断特征，并构建深度学习模型，自动生成组织学结果。该研究利用包含 18 750 个 SRS 视野的数据集对 34 层残差卷积神经网络进行了训练和交叉验证，该网络成功地对 33 个未经训练的新鲜喉部手术样本进行了正常与肿瘤状态的区分。研究通过模拟实验对喉部全切除术中切除边缘进行了评估，经由病理学进行评估显示，SRS 与标准组织学之间的诊断一致性极高，κ 系数超过 0.90。基于深度学习的 SRS 以 100% 的准确率正确分类了 33 个独立的手术标本。此方法能够识别肉眼难以察觉的模拟切除边缘组织瘤变，SRS 组织成像技术与深度学习算法的结合，为 LC 手术治疗提供了快速、准确的术中诊断手段。

此外，有学者还提出了一种无须泵送的 SERS 微流控芯片，旨在快速且超灵敏地检测与喉鳞状细胞癌相关的 miRNA。该芯片采用 Ag-Au 核壳纳米棒（Ag-AuNR），并通过修饰拉曼报告基因和发夹 DNA 来制备 SERS 标签。捕获探针则通过磁珠（MB）表面标记发夹

DNA来合成。在靶标存在的情况下，能够触发SERS标签与捕获探针之间的催化发夹组装（CHA）反应，导致Ag-AuNR聚集。通过矩形腔室下方配置的微小磁铁，可实现对CHA产物的磁性收集，进一步促进Ag-AuNR的聚集。因此，该策略能够实现Ag-AuNR的双重聚集，从而显著增强SERS信号。该策略成功实现了对miR-106b和miR-196b的同时且灵敏检测，检测下限低至amol/L级。通过对喉鳞状细胞癌患者血清的实际分析，该SERS微流控芯片展现出优异的准确性、重现性、稳定性和特异性。研究结果表明，SERS作为一种具有前景的临床诊断工具替代品，在动态监测肿瘤分期方面具备潜在的应用价值。

第五节　结论与展望

对甲状腺组织开展的初步研究揭示，拉曼光谱技术可能对甲状腺肿瘤的诊断产生深远影响。

拉曼光谱分析法通过单色光照射样品所产生的"拉曼散射线"，以及拉曼散射线与入射光之间的频率差所形成的"拉曼位移"，对样品分子的振动能级进行评估，进而用于物质的鉴定及分子结构的研究。拉曼光谱特征峰的位置、强度及线宽能够提供分子振动、转动等信息，是探测细胞中诸如蛋白质、脂类、糖、胶原、DNA、RNA等物质结构的有效工具。尽管当前拉曼光谱技术尚未应用于手术过程中肿瘤物质的评估与区分，但拉曼光谱分析技术在头颈部肿瘤领域的应用正取得新进展，未来有望为早期肿瘤检测及组织病理生理分析提供有力支撑。

参 考 文 献

Brito J P，Al Nofal A，Montori V M，et al.，2015. The impact of subclinical disease and mechanism of detection on the rise in thyroid cancer incidence: a population-based study in Olmsted County，Minnesota during 1935 through 2012.Thyroid，25（9）: 999-1007.

Cantara S，Marzocchi C，Pilli T，et al.，2017. Molecular signature of indeterminate thyroid lesions: current methods to improve fine needle aspiration cytology（FNAC）diagnosis. Int J Mol Sci，18（4）: 775.

Chavda V P，Balar P C，Patel S B，2023. Nanotheranostics-based management of head and neck cancer. Nanotheranostics，7（2）: 202-209.

Chen W，Xu S，Wang X，et al.，2021. Single cell detection using intracellularly-grown-Au-nanoparticle based surface-enhanced Raman scattering spectroscopy for nasopharyngeal cell line classification. Anal Methods，13（28）: 3147-3153.

Chen Y P，Chan A T C，Le Q T，et al.，2019. Nasopharyngeal carcinoma. Lancet，394（10192）: 64-80.

Chen Y，Chen Z，Su Y，et al.，2019. Metabolic characteristics revealing cell differentiation of nasopharyngeal carcinoma by combining NMR spectroscopy with Raman spectroscopy. Cancer Cell Int，19: 37.

Cheng C，Yang J，Li S W，et al.，2021. HDAC4 promotes nasopharyngeal carcinoma progression and serves as a therapeutic target. Cell Death Dis，12（2）: 137.

Cossu A M，Mosca L，Zappavigna S，et al.，2019. Long non-coding RNAs as important biomarkers in laryngeal cancer and other head and neck tumours. Int J Mol Sci，20（14）: 3444.

Davies L，Ouellette M，Hunter M，et al.，2010. The increasing incidence of small thyroid cancers: where are the cases coming from. Laryngoscope, 120(12): 2446-2451.

Depciuch J, Stanek-Widera A, Skrzypiec D, et al., 2019. Spectroscopic identification of benign(follicular adenoma) and cancerous lesions(follicular thyroid carcinoma) in thyroid tissues. J Pharm Biomed Anal, 170: 321-326.

Ding H, Cai Y, Gao L, et al., 2019. Exosome-like nanozyme vesicles for H_2O_2-responsive catalytic photoacoustic imaging of xenograft nasopharyngeal carcinoma. Nano Lett, 19(1): 203-209.

Ding R B, Chen P, Rajendran B K, et al., 2021. Molecular landscape and subtype-specific therapeutic response of nasopharyngeal carcinoma revealed by integrative pharmacogenomics. Nat Commun, 12(1): 3046.

Durante C, Costante G, Lucisano G, et al., 2015. The natural history of benign thyroid nodules. JAMA, 313(9): 926-935.

Filetti S, Durante C, Torlontano M, 2006. Nonsurgical approaches to the management of thyroid nodules. Nat Clin Pract Endocrinol Metab, 2(7): 384-394.

Ge S, Li G, Zhou X, et al., 2022. Pump-free microfluidic chip based laryngeal squamous cell carcinoma-related microRNAs detection through the combination of surface-enhanced Raman scattering techniques and catalytic hairpin assembly amplification. Talanta, 245: 123478.

Guan S, Wei J, Huang L, et al., 2020. Chemotherapy and chemo-resistance in nasopharyngeal carcinoma. Eur J Med Chem, 207: 112758.

Guo R, Mao Y P, Tang L L, et al., 2019. The evolution of nasopharyngeal carcinoma staging. Br J Radiol, 92(1102): 20190244.

Hakert H, Eibl M, Tillich M, et al., 2021. Time-encoded stimulated Raman scattering microscopy of tumorous human pharynx tissue in the fingerprint region from 1500-1800cm^{-1}. Opt Lett, 46(14): 3456-3459.

Harris A T, Garg M, Yang X B, et al., 2009. Raman spectroscopy and advanced mathematical modelling in the discrimination of human thyroid cell lines. Head Neck Oncol, 1: 38.

Haugen B R, Alexander E K, Bible K C, et al., 2016. 2015 American thyroid association management guidelines for adult patients with thyroid nodules and differentiated thyroid cancer: the American thyroid association guidelines task force on thyroid nodules and differentiated thyroid cancer. Thyroid, 26(1): 1-133.

Hrelec C, 2021. Management of laryngeal dysplasia and early invasive cancer. Curr Treat Options Oncol, 22(10): 90.

Itamura K, Hsue V B, Barbu A M, et al., 2023. Diagnostic assessment(imaging) and staging of laryngeal cancer. Otolaryngol Clin North Am, 56(2): 215-231.

Ji F H, Qiu X G, 2022. THBS1 a fatty acid-related metabolic gene, can promote the development of laryngeal cancer. Sci Rep, 12(1): 18809.

Jiang L, Zhang L, Zhang X, 2022. Eupalinilide B as a novel anti-cancer agent that inhibits proliferation and epithelial-mesenchymal transition in laryngeal cancer cells. J Int Med Res, 50(1): 3000605211067921.

Kallaway C, Almond L M, Barr H, et al., 2013. Advances in the clinical application of Raman spectroscopy for cancer diagnostics. Photodiagnosis Photodyn Ther, 10(3): 207-219.

Kang Y, He W, Ren C, et al., 2020. Advances in targeted therapy mainly based on signal pathways for nasopharyngeal carcinoma. Signal Transduct Target Ther, 5(1): 245.

Kordbacheh F, Farah C S, 2021. Current and emerging molecular therapies for head and neck squamous cell carcinoma. Cancers(Basel), 13(21): 5471.

Krafft C, Popp J, 2015. The many facets of Raman spectroscopy for biomedical analysis. Anal Bioanal Chem, 407(3): 699-717.

La Vecchia C, Malvezzi M, Bosetti C, et al., 2015. Thyroid cancer mortality and incidence: a global overview. Int J Cancer, 136(9): 2187-2195.

Landa I, Cabanillas M E, 2024. Genomic alterations in thyroid cancer: biological and clinical insights. Nat Rev Endocrinol, 20(2): 93-110.

Law A B, Schmitt N C, 2023. Laryngeal anatomy, molecular biology, cause, and risk factors for laryngeal cancer. Otolaryngol Clin North Am, 56(2): 197-203.

Lee A W M, Ng W T, Chan J Y W, et al., 2019. Management of locally recurrent nasopharyngeal carcinoma. Cancer Treat Rev, 79: 101890.

Li M, Zheng R, Dal Maso L, et al., 2021. Mapping overdiagnosis of thyroid cancer in China. Lancet Diabetes Endocrinol, 9(6): 330-332.

Li Z, Li Z, Chen Q, et al., 2022. Machine-learning-assisted spontaneous Raman spectroscopy classification and feature extraction for the diagnosis of human laryngeal cancer. Comput Biol Med, 146: 105617.

Liang X, Liu Q, Yao W, et al., 2022. Efficacy and toxicity of three concurrent chemoradiotherapy regimens in treating nasopharyngeal carcinoma: comparison among cisplatin, nedaplatin, and lobaplatin. Medicine (Baltimore), 101(49): e31187.

Lin H, Zhou J, Wu Q, et al., 2019. Human blood test based on surface-enhanced Raman spectroscopy technology using different excitation light for nasopharyngeal cancer detection. IET Nanobiotechnol, 13(9): 942-945.

Lin J, Lin D, Qiu S, et al., 2023. Shifted-excitation Raman difference spectroscopy for improving in vivo detection of nasopharyngeal carcinoma.Talanta, 257: 124330.

Lin Y, Qiu T, Lan Y, et al., 2023. Multi-modal optical imaging and combined phototherapy of nasopharyngeal carcinoma based on a nanoplatform. Int J Nanomedicine, 17: 2435-2446.

Liu H, Kong W, Wen S, et al., 2021. VASN promotes proliferation of laryngeal cancer cells via YAP/TAZ. J BUON, 26(4): 1563-1570.

Liu J, Zeng Z, Wang D, et al., 2022. Minimally invasive surgery for early-stage nasopharyngeal carcinoma. J Craniofac Surg, 33(8): e834-e837.

Lou G, Huang J C L W Y Y Y, 2021. Biological functions of miR-183 on chemosensitivity of laryngeal cancer cells. J BUON, 26(3): 785-791.

Luo X, Zhu J, Jia W, et al., 2021. Boosting long-range surface-enhanced Raman scattering on plasmonic nanohole arrays for ultrasensitive detection of MiRNA. ACS Appl Mater Interfaces, 13(15): 18301-18313.

Ma L, Ye S, Wang X, et al., 2021. SERS-microfluidic approach for the quantitative detection of miRNA using DNAzyme-mediated reciprocal signal amplification. ACS Sens, 6(3): 1392-1399.

Marshall C P, Leuko S, Coyle C M, et al., 2007. Carotenoid analysis of halophilic Archaea by resonance Raman spectroscopy. Astrobiology, 7(4): 631-643.

Mastronikolis N S, Delides A, Kyrodimos E, et al., 2024. Insights into metastatic roadmap of head and neck cancer squamous cell carcinoma based on clinical, histopathological and molecular profiles. Mol Biol Rep, 51(1): 597.

Mazzaferri E L, 1999. An overview of the management of papillary and follicular thyroid carcinoma. Thyroid, 9(5): 421-427.

O'Grady T J, Gates M A, Boscoe F P, 2015. Thyroid cancer incidence attributable to overdiagnosis in the United States 1981–2011. Int J Cancer, 137(11): 2664-2673.

Palermo A, Fosca M, Tabacco G, et al., 2018. Raman spectroscopy applied to parathyroid tissues: a new diagnostic tool to discriminate normal tissue from adenoma. Anal Chem, 90(1): 847-854.

Panato C, Vaccarella S, Dal Maso L, et al., 2020. Thyroid cancer incidence in India between 2006 and 2014 and impact of overdiagnosis. J Clin Endocrinol Metab, 105(8): 2507-2514.

Papini E, Guglielmi R, Bianchini A, et al., 2002. Risk of malignancy in nonpalpable thyroid nodules: predic-

tive value of ultrasound and color-Doppler features. J Clin Endocrinol Metab, 87(5): 1941-1946.
Paschke R, Cantara S, Crescenzi A, et al., 2017. European thyroid association guidelines regarding thyroid nodule molecular fine-needle aspiration cytology diagnostics. Eur Thyroid J, 6(3): 115-129.
Pontoriero F, Silverman A M, Pascasio J M, et al., 2020. Nonkeratinizing nasopharyngeal carcinoma, undifferentiated type with trisomy 2: a case report and short review of cytogenetic and molecular literature. Pediatr Dev Pathol, 23(6): 448-452.
Prete A, Borges de Souza P, Censi S, et al., 2020. Update on fundamental mechanisms of thyroid cancer. Front Endocrinol(Lausanne), 11: 102.
Qiu S, Li M, Liu J, et al., 2020. Study on the chemodrug-induced effect in nasopharyngeal carcinoma cells using laser tweezer Raman spectroscopy. Biomed Opt Express, 11(4): 1819-1833.
Qiu S, Weng Y, Li Y, et al., 2020. Raman profile alterations of irradiated human nasopharyngeal cancer cells detected with laser tweezer Raman spectroscopy. RSC Adv, 10(24): 14368-14373.
Rahbari R, Zhang L, Kebebew E, 2010. Thyroid cancer gender disparity. Future Oncol, 6(11): 1771-1779.
Rau J V, Fosca M, Graziani V, et al., 2017. Proof-of-concept Raman spectroscopy study aimed to differentiate thyroid follicular patterned lesions. Sci Rep, 7: 14970.
Rau J V, Graziani V, Fosca M, et al., 2016. RAMAN spectroscopy imaging improves the diagnosis of papillary thyroid carcinoma. Sci Rep, 6: 35117.
Rusinek D, Chmielik E, Krajewska J, et al., 2017. Current advances in thyroid cancer management. are we ready for the epidemic rise of diagnoses. Int J Mol Sci, 18(8): 1817.
Sbroscia M, Di Gioacchino M, Ascenzi P, et al., 2020. Thyroid cancer diagnosis by Raman spectroscopy. Sci Rep, 10(1): 13342.
Seib C D, Sosa J A, 2019. Evolving understanding of the epidemiology of thyroid cancer. Endocrinol Metab Clin North Am, 48(1): 23-35.
Sharma M, Jeng M J, Young C K, et al., 2021. Developing an algorithm for discriminating oral cancerous and normal tissues using Raman spectroscopy. J Pers Med, 11(11): 1165.
Shu C, Zheng W, Lin K, et al., 2021. Label-free follow-up surveying of post-treatment efficacy and recurrence in nasopharyngeal carcinoma patients with fiberoptic Raman endoscopy. Anal Chem, 93(4): 2053-2061.
Smith-Bindman R, Lebda P, Feldstein V A, et al., 2013. Risk of thyroid cancer based on thyroid ultrasound imaging characteristics: results of a population-based study. JAMA Intern Med, 173(19): 1788-1796.
Sosa J A, Hanna J W, Robinson K A, et al., 2013. Increases in thyroid nodule fine-needle aspirations, operations, and diagnoses of thyroid cancer in the United States. Surgery, 154(6): 1420-1426, discussion 1426-1427.
Sun J, Li L, Cai W, et al., 2021. Multifunctional hybrid nanoprobe for photoacoustic/PET/MR imaging-guided photothermal therapy of laryngeal cancer. ACS Appl Bio Mater, 4(6): 5312-5323.
Teixeira C S, Bitar R A, Martinho H S, et al., 2009. Thyroid tissue analysis through Raman spectroscopy. Analyst, 134(11): 2361-2370.
Toumi N, Ennouri S, Charfeddine I, et al., 2022. Prognostic factors in metastatic nasopharyngeal carcinoma. Braz J Otorhinolaryngol, 88(2): 212-219.
Vaccarella S, Franceschi S, Bray F, et al., 2016. Worldwide thyroid-cancer epidemic? the increasing impact of overdiagnosis. N Engl J Med, 375(7): 614-617.
Wang X, Qian X, Beitler J J, et al., 2011. Detection of circulating tumor cells in human peripheral blood using surface-enhanced Raman scattering nanoparticles. Cancer Res, 71(5): 1526-1532.
Wen Z, Liu H, Qiao D, et al., 2023. Nanovaccines fostering tertiary lymphoid structure to attack mimicry nasopharyngeal carcinoma. ACS Nano, 17(8): 7194-7206.
Wu S, Liu Y, Li K, et al., 2023. Molecular and cytogenetic features of NTRK fusions enriched in BRAF and

RET double-negative papillary thyroid cancer. J Mol Diagn, 25(8): 569-582.

Yu F, Lin Y, Tan G, et al., 2022. Tumor-derived exosomal microRNA-15b-5p augments laryngeal cancer by targeting TXNIP. Cell Cycle, 21(7): 730-740.

Zhang G, Fan E, Zhong Q, et al., 2019. Identification and potential mechanisms of a 4-lncRNA signature that predicts prognosis in patients with laryngeal cancer. Hum Genomics, 13(1): 36.

Zhang L, Wu Y, Zheng B, et al., 2019. Rapid histology of laryngeal squamous cell carcinoma with deep-learning based stimulated Raman scattering microscopy. Theranostics, 9(9): 2541-2554.

Zhong L, Dong D, Fang X, et al., 2021. A deep learning-based radiomic nomogram for prognosis and treatment decision in advanced nasopharyngeal carcinoma: a multicentre study. EBioMedicine, 70: 103522.

Zou Y, Li M, Xing Y, et al., 2020. Bioimaging of glutathione with a two-photon fluorescent probe and its potential application for surgery guide in laryngeal cancer. ACS Sens, 5(1): 242-249.

第四章

拉曼光谱技术在肺部肿瘤筛查和早诊早治中的应用

近年来，拉曼光谱在医学诊断领域的应用显著增加，这得益于其高化学特异性、简便甚至无须样品制备的特点，以及能够在可见光至近红外光谱范围内兼容激光、显微镜和光纤等先进光学技术的优势。非线性光学效应与金属纳米颗粒可用于增强拉曼信号，优化的光纤拉曼探头则能实现实时体内单点检测，而与其他光学技术的多模态集成则可指导拉曼检测，从而提升诊断的采集速度和空间精确度。近期研究已将拉曼光谱推进至诊断精度与速度均能满足临床应用需求的水平。对于肺部肿瘤的早期检测，计算机断层扫描技术的应用能够显示出很多微小的肺结节，这为放射科和胸腔外科医生带来了新的难题。其中绝大多数结节为良性，但目前尚缺乏简便方法鉴别哪些结节可能代表非常早期的肺部恶性肿瘤。PET影像学检查及非手术活检的辅助检查对于此类不确定小结节的检出率较低，且成本高昂。部分肺部结节患者可通过治疗实现治愈，但对于其他类型恶性结节，治疗结果不甚理想，需采用不同的治疗方案。鉴于可能存在的新型肿瘤治疗方式，尤其是免疫疗法，具有使患者长期生存乃至治愈的潜力，因此有必要重新审视通常用于评估晚期实体瘤的指标是否恰当，并能否准确反映重要的治疗结果。本章旨在简要介绍拉曼光谱技术的基本原理，阐述其在肺部肿瘤诊断分析中的应用，并就该技术在肺部肿瘤研究中的前景进行深入探讨。

第一节 肺部肿瘤的概述

肺部良性肿瘤可能发生于肺实质、支气管或脏胸膜中。此类肿瘤罕见，包括肺炎性假瘤、错构瘤、支气管平滑肌瘤、支气管软骨瘤、乳头状瘤、肺脂肪瘤、肺纤维瘤、神经源性肿瘤及肺良性透明细胞瘤等多种类型。此外，还存在一类瘤样病变，此类病变可能由先天性因素或感染等因素所致，在临床表现上与肿瘤极为相似，包括肺囊肿、肺错构瘤、肺炎性假瘤、肺硬化性血管瘤及肺假性淋巴瘤等。

肺部恶性肿瘤在全球范围内属于致死率最高的恶性肿瘤之一。通过实施低剂量CT筛查，可显著提升其诊断准确率。当前，已存在多种诊断方法及分期体系。治疗方案需依据肿瘤亚型及分期来确定，近年来，个性化治疗策略不断更新。对肺部恶性肿瘤患者的照护是一项复杂且艰巨的任务。在病因学、预防、早期筛查、诊断、治疗、生存期管理及生命终末期关怀等多个层面，肿瘤控制连续体取得了实质性进展。所谓肿瘤控制连续体，即通过手术、放疗、化疗、靶向治疗及免疫治疗等多种治疗手段的综合运用，实现对肿瘤的全面控制，确保肿瘤在一定时期内保持稳定或缓慢进展，从而将肿瘤转变为一种可控的慢性疾病。此治疗策略旨在延长患者生存期，提升生活质量，并减轻患者病痛及其家庭的经济负担。尽管肺部恶性肿瘤诊断伴随着高死亡率及不佳的生存结果，但新一代靶向治疗药物及免疫检查点抑制剂（immune checkpoint inhibitor，ICI）的涌现，已在部分患者亚群中展现出长期生存率改善的效果。免疫检查点抑制剂作为一种新型抗肿瘤药物，其核心作用机制在于阻断肿瘤细胞与免疫细胞的相互作用，解除肿瘤细胞对免疫细胞的抑制，激活免疫细胞的功能，进而消灭肿瘤细胞。目前，市场上主要的免疫检查点抑制剂涵盖CTLA-4抑制剂及PD-1/PD-L1抑制剂两大类。其中，PD-1/PD-L1抑制剂进一步分为PD-1抗体（即PD-1抑制剂）和PD-L1抗体（即PD-L1抑制剂）。免疫检查点抑制剂的优势在于能够有效治疗多种化疗难治性恶性肿瘤，且具备良好的耐受性。然而，该类药物亦会引发一系列与其作用机制相关的不良反应，即免疫治疗相关不良反应。免疫治疗相关不良反应的主要毒性表现集中于免疫相关器官，如肠道、皮肤、甲状腺及肝脏。免疫疗法或将成为改善肺部恶性肿瘤患者预后的关键手段，其不仅可使早期诊断中发现的、具备治愈可能性的肺部恶性肿瘤转化为慢性疾病，亦可对晚期及转移性肺部恶性肿瘤实现疾病的慢性化和可控化。

鉴于肺部恶性肿瘤诊断带来的社会及个人成本颇高，当前所采用的多数技术与手段大多仅能在疾病晚期实现检测，包括多数已确诊的肺部恶性肿瘤病例均处于晚期阶段。过去40年来，工作重心始终在于尽可能在早期阶段发现肺部恶性肿瘤，以提升治愈的可能性。尽管近年来已取得显著进展，但早期诊断的准确性仍显不足，肺部恶性肿瘤的早期诊断依然面临严峻挑战。胸部X线摄影与痰液筛查试验并未能有效降低肺部恶性肿瘤的死亡率，然而，多项研究表明，采用低剂量CT筛查技术能够提高对肺部恶性肿瘤的早期发现能力，及时检出并给予规范化治疗，可显著提高患者的治愈率与生存率。因此，医学专家普遍认为，通过CT筛查从海量CT图像中识别肺结节，有助于实现肺部恶性肿瘤的早期诊断，进而降低死亡风险。然而，CT图像包含大量结节相关信息，随着图像数量的不断增长，对放射科医生而言，准确评估结节性质极具挑战性。

当前，针对肺部恶性肿瘤的早期筛查面临成本问题，且尚未发现具有高成本效益、高敏感度和特异度的有效筛查技术。因此，研发高效的生物标志物检测技术对于实现肺部恶性肿瘤的早期诊断具有极其重要的意义。肿瘤的早期临床表现往往较为隐匿，导致大多数患者在确诊时已进展至中晚期阶段，从而错失了根治性手术治疗的良机。识别高风险人群并实现肿瘤的早期诊断，对于延长患者生存期具有至关重要的意义。

在液体活检领域，代谢组学生物标志物在肿瘤诊断及预后监测的应用研究，致力于发掘能够辅助临床肿瘤诊断、分类及治疗的潜在代谢标志物。多数生物标志物的丰度往往较低，因此对分析技术的灵敏度和特异度提出了更高的要求。肿瘤的异质性及代谢异常的复杂性，为肿瘤的早期诊断和治疗带来了诸多挑战。液体活检作为一种新兴的检测技术，其特点在于非侵入性、高灵敏度及可重复采样。当前研究的难点在于如何精确地从血液、痰液、尿液等中检测并分析代谢产物，以及如何将这些代谢产物作为生物标志物应用于肿瘤的早期诊断和预后监测。通过对循环游离DNA、循环肿瘤细胞（CTC）及外泌体等生物标志物的深入分析，为肿瘤的早期诊断及预后监测开辟了新的途径。研究肿瘤患者体液中代谢物的变化，有助于早期识别肿瘤，深入理解肿瘤的病理特征及其恶性程度，并为制订治疗方案提供科学依据。

代谢组学在发现生物标志物方面具有重要意义，特别是在传统肿瘤标志物检测结果为阴性的患者中，代谢组学标志物能够提供额外的诊断信息，对肿瘤管理具有重要价值。代谢物的变化受到上游信号分子的调控，并且能够对基因的复制与表达产生影响。代谢组学，作为一门研究生物体内代谢物动态变化及其在生理与病理状态下作用机制的科学领域，为识别疾病生物标志物提供了新的视角。代谢组学研究可细分为非靶向代谢组学与靶向代谢组学两大类，其分析技术主要涵盖核磁共振及质谱（mass spectrometry，MS），特别是液相色谱-质谱（liquid chromatography-mass spectrometry，LC-MS）与气相色谱-质谱（gas chromatography-mass spectrometry，GC-MS）的综合运用。尽管在临床领域，代谢组学的应用主要局限于代谢成像技术，但液体活检技术的兴起激发了对循环代谢分子潜在生物学作用的深入研究，为肿瘤生物标志物的探索提供了新的研究路径。葡萄糖、氨基酸、核苷酸、脂质等代谢物的异常变化与肿瘤的发生及进展存在密切联系，通过代谢组学分析，可对肿瘤治疗效果进行有效预测。

电化学分析技术是基于微流控装置与生物传感设备，因其能够提供稳定可靠的分析结果、缩减分析所需时间与成本、简化检测流程的复杂性。该研究中所探讨的生物标志物包括性别决定区Y框蛋白2（sex-determining region Y-box 2，SOX-2）、癌胚抗原（carcinoembryonic antigen，CEA）、细胞角蛋白19片段（cytokeratin-19 fragment，CYFRA 21-1）、神经元特异性烯醇化酶（neuron-specific enolase，NSE）等，这些标志物在临床样品中的检测展现了极高的灵敏度与特异度。随着新生物标志物的不断涌现及电化学传感器技术的持续发展，预计在肺部恶性肿瘤诊断领域，电化学传感器的应用数量将呈现上升趋势。电化学检测技术在肺部肿瘤的诊断及治疗监测方面展现出显著优势，其特点包括分析时间缩短、成本降低、便携性增强、检测限降低及试剂和样品消耗减少。

拉曼光谱是一种基于光与物质相互作用的分析技术，该技术能够依据物质的振动模式，提供具有标志性的分子特征图谱。凭借无须标记、非侵入性及高特异度的优势，拉曼光谱技术已成为材料原位表征领域广泛应用的重要工具。在生化表征方面，拉曼光谱展现出巨大的潜力，因为每个分子均具备独特的振动特性。拉曼技术能够精确地对蛋白质、脂质、核酸等成分进行表征。此外，SERS纳米颗粒（nanoparticle，NP）作为体内成像和组织染色的理想复用探针，能够在微小差异的背景下展现出卓越的灵敏度及独特的拉曼分子特征图谱。在过去10年间，拉曼光谱已被证实为一种无标记且非破坏性的光谱技术，能够有效提升肿瘤疾病诊断的准确性。该技术并非观察光的吸收，而是观察光的非弹性散射，从而提供物质的定性与定量信息。拉曼位移由分子振动能级变化决定，不同的化学键或基态具有不同的振动方式，进而决定了其能级间的能量变化。因此，拉曼光谱能够深入揭示非肿瘤组织与肿瘤组织中化学结构及分子相互作用等方面的信息。拉曼光谱作为一种非破坏性的无损分析技术，能够在最小干预的情况下监测生物组织。在肺组织的离体分析中，研究人员采用傅里叶变换拉曼（λ_{ex}=1064nm）和近红外-可见-拉曼（λ_{ex}=785nm）光谱，分别针对正常、非肿瘤性异常和肿瘤组织进行分析。通过特征条带的比率及多变量统计方法（如PCA、LDA）的应用，实现了对肺组织样品的光谱区分。拉曼光谱技术与多变量统计方法的结合，展现出在识别肺部肿瘤病变方面的诊断潜力。

液体活检技术通过在体液中捕获并检测肿瘤相关生物标志物，展现了其在早期诊断方面的巨大潜力。外泌体，作为一种存在于血液中的纳米级细胞外囊泡，已被作为液体活检中具有前景的生物标志物。表面增强拉曼散射（SERS）技术已被广泛应用于对不同类型细胞来源的外泌体进行检测与区分。肿瘤特异性分子标志物能够实现肿瘤来源外泌体与正常细胞来源外泌体的有效鉴别。如图4-1所示，Shin等展示了使用深度学习支持的SERS对外泌体的分析，实现了早期肺癌的准确诊断。该研究通过深度学习解析细胞外泌体特征，并在不依赖有限人类数据的情况下，揭示人类血浆外泌体的相似性特征。研究采用深度学习模型，以正常细胞系与肺癌细胞系来源的外泌体SERS信号作为训练数据集，实现了对两者的分类，准确率高达95%。在这项涵盖Ⅰ期和Ⅱ期肺癌患者的43名受试者的研究中，深度学习模型预测了90.7%的患者血浆外泌体与肺癌细胞外泌体的相似度超过了健康对照组外泌体的平均相似度水平。该相似度与癌症进展呈正相关。值得注意的是，该模型在对整个队列进行肺癌预测时，其曲线下面积（AUC）达到0.912，而在对Ⅰ期肺癌患者进行预测时，AUC为0.910。研究结果揭示，外泌体分析与深度学习技术结合在早期肺癌的液体活检领域展现出了应用潜力。

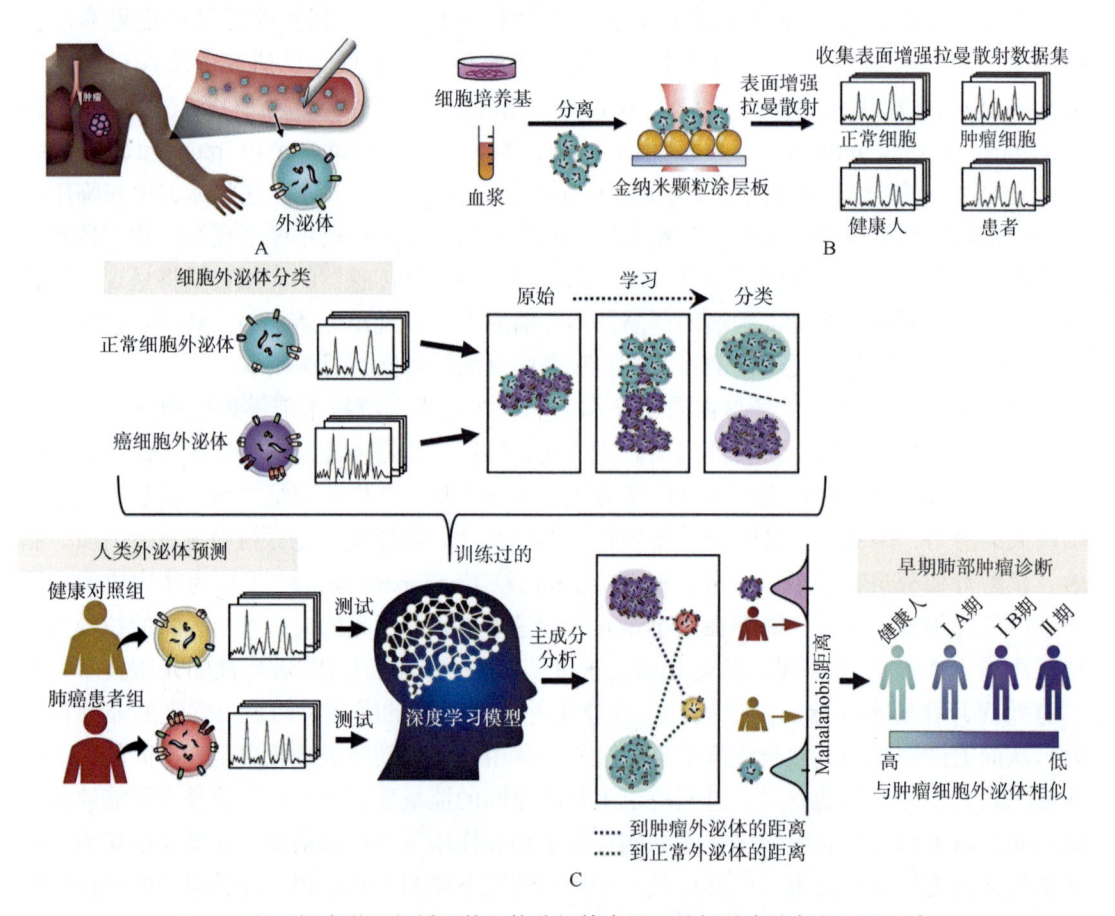

图4-1 基于深度学习的循环外泌体分析技术用于肺部肿瘤诊断的原理示意

A. 肺部肿瘤外泌体在血液中的循环；B. 利用表面增强拉曼光谱技术采集外泌体的光谱数据；C. 基于深度学习的细胞外泌体分类及其在肺部恶性肿瘤诊断中应用表面增强拉曼光谱信号模式的概述。Mahalanobis，马哈拉诺比斯（一种用于衡量两个未知样品集之间相似度的方法）

资料来源：Shin H, Oh S, Hong S, et al. 2020. Early-stage lung cancer diagnosis by deep learning-based spectroscopic analysis of circulating exosomes. ACS Nano，14（5）：5435-5444

经许可转载（改编）引用，版权所有：2020年美国化学学会

组织金属蛋白酶抑制物-1（tissue inhibitor of metalloproteinase-1，TIMP-1）能够调节肿瘤细胞中某些蛋白酶和microRNA的表达，通过分析TIMP-1在外泌体上的表达情况，肿瘤疾病的诊断可能性得到了显著提升。然而，通过无标记方法从血浆中的外泌体中获取TIMP-1的可靠生理信息仍面临巨大挑战。Lin等设计了一种合成的CP05多肽功能化的多孔等离子体SERS芯片，该芯片能够特异性捕获和区分来自不同来源的外泌体。SERS芯片能够准确定位TIMP-1蛋白中的等离激元，并分析不同外泌体相关指纹峰的差异。基于该SERS芯片，结合独特的拉曼光谱和机器学习方法，成功地在单囊泡水平上区分了肺部和结肠肿瘤细胞来源的外泌体及正常外泌体。这项工作不仅为拉曼技术在人类肿瘤监测和预后中的应用提供了实用的SERS芯片，而且为在光谱水平上分析外泌体特征提供了新的思路。

肺部肿瘤细胞衍生的外泌体（lung cancer cell-derived exosome，LCCDE）作为小囊泡结构，含有蛋白质、脂质、RNA等多种生物活性分子。这些外泌体具有被受体细胞高效摄取的能力，通过这一独特机制实现细胞间物质的转运及信息交流，为生物学过程中的细胞交互提供关键支持。鉴于其独特的生物学功能及承载供体细胞生物分子的固有属性，LCCDE已被证实可通过多种机制参与并介导肿瘤血管生成过程，进而对肿瘤微环境进行调控，并推动肺部恶性肿瘤的生长与转移。在肺部恶性肿瘤的病理生理机制中，外泌体内诸如miRNA、蛋白质等分子的异常表达现象，赋予了其作为肺部恶性肿瘤诊断标志物的潜在临床价值。随着科研工作的不断深入，LCCDE在肺部恶性肿瘤的发生、诊断、治疗及预后评估等多个环节的作用，受到科学界的密切关注与高度重视。LCCDE能够促进细胞增殖与迁移，影响血管新生，调节致肿瘤进程中的抗肿瘤免疫应答，并在肺部恶性肿瘤治疗中调节耐药性，现已成为液体活检评估中检测肺部恶性肿瘤的关键组成部分。凭借天然的细胞间通信机制、卓越的生物相容性、极低的免疫原性与毒性、出色的长血液循环能力、生物降解性及跨越多重生物屏障的能力，治疗性可递送外泌体在肿瘤学领域崭露锋芒，成为备受瞩目的药物递送载体，这些特性为外泌体在药物递送领域带来了巨大的应用潜力与广阔的发展前景。Yang等运用数据融合技术与小波变换方法，结合傅里叶变换红外光谱（Fourier transform infrared spectroscopy，FTIR）与拉曼光谱技术，对肺部恶性肿瘤患者与健康人群的血清样本进行了深入研究。血清样本的拉曼光谱相较于FTIR光谱，能够提供更多生物学信息。通过采用小波阈值去噪（WTD）技术处理光谱数据，并在选定最优小波参数后，偏最小二乘判别分析（PLS-DA）模型对预测集中经WTD处理的融合数据展现出93.41%的准确率、96.08%的特异度及90%的灵敏度。研究结果表明，基于数据融合和小波变换的FTIR与拉曼光谱结合的方法，能够有效诊断肺部恶性肿瘤患者，未来有望应用于临床筛查与诊断。Chen等进行的系统评价与荟萃分析结果显示，拉曼光谱在肺部恶性肿瘤诊断中展现出高灵敏度与高特异度，可作为肺部恶性肿瘤诊断的一种非侵入性替代选择，在未来的临床实践中具有广阔的应用前景。

Kopeć等对肺部肿瘤细胞CCL-185及补充葡萄糖和氘代葡萄糖的肺部肿瘤细胞中特定细胞器的生化组成进行了分析。通过非侵入性拉曼成像技术结合同位素标记细胞，首次完整揭示了癌细胞生物化学特征的独特图谱，并研究了正常和高血糖条件下肺肿瘤细胞中的葡萄糖代谢。研究发现，用氘代葡萄糖可以将从头脂质合成与从饮食中获得的脂质的外源摄取进行有效区分。通过1583cm^{-1}处代表细胞色素c浓度的拉曼信号来监测线粒体代谢活动。研究结果直接证实，在高血糖状态下，高水平的葡萄糖能够通过氧化磷酸化途径降低肿瘤细胞线粒体代谢活性。这一发现揭示了高血糖症通过抑制氧化磷酸化和细胞凋亡过程，促进肿瘤细胞呈现更为恶性的表型，从而成为推动肿瘤疾病进展的一个重要因素。

如图4-2所示，组织蛋白酶B（cathepsin B）是参与肿瘤疾病侵袭和进展的关键蛋白酶。三肽接头被设计为在肿瘤微环境的酸性pH条件下，通过组织蛋白酶B的酶促作用进行切割。这种pH敏感的酶切割通过偶联中断促进了原本休眠的荧光团的激活，从而增加了染料与金纳米颗粒（AuNP）表面的距离。这一变化抑制了纳米粗糙金属基质诱导的强化学增强效应，最终导致SERS活性中止。荧光SERS编码纳米颗粒探针（FSENP）的预期作用模式是在用特异性单克隆抗体识别单元修饰后，用于检测特定的蛋白质靶标。独特的指纹识别SERS峰（837cm^{-1}、354cm^{-1}和617cm^{-1}）及三枚探针在450nm、520nm、580nm处的发射峰，可用于同时检测多个生物标志物，具有较高的灵敏度和特异度。

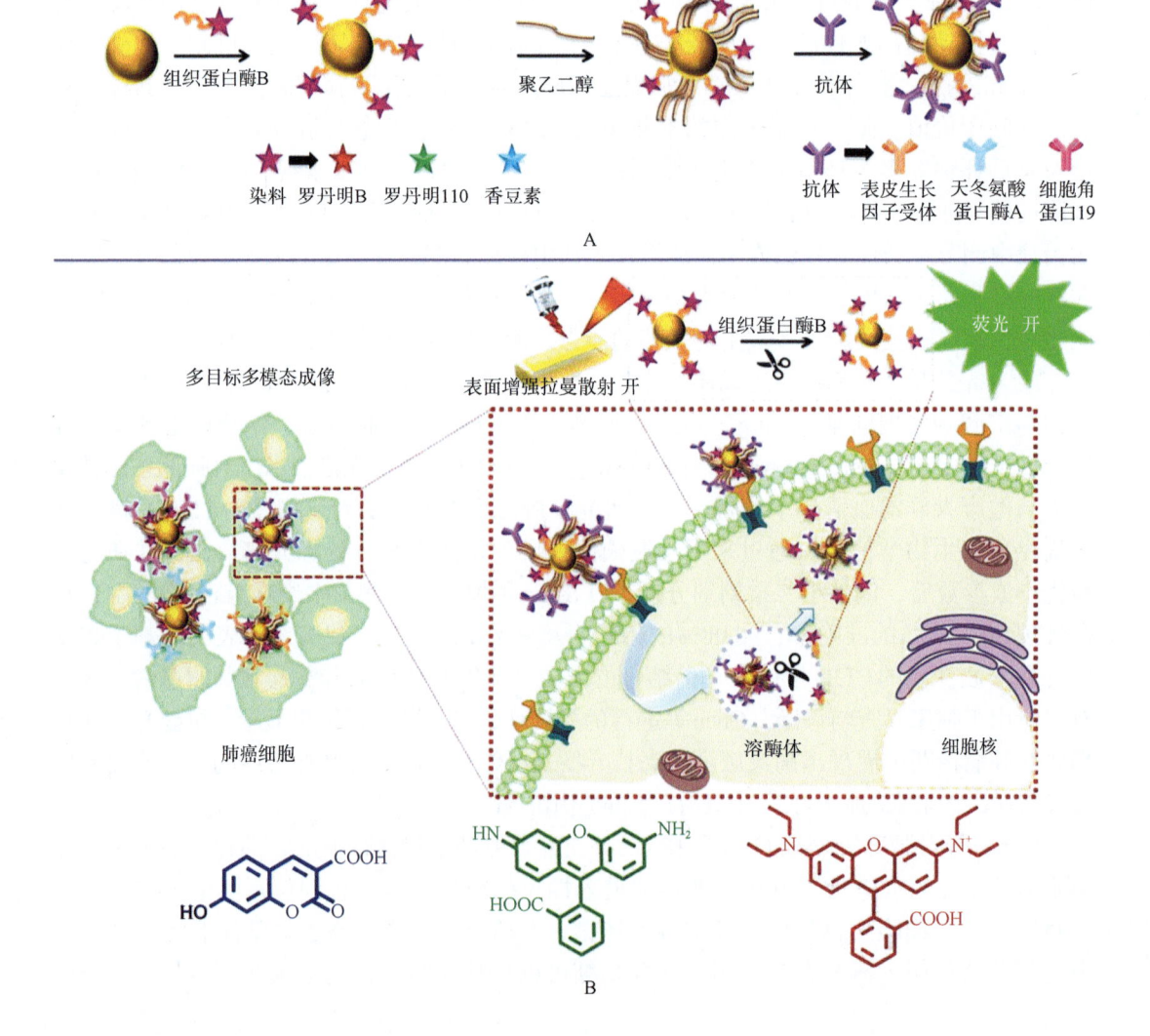

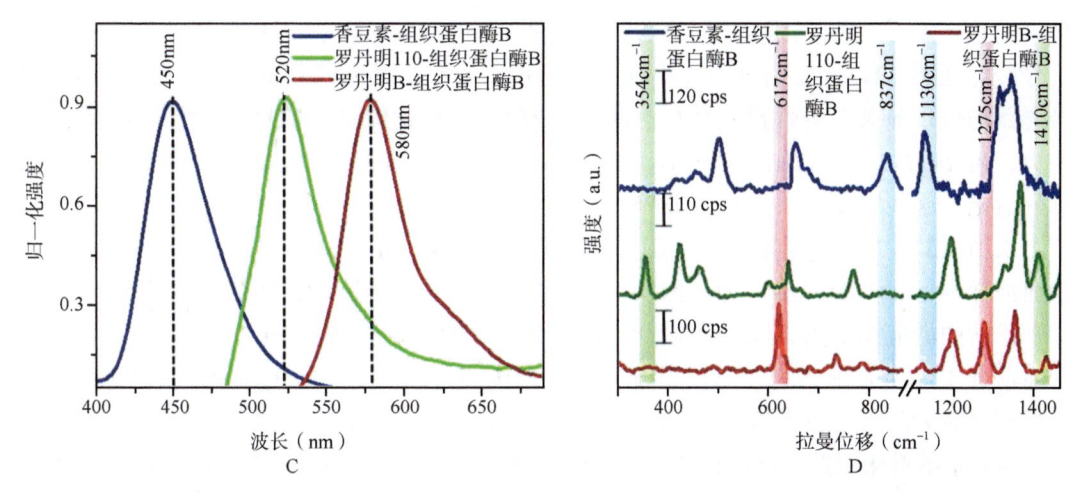

图 4-2 在肺部恶性肿瘤生物标志物检测领域中一种酶触发的抗体功能化方法的应用示意图

A. 酶触发的抗体功能化荧光表面增强拉曼散射编码纳米颗粒探针转换技术在肺部恶性肿瘤生物标志物多重检测中的应用示意图。B. 7-羟基-3-羧基香豆素（蓝色）、罗丹明110（绿色）和罗丹明B（红色）的化学结构。C. 在10mmol/L的磷酸盐缓冲液（PBS，pH 7.25）中，对浓度为7μmol的香豆素-组织蛋白酶B、罗丹明110-组织蛋白酶B和罗丹明B-组织蛋白酶B溶液进行了荧光和表面增强拉曼散射光谱分析。D. 通过激发香豆素-组织蛋白酶B、罗丹明110-组织蛋白酶B和罗丹明B-组织蛋白酶B溶液，分别在360nm、475nm和520nm处获得了发射光谱。表面增强拉曼散射光谱通过利用633nm波长的激光激发而获得的。
资料来源：Saranya G, Joseph M M, Karunakaran V, et al. 2018. Enzyme-driven switchable fluorescence-SERS diagnostic nanococktail for the multiplex detection of lung cancer biomarkers. ACS Appl Mater Interfaces，10（45）：38807-38818
经许可转载（改编）引用，版权所有：2018年美国化学学会

第二节 拉曼光谱技术在肺腺癌筛查和早诊早治中的应用

尽管在恶性肿瘤筛查及外科、内科和放射肿瘤学治疗领域取得了不断进展，肺部恶性肿瘤依然是导致美国及全球肿瘤死亡的最常见原因。其中，肺腺癌（lung adenocarcinoma，LUAD）作为原发性肺部恶性肿瘤最常见的组织学亚型，其分类涵盖了从浸润前病变至浸润性腺癌的广泛范围。放射科医生对LUAD谱系的病理特征、诊断手段及管理办法的了解，显得比以往任何时候都更加重要。LUAD发展的最初阶段，可通过现代CT技术，以磨玻璃结节的形态被观察到。此类浸润前病变随时间推移可能会演变为浸润性LUAD。随着肺部恶性肿瘤筛查计划的推行，此类病变的检出率有所提升，进而引发了关于其自然病程、监测策略及治疗方案的诸多讨论。

核糖核苷酸还原酶亚基M2可能在LUAD等多种肿瘤疾病中扮演潜在预后生物标志物的角色。Jin等利用TCGA的公开数据，评估了核苷酸还原酶小亚单位（*RRM2*）基因的表达是否与LUAD患者的预后相关。他们通过Wilcoxon符号秩检验和逻辑回归分析了LUAD患者*RRM2*表达与临床特征之间的相关性，并使用Kaplan-Meier和Cox回归方法检查了*RRM2*表达水平对总生存期的影响。同时，他们还绘制了列线图，以直观展示*RRM2*基因表达与LUAD风险之间的相关性。结果表明，LUAD患者的*RRM2*表达水平远高于正常组织，且*RRM2*的高表达与肿瘤分期和TNM分类显著相关。多因素分析显示，高*RRM2*表达

是影响总生存期的独立因素。GSEA结果表明，RRM2高表达患者中细胞周期调控、p53信号转导通路、DNA复制过程、小细胞肺癌相关通路、细胞凋亡机制、肿瘤发生发展信号通路均呈现显著差异性富集特征。此外，*RRM2*过表达促进了LUAD细胞的增殖和侵袭能力，而*RRM53*过表达则增加了Bcl-2和E-钙黏蛋白信号通路的活化，降低了p53信号通路的活化。这些研究结果证明，高*RRM2*表达是LUAD患者预后不良的独立预测因素。

采用SERS技术检测肺结节患者与健康个体的血清样品，同时以术中活检病理诊断作为血清样本标记的金标准。为了深入探究SERS在LUAD结节、良性结节与健康状态个体鉴别诊断中的应用潜力，Peng等设计了一种机器学习模型算法，并收集了共计116份患者的血清样本。所有患者均经影像学证实存在最大直径不超过3cm的结节，其中包括58例经病理诊断为肿瘤的患者与58例经病理诊断为良性结节的患者。同时，还收集了63份来自临床实验室的健康对照人群的血清样本。研究选用金纳米棒作为SERS基底，运用支持向量机（SVM）对肿瘤、良性结节及健康对照样本组进行分类，并采用交叉验证评估SVM模型的性能。研究结果显示，肿瘤组、良性结节组与健康对照组的血清平均SERS光谱存在显著差异。尽管肿瘤组与良性结节组的平均SERS光谱略有差异，但SVM模型在肿瘤组、良性结节组及健康对照组中的预测准确率高达93.33%。此探索性研究表明，基于纳米颗粒的SERS技术与SVM的结合在LUAD结节的临床辅助诊断与筛查方面展现出巨大潜力。

Chon等通过应用空心金纳米球（hollow gold nanosphere，HGN）的SERS技术，成功实现了对肺部肿瘤疾病标志物癌胚抗原的高灵敏度免疫分析。该研究采用空心金纳米球与磁珠作为核心材料。HGN因其中空结构表面的孔隙可形成局域化热点，从而表现出显著的单个粒子增强效应。基于此特性，HGN在肿瘤标志物的高重复性免疫分析中具有应用潜力，而磁珠则作为构建免疫复合物的基质。该研究提出的基于SERS的免疫测定技术成功解决了固体底物上由于扩散限制动力学引起的免疫反应速率缓慢的问题。该技术的优势在于所有免疫反应均在溶液相中进行，从而实现了快速和可重复的检测。此外，该技术采用了HGN与磁珠相结合的策略，进一步提升了测定的灵敏度和特异度。

术中检测边缘组织是完成腺癌与鳞状细胞癌手术切除的关键且最终步骤。Qi等将拉曼光谱信号视为序列，并通过短时傅里叶变换转换为二维拉曼频谱图作为输入。普通腺癌深度学习模型与普通鳞状细胞癌深度学习模型在测试时均实现了超过96%的准确率、95%的灵敏度及98%的特异度，其性能优于常规的PCA-LDA方法所采用的普通腺癌模型（准确率为0.896、灵敏度为0.867、特异度为0.926）与普通鳞状细胞癌模型（准确率为0.821、灵敏度为0.776、特异度为1.000）。相较于传统算法的主成分分析（PCA）与线性判别分析（LDA），卷积神经网络（CNN）在语言处理与图像识别领域展现出超越传统学习模型的显著优势。基于拉曼光谱的CNN能够显著提升肺组织诊断的分类性能，实现LUAD与鳞状细胞癌的高性能诊断，用于判别手术切除的边缘组织。拉曼光谱可用于研究离体新鲜肺组织，并与组织学切片进行对比分析。拉曼映射检测揭示了正常肺组织、腺癌及鳞状细胞癌在分子组成上的差异。拉曼数据集的*k*均值聚类分析有效捕捉到了组织样品的分子异质性，并通过与相邻H&E染色组织切片的相关性得以证实。研究结果表明，即使H&E图像呈现结构均匀的样品中，无论是正常组织还是肿瘤组织，其荧光背景均存在显著差异。特征拉曼条带可用于区分肿瘤性与非肿瘤性肺组织，以及腺癌与鳞状细胞癌组织。这些结果进一步证明了基于微观水平拉曼光谱差异的肺组织拉曼分类模型，可用于组织诊断或治疗分层。

如图4-3所示，假设免疫细胞，尤其是T细胞，可通过检测独特的免疫-肿瘤相互作用，从而实现准确的肺部肿瘤疾病诊断。Ganesh等开发了一种超灵敏的T-sense纳米传感器，利用多光子电离的物理合成过程来探测这些特定的诊断特征。研究采用了源自原发性和转移性肺部肿瘤疾病患者的体外预测模型，涵盖了与肿瘤相关的T细胞以及与肿瘤干细胞相关的T细胞，旨在揭示免疫诊断的特征，并分析患者来源的T细胞与健康对照样本在分子、功能和表型上的差异。该项研究利用了基于共培养的T细胞与原发性和转移性肺部肿瘤疾病的临床前模型产生的SERS数据，训练并验证了一个机器学习模型。通过对患者外周血中T细胞的多种特征进行检测，揭示了肿瘤相关T细胞特征的复杂性和多样性，并证明了免疫诊断在独立患者队列中的临床应用潜力。

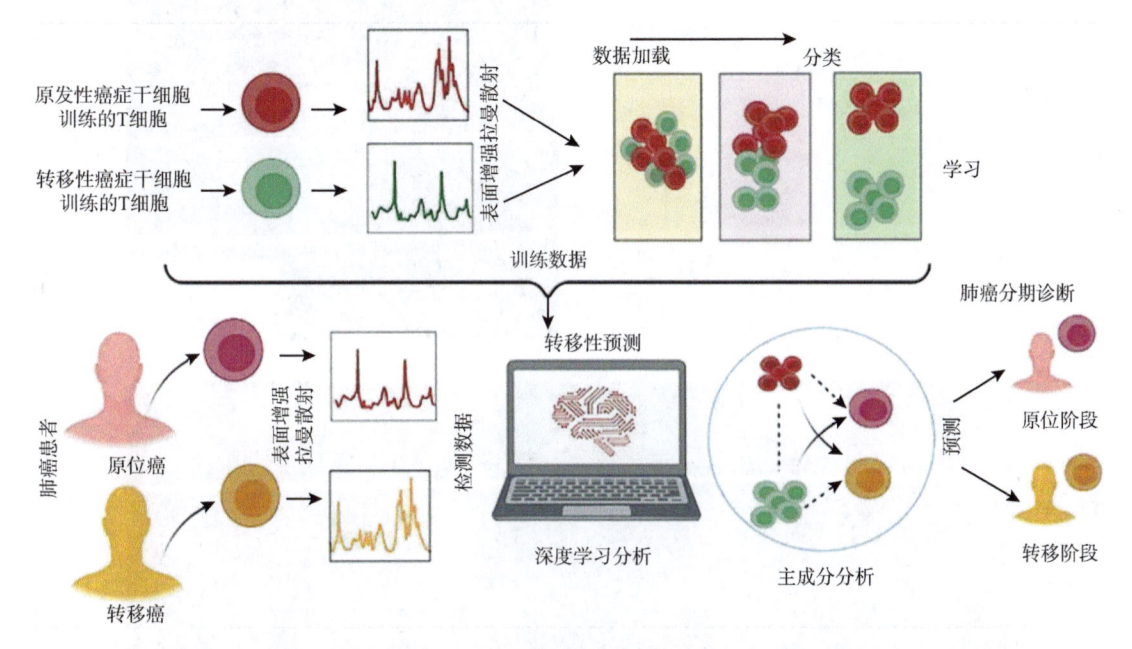

图 4-3 利用超灵敏纳米传感器绘制免疫与肿瘤之间的双向作用，以实现对肺部肿瘤的精确诊断

资料来源：Ganesh S，Dharmalingam P，Das S，et al. 2023. Mapping immune-tumor bidirectional dialogue using ultrasensitive nano-sensors for accurate diagnosis of lung cancer. ACS Nano，17（9）：8026-8040

经许可转载（改编）引用，版权所有：2023年美国化学学会

Kowalska等研究者首次验证了SERS技术与偏最小二乘法（PLS）相结合，从胸腔积液中快速诊断肿瘤及鉴别两种主要类型肺部恶性肿瘤的潜力。PLS在对SERS数据集进行分析时，区分肿瘤与非肿瘤样本、鳞状细胞癌与腺癌样本，已被证实为最优方法。除了解释方差的百分比外，最明显的证据在于均方根误差（RMSE）的计算值及校准和预测的决定系数（R^2）。此外，ROC曲线下面积与RMSE结果一致，进一步证实了所选PLS方法的有效性。研究结果证明了将SERS方法与PLS分析相结合作为检测肺部肿瘤疾病乃至胸腔积液肿瘤细胞类型的工具的可行性与便利性。

图4-4呈现了一项实用的SERS检测技术，该技术专门检测气体中拉曼散射信号较弱的醛类化合物。该醛类化合物被认为是肺部肿瘤疾病患者体内挥发性有机化合物（VOC）

异常的生物标志物。为了增强对气态分子的吸附，研究采用了模仿蛾触角结构特征（树枝状）的树枝状银纳米晶体。树枝状银纳米晶体中存在众多空腔陷阱，通过"空腔涡旋"效应延长了气态分子在固体表面的反应时间。利用预先接枝于树枝状银纳米晶体的拉曼活性探针分子对氨基苯硫酚（p-aminothiophenol，4-ATP）的亲核加成反应，实现了对气态醛分子在ppb（part per billion，十亿分之一）级别水平的捕获与检测。此外，这种可操作的SERS策略对肺部肿瘤生物标志物检测的敏感性不受湿度影响，在快速、简单、经济、高效及无创识别肺部恶性肿瘤方面具有潜力。

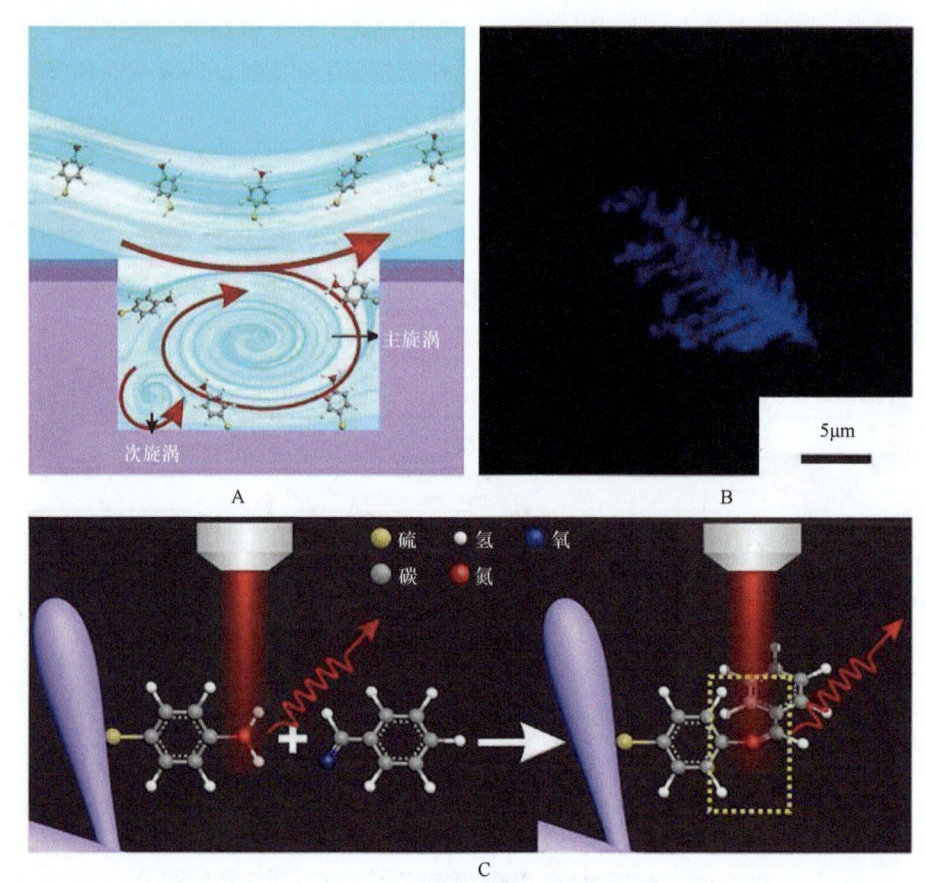

图4-4　以树枝状银纳米晶体为介质，开发的超灵敏表面增强拉曼散射传感器，用于检测肺部恶性肿瘤的气态醛生物标志物

资料来源：Zhang Z, Yu W, Wang J, et al. 2017. Ultrasensitive surface-enhanced Raman scattering sensor of gaseous aldehydes as biomarkers of lung cancer on dendritic Ag nanocrystals. Anal Chem, 89（3）：1416-1420

经许可转载（改编）引用，版权所有：2017年美国化学学会

第三节　拉曼光谱技术在肺鳞状细胞癌筛查和早诊早治中的应用

肺鳞状细胞癌（lung squamous cell carcinoma，LUSC）系非小细胞肺癌的一种亚型，

其占比约为全部肺部恶性肿瘤的40%。相较于LUAD，LUSC往往伴随着不良的临床预后，并且缺乏针对性的靶向治疗药物。目前，关于LUSC发展与进展的生物标志物及精确靶点仍不明确。尽管靶向疗法在LUAD患者中表现出显著疗效，但鉴于LUSC的独特性，LUSC患者并未从中受益。然而，免疫疗法的出现显著改善了LUSC患者的预后，并且随着新药物靶点的不断发现，这一新兴的肿瘤免疫治疗领域正持续扩展。借助全面的蛋白质基因组学数据，可以更加深入地阐释LUSC的生物学特征，进而可能发掘新的潜在治疗靶点。对各类鳞状细胞癌的比较研究表明，鳞状细胞癌展现出相似的突变特征，其中包括 *TP53*、*SOX2*、*TP63*、*CDNK2A*（*P16-INK4A*）、*NOTCH1*、*KMT2D*、*PIK3CA* 和 *PTEN* 等基因的改变。针对鳞状细胞癌起源细胞的研究揭示了另一共同特征，即起源细胞源于增殖基底细胞的突变，这些细胞具有自我更新及产生终末分化细胞的能力。了解起源细胞如何调控CSC的产生与特性，对于设计预防肿瘤进展与转移、降低治疗抵抗性的新策略至关重要。

  免疫检查点阻断（immune checkpoint blockade，ICB）疗法彻底革新了LUSC的治疗方式。然而，值得注意的是，部分高PD-L1表达的肿瘤患者仍对免疫检查点抑制剂表现出耐药性。为了探究潜在的耐药性机制，迫切需要对免疫抑制肿瘤微环境进行表征，并鉴定生物标志物以预测患者的耐药性。Yang等分析了624个LUSC样品的RNA测序数据，通过无监督聚类分析了肿瘤微环境中的基因表达模式，并将这些模式与T细胞耗竭特征、免疫抑制细胞、临床特征及免疫治疗反应相关联。研究者通过内部与外部测试数据集对耗尽的免疫状态进行了验证，并提出了一种新型的LUSC免疫抑制剂。该抑制剂尽管表现出高PD-L1表达，但在ICB治疗中显示出潜在的耐药性。ICB疗法在LUSC中取得了显著疗效。然而，ICB治疗仅使一小部分患者受益，并对某些患者产生严重副作用。因此，迫切需要确定更有可能对ICB治疗有反应的患者，以改善治疗结果并最大限度地减少副作用。为了精确预测ICB治疗反应，有学者研发了一种基于SERS的测定方法，旨在实现对循环肿瘤细胞（CTC）在基础状态下及γ干扰素（IFN-γ）刺激下的进行多重分析。通过同时对CTC进行集成和单细胞分析，SERS能够揭示肿瘤异质性，并为决策提供全面的CTC表型。各向异性金银合金纳米盒被用作SERS等离子体基底，以改善CTC表面生物标志物的信号。通过生成具有4个表面生物标志物的独特CTC标记，开发的测定方法能够区分来自3种不同患者来源的黑色素瘤细胞系的CTC。值得注意的是，在接受PD-1阻断治疗的14例黑色素瘤患者中，IFN-γ刺激诱导的CTC特征对CTC的变化显示出预测潜力。研究证明了SERS检测有助于选择接受ICB治疗的患者。Andreou等报道了一种使用SERS纳米探针和机器学习（ML）进行多重成像的综合策略，以监测ICB对荷瘤小鼠的早期影响。他们使用抗体功能化的SERS纳米探针同时可视化7+1个免疫治疗相关靶标。基于解混信号，多通道图像先经光谱解析，再通过空间分割处理生成超像素。这些超像素被用于训练ML模型，成功将小鼠分类为治疗组与未治疗组，并识别出对治疗存在差异性反应的肿瘤区域。该技术可能对预测肿瘤治疗效果具有积极意义，并有助于揭示肿瘤的变异性和耐药性。对LUSC中免疫抑制性肿瘤微环境的深入分析，为耐药性机制的深入研究及免疫治疗策略的优化提供了新的研究视角。

  如图4-5所示，一种新型可活化纳米探针被用于通过SERS检测不同缺氧程度下的pH

变化。该监测基于4-硝基苯硫酚（4-NTP）功能化金纳米棒（AuNR@4-NTP）在缺氧条件下由硝基还原酶（NTR）触发的还原反应引起的SERS谱变化，生成的4-ATP是一种pH敏感分子。这种特性可以确保SERS监测缺氧条件下细胞内酸化。动态pH分析表明，由于缺氧引发的过度糖酵解活性，pH从7.1降低到6.5，pH与缺氧程度（从15%下降到1%）呈函数关系。鉴于SERS传感的已知优势，这些发现在涉及缺氧的病理生理途径研究中具有广阔前景。使用多个分子靶向SERS纳米探针的拉曼成像有助于临床前研究肿瘤疾病的新兴治疗方法或实现个性化治疗评估。

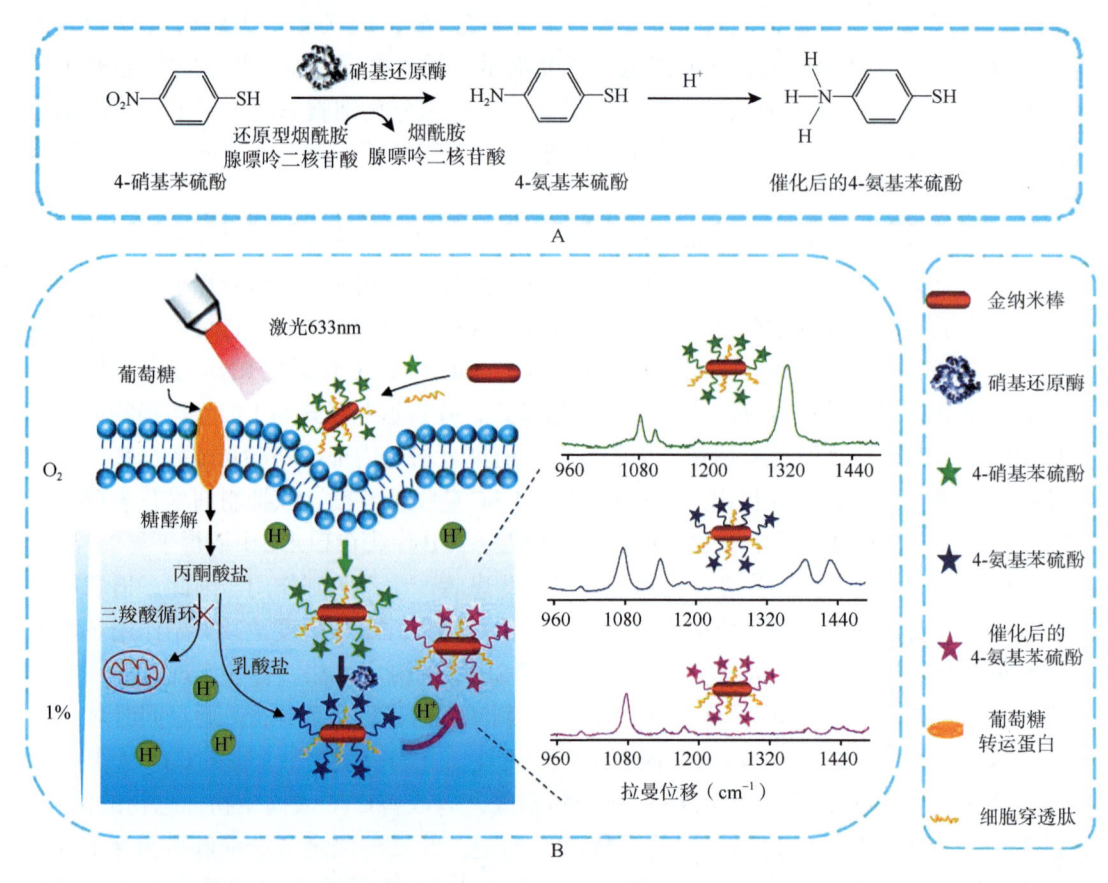

图4-5 利用可活化的表面增强拉曼散射纳米探针实现对缺氧诱导的肺肿瘤细胞及组织中细胞内酸化现象的定量监测

A. 在还原型烟酰胺腺嘌呤二核苷酸的辅助作用下，由硝基还原酶催化的4-硝基苯硫酚向4-氨基苯硫酚的转化过程。B. 利用基于金纳米棒@4-硝基苯硫酚@细胞穿透肽的表面增强拉曼散射纳米探针来监测由缺氧引起的细胞内酸化过程的示意图

资料来源：Ma D, Zheng J, Tang P, et al. 2016. Quantitative monitoring of hypoxia-induced intracellular acidification in lung tumor cells and tissues using activatable surface-enhanced Raman scattering nanoprobes. Anal Chem，88（23）：11852-11859

经许可转载（改编）引用，版权所有：2016年美国化学学会

如图4-6所示，一种新型的可再生CuFeSe$_2$/Au异质结构纳米球具有多级多孔性，用于特异地和灵敏地检测肺部肿瘤生物标志物中的醛类化合物。通过在CuFeSe$_2$上加载光还原形成的Au壳来构建异质结构纳米球框架。4-ATP作为拉曼活性探针分子首先嫁接在CuFeSe$_2$/Au纳米球上，然后通过形成检测限为1.0ppb的C=N键，将气态醛分子灵敏地键

合到纳米球上。此外，所得叶酸（FA）偶联纳米球对罗丹明B异硫氰酸酯（RBITC）具有较高的SERS活性，可用于特异性识别和灵敏检测A549细胞。研究表明，合成的可再生CuFeSe$_2$/Au异质结构纳米球作为一种多模态平台，在医学、生物技术和环境科学领域具有应用前景。

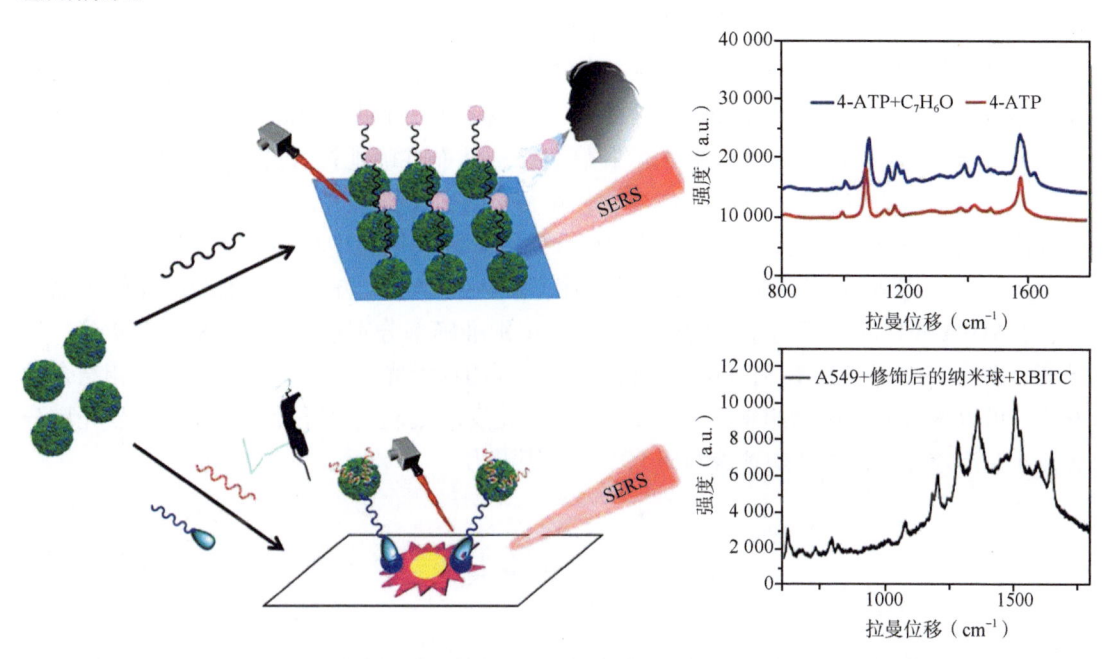

图4-6 采用光化学合成法制备的多孔CuFeSe$_2$/Au异质结构纳米球，作为表面增强拉曼散射传感器，实现了对肺肿瘤细胞及其生物标志物的超灵敏检测（C$_7$H$_6$O，苯甲醛）

资料来源：Huang Wen, Hao Wang, Jun Hai, et al. 2019. Photochemical synthesis of porous CuFeSe$_2$/Au heterostructured nanospheres as SERS sensor for ultrasensitive detection of lung cancer cells and their biomarkers. ACS Sustain Chem Eng, 7（5）：5200-5208

经许可转载（改编）引用，版权所有：2019年美国化学学会

微波消融（microwave ablation，MWA）通过高频电磁波激发肿瘤组织内部的极性分子（主要为水分子）振动并产生热量，实现局部温度的迅速升高。该过程将导致蛋白质及其相关细胞溶质酶发生凝固和变性坏死，同时形成微血管血栓，显著降低肿瘤组织的血流灌注，引发缺血性坏死。该治疗策略在原位对肿瘤细胞进行灭活的同时，亦有效减少了对机体其他组织的损伤。为深入探究LUSC对MWA治疗的复杂生化反应机制，Song等采用了共聚焦拉曼显微光谱成像（confocal Raman micro-spectral imaging，CRMI）技术，并结合了多变量分析方法。研究者从接受临床治疗的患者中采集了12份LUSC组织样本，并对这些样本进行了光谱特性分析，旨在明确肿瘤进展及MWA治疗后与正常肺组织对比的光谱差异。该研究通过采集MWA术前与术后组织切片样本的位点扫描拉曼光谱数据集，并运用k均值聚类分析（k-means cluster analysis，KCA）与主成分分析（principal component analysis，PCA）方法，深入探讨了生物化学成分的关键变化细节。相较于MWA术前，MWA术后肿瘤组织中必需氨基酸（包括苯丙氨酸和色氨酸）、胶原蛋白及核酸的光谱表现出显著的增强。这些数据进一步验证了MWA治疗后，肿瘤组织内的核酸、蛋白质及脂质含量显著上升。此外，光谱成像的比较研究揭示，MWA治疗并未对肿瘤邻近组织产生显

著的不良效应。因此，该研究不仅揭示了在MWA治疗过程中肺部恶性肿瘤组织潜在的生化异质性，而且进一步证实了在热消融过程中对生化反应进行组合分析的可行性。有研究结果进一步揭示，在健康对照组、MWA术前组及MWA术后组之间，存在显著的组织拉曼光谱生化特征差异。组织生化组成的变化可归因于微波热消融引发的细胞机械性坏死。利用多变量分析技术，通过PCA的加载和评分图，进一步鉴别了MWA术前组与术后组的光谱特征，揭示了MWA处理后的主要光谱变化。基于PCA-LDA算法，结合留一交叉验证（leave-one-out cross validation，LOOCV）方法构建了组织分类模型。该模型能够精确地区分健康肺组织与MWA术前及术后肿瘤组织，从而准确地探究肿瘤组织的治疗反应。此外，该模型还能够基于特定的组成变化，对相关的生化机制进行研究。对不同种类组织的特征光谱进行分析后发现，MWA处理可导致肺部肿瘤组织中核酸、蛋白质及脂质成分含量上升。采用PCA-LDA算法构建的判别模型结合LOOCV方法，对未经治疗的肿瘤组织、经MWA处理的肿瘤组织及健康肺组织的识别准确率分别达到90%、80%和96%，特异度分别为86.2%、93.8%和100%。研究发现，利用拉曼光谱技术与多变量分析相结合的方法，可以深入研究肿瘤组织对MWA治疗的生化反应机制。这一成果凸显了拉曼光谱分析技术在治疗监测评估和病理诊断研究中的应用潜力。

第四节　结论与展望

程序性细胞死亡免疫抑制途径的阻断在晚期非小细胞肺癌治疗中起到了革命性的作用，显著提升了患者的总生存率。当前，诸多临床试验正在深入开展，旨在进一步探究免疫检查点抑制剂作为新辅助或辅助治疗手段在肺部早期恶性肿瘤患者中的应用潜力。尽管PD-L1表达和肿瘤突变负荷已被作为重要参考指标，但这两者的应用均存在一定的局限性。鉴于肿瘤细胞、肿瘤微环境与宿主免疫之间复杂的相互作用，业界需携手构建多维免疫图谱，整合多种互补的预测生物标志物，以实现个性化免疫治疗的精准实施。

拉曼光谱作为一种先进的分析技术，具备测量复杂生物样本（如生物流体、细胞及组织）成分的能力。该技术通过利用正常组织与恶性组织间的光谱差异，可实现对组织分子组成的近乎即时、准确且非侵入性分析。在样本的边缘评估中，拉曼光谱展现出高特异性，能够深入表征黏膜外组织，适用于深切缘评估，且无须依赖外源性药物。细胞与组织中的生化变化，作为潜在致病因素，可引起拉曼光谱的显著变化。因此，拉曼光谱在分子层面检测此类生化变化的能力，使其成为诊断、预后评估及新疗法评估的有力工具。结合傅里叶变换红外光谱（FTIR）与拉曼光谱，可显著提升肺部恶性肿瘤的诊断效率与准确性。在MWA治疗中，CRMI技术的应用进一步优化了治疗效果。SERS技术能够精确检测血清中的生化成分，为术中活检病理诊断及生物标志物免疫检查点阻断的检测提供重要支撑。基于拉曼光谱图的卷积神经网络（CNN）方法，通过获取二维拉曼光谱图，实现了对肿瘤组织的精确分类。此外，光镊拉曼光谱技术的应用，为细胞水平的药物分析提供了强有力的手段。然而，拉曼光谱的应用目前主要局限于点测量，这种方式要求与直接组织接触，且无法提供实时信息（尽管接近即时）。针对其术中评估的潜力，目前尚缺乏深入的研究与应用。当前的主要挑战在于拉曼技术的临床转化及其在医疗服务中的实际应用。这些技术的临床推广必须基于随机临床试验所显示的临床效果改善，并需证明其相较于当前实践的成本效益优势。

参 考 文 献

Andreou C, Plakas K, Berisha N, et al., 2022. Multiplexed molecular imaging with surface enhanced resonance Raman scattering nanoprobes reveals immunotherapy response in mice via multichannel image segmentation. Nanoscale Horiz, 7(12): 1540-1552.

Beton-Mysur K, Brozek-Pluska B, 2022. Raman spectroscopy and imaging studies of human digestive tract cells and tissues-impact of vitamin C and E supplementation. Molecules, 28(1): 137.

Bourbousson M, Soomro I, Baldwin D, et al., 2019. Ex vivo Raman spectroscopy mapping of lung tissue: label-free molecular characterization of nontumorous and cancerous tissues. J Med Imaging(Bellingham), 6(3): 036001.

Chen C, Hao J, Hao X, et al., 2021. The accuracy of Raman spectroscopy in the diagnosis of lung cancer: a systematic review and meta-analysis. Transl Cancer Res, 10(8): 3680-3693.

Chen K, Bai J, Reuben A, et al., 2021. Multiomics analysis reveals distinct immunogenomic features of lung cancer with ground-glass opacity. Am J Respir Crit Care Med, 204(10): 1180-1192.

Chon H, Lee S, Son S W, et al., 2009. Highly sensitive immunoassay of lung cancer marker carcinoembryonic antigen using surface-enhanced Raman scattering of hollow gold nanospheres. Anal Chem, 81(8): 3029-3034.

Collins L G, Haines C, Perkel R, et al., 2007. Lung cancer: diagnosis and management. Am Fam Physician, 75(1): 56-63.

D'Acunto M, Gaeta R, Capanna R, et al., 2020. Contribution of Raman spectroscopy to diagnosis and grading of chondrogenic tumors. Sci Rep, 10(1): 2155.

Fales A M, Ilev I K, Pfefer T J, 2021. Evaluation of standardized performance test methods for biomedical Raman spectroscopy. J Biomed Opt, 27(7): 074705.

Fernández-Galiana Á, Bibikova O, Pedersen S V, et al., 2024. Fundamentals and applications of Raman-based techniques for the design and development of active biomedical materials. Adv Mater, 36(43): 2210807.

Ganesh S, Dharmalingam P, Das S, et al., 2023. Mapping immune-tumor bidirectional dialogue using ultrasensitive nanosensors for accurate diagnosis of lung cancer. ACS Nano, 17(9): 8026-8040.

Gao M M, Kong W, Huang Z, et al., 2020. Identification of key genes related to lung squamous cell carcinoma using bioinformatics analysis. Int J Mol Sci, 21(8): 2994.

Huang G J, Yang B B, 2021. Identification of core miRNA prognostic markers in patients with laryngeal cancer using bioinformatics analysis. Eur Arch Otorhinolaryngol, 278(5): 1613-1626.

Wen H, Wang H, Hai J, et al., 2019. Photochemical synthesis of porous CuFeSe2/Au heterostructured nanospheres as SERS sensor for ultrasensitive detection of lung cancer cells and their biomarkers. ACS Sustain Chem Eng, 7(5): 5200-5208.

Hutchinson B D, Shroff G S, Truong M T, et al., 2019. Spectrum of lung adenocarcinoma. Semin Ultrasound CT MR, 40(3): 255-264.

Jin C Y, Du L, Nuerlan A H, et al., 2020. High expression of RRM2 as an independent predictive factor of poor prognosis in patients with lung adenocarcinoma. Aging(Albany NY), 13(3): 3518-3535.

Kopeć M, Beton K, Jarczewska K, et al., 2022. Hyperglycemia and cancer in human lung carcinoma by means of Raman spectroscopy and imaging. Sci Rep，12（1）：18561.

Kowalska A A，Czaplicka M，Nowicka A B，et al.，2022. Lung cancer：spectral and numerical differentiation among benign and malignant pleural effusions based on the surface-enhanced Raman spectroscopy. Biomedicines，10（5）：993.

Lee E，Kazerooni E A，2022. Lung cancer screening. Semin Respir Crit Care Med，43（6）：839-850.

Li J，Wuethrich A，Zhang Z，et al.，2022. SERS multiplex profiling of melanoma circulating tumor cells for predicting the response to immune checkpoint blockade therapy. Anal Chem，94（42）：14573-14582.

Li M Y，Liu L Z，Dong M，2021. Progress on pivotal role and application of exosome in lung cancer carcinogenesis，diagnosis，therapy and prognosis. Mol Cancer，20（1）：22.

Li Y，Gu J，Xu F，et al.，2018. Transcriptomic and functional network features of lung squamous cell carcinoma through integrative analysis of GEO and TCGA data. Sci Rep，8（1）：15834.

Lin C，Liang S，Li Y，et al.，2022. Localized plasmonic sensor for direct identifying lung and colon cancer from the blood. Biosens Bioelectron，211：114372.

Linehan A，Forde P M，2020. Moving immunotherapy into early-stage lung cancer. Cancer J，26（6）：543-547.

Ma D，Zheng J，Tang P，et al.，2016. Quantitative monitoring of hypoxia-induced intracellular acidification in lung tumor cells and tissues using activatable surface-enhanced Raman scattering nanoprobes. Anal Chem，88（23）：11852-11859.

Nasim F，Sabath B F，Eapen G A，2019. Lung cancer. Med Clin North Am，103（3）：463-473.

Niu Z，Jin R，Zhang Y，et al.，2022. Signaling pathways and targeted therapies in lung squamous cell carcinoma：mechanisms and clinical trials. Signal Transduct Target Ther，7（1）：353.

Nooreldeen R，Bach H，2021. Current and future development in lung cancer diagnosis. Int J Mol Sci，22（16）：8661.

Peng B，Yan H，Lin R，et al.，2022. Application of surface-enhanced Raman spectroscopy in the screening of pulmonary adenocarcinoma nodules. Biomed Res Int，2022：4368928.

Qi Y，Yang L，Liu B，et al.，2022. Highly accurate diagnosis of lung adenocarcinoma and squamous cell carcinoma tissues by deep learning. Spectrochim Acta A Mol Biomol Spectrosc，265：120400.

Regiart M，Fernández-Baldo M A，Navarrete B A，et al.，2024. Five years of advances in electrochemical analysis of protein biomarkers in lung cancer：a systematic review. Front Chem，12：1390050.

Sánchez-Danés A，Blanpain C，2018. Deciphering the cells of origin of squamous cell carcinomas. Nat Rev Cancer，18（9）：549-561.

Saranya G，Joseph M M，Karunakaran V，et al.，2018. Enzyme-driven switchable fluorescence-SERS diagnostic nanococktail for the multiplex detection of lung cancer biomarkers. ACS Appl Mater Interfaces，10（45）：38807-38818.

Schabath M B，Cote M L，2019. Cancer progress and priorities：lung cancer. Cancer Epidemiol Biomarkers Prev，28（10）：1563-1579.

Shaffer T M，Gambhir S S，2021. Multiplexed Raman imaging in tissues and living organisms. Methods Mol Biol，2350：331-340.

Shin H，Oh S，Hong S，et al.，2020. Early-stage lung cancer diagnosis by deep learning-based spectroscopic analysis of circulating exosomes. ACS Nano，14（5）：5435-5444.

Sinica A，Brožáková K，Brůha T，et al.，2019. Raman spectroscopic discrimination of normal and cancerous lung tissues. Spectrochim Acta A Mol Biomol Spectrosc，219：257-266.

Song D，Chen T，Wang S，et al.，2020. Study on the biochemical mechanisms of the micro-wave ablation treatment of lung cancer by ex vivo confocal Raman microspectral imaging. Analyst，145（2）：626-635.

Song D，Yu F，Chen S，et al.，2020. Raman spectroscopy combined with multivariate analysis to study the biochemical mechanism of lung cancer microwave ablation. Biomed Opt Express, 11(2): 1061-1072.

Stewart P A, Welsh E A, Slebos R J C, et al., 2019. Proteogenomic landscape of squamous cell lung cancer. Nat Commun, 10(1): 3578.

Succony L, Rassl D, Barker A, et al., 2021. Adenocarcinoma spectrum lesions of the lung: detection, pathology and treatment strategies. Cancer Treat Rev, 99: 102237.

Thakur S K, Singh D P, Choudhary J, 2020. Lung cancer identification: a review on detection and classification. Cancer Metastasis Rev, 39(3): 989-998.

Wang C, Tan S, Li J, et al., 2020. CircRNAs in lung cancer—Biogenesis, function and clinical implication. Cancer Lett, 492: 106-115.

Wang Q, Li M, Yang M, et al., 2020. Analysis of immune-related signatures of lung adenocarcinoma identified two distinct subtypes: implications for immune checkpoint blockade therapy. Aging(Albany NY), 12(4): 3312-3339.

Wang W, Zhen S, Ping Y, et al., 2024. Metabolomic biomarkers in liquid biopsy: accurate cancer diagnosis and prognosis monitoring. Front Oncol, 14: 1331215.

Yang L, Wei S, Zhang J, et al., 2022. Construction of a predictive model for immunotherapy efficacy in lung squamous cell carcinoma based on the degree of tumor-infiltrating immune cells and molecular typing. J Transl Med, 20(1): 364.

Yang M, Lin C, Wang Y, et al., 2022. Identification of a cytokine-dominated immunosuppressive class in squamous cell lung carcinoma with implications for immunotherapy resistance. Genome Med, 14(1): 72.

Yang X, Wu Z, Ou Q, et al., 2022. Diagnosis of lung cancer by FTIR spectroscopy combined with Raman spectroscopy based on data fusion and wavelet transform. Front Chem, 10: 810837.

Zhang Z, Yu W, Wang J, et al., 2017. Ultrasensitive surface-enhanced Raman scattering sensor of gaseous aldehydes as biomarkers of lung cancer on dendritic Ag nanocrystals. Anal Chem, 89(3): 1416-1420.

第五章

拉曼光谱技术在消化系统肿瘤筛查和早诊早治中的应用

拉曼光谱作为一种有效的物质分子结构研究手段，能够揭示分子内部不同的化学键或官能团特征，进而获取细胞内诸多成分的结构信息，如DNA、RNA、碱基、核糖、脱氧核糖、类脂、碳水化合物及膜蛋白等。此外，拉曼光谱技术还能够提供蛋白质的氨基酸信息，包括主链构象、侧链构象及二级结构，并据此开展结构与功能关系的研究。目前，拉曼光谱正逐步发展成为一种颇具潜力的新型生物光子学工具，用于组织和细胞的非侵入性实时诊断，特别是在异常检测方面。尽管拉曼光谱及成像在生物医学领域的诸多应用已得到验证，但其在病理学领域的应用仍处于起步阶段，尚需与其他技术进一步磨合，以提升其临床实用性。值得注意的是，消化系统肿瘤占全球肿瘤总数的近一半，且死亡率较高，主要类型包括食管肿瘤、肝脏肿瘤、胃部肿瘤、结直肠肿瘤及胰腺肿瘤等。当前，针对消化系统肿瘤的研究多采用细胞培养方式，但该方法在实现肿瘤精准医疗方面存在局限性，无法完整保留肿瘤的遗传和表型异质性，同时也缺乏肿瘤微环境的相关数据。因此，为推动对肿瘤进展机制的理解并开发新的治疗策略，研究者仍需寻求适当的技术支持。在众多技术中，拉曼光谱备受关注。尽管该技术目前仍存在一定的不完善之处，并需进一步深入探索，但其潜力巨大，有望在消化系统肿瘤的诊断与分析中发挥更重要的作用。本章旨在简要介绍拉曼光谱技术在消化系统肿瘤诊断分析中的应用，并就该技术在未来消化系统肿瘤研究中的前景展开探讨。

第一节　消化系统肿瘤的概述

消化系统肿瘤（digestive-system cancer，DSC）涵盖了消化道（包括口腔、咽喉、食管、胃、小肠及结直肠）与消化辅助器官（如胰腺、胆囊及肝脏）的恶性肿瘤。DSC已成为全球性的健康威胁，是引发肿瘤相关死亡的主要原因之一。尽管肿瘤疾病治疗手段日益丰富，消化系统恶性肿瘤的死亡率依然居高不下，因此，探索高效的肿瘤治疗方法显得尤为重要。针对消化系统晚期肿瘤疾病，实施个性化、精准治疗对于挽救患者生命具有重大意义。随着内镜超声（endoscopic ultrasonography，EUS）在消化系统诊断领域的应用日益广泛，其诊断准确性显著受到内镜医师经验水平的影响。因此，迫切需要引入适当的质量控制指标。美国胃肠内镜学会（ASGE）与欧洲胃肠内镜学会（ESGE）共同发布了关于EUS的质量指标，这些质量指标细分为结构、过程和结果三个维度，亦可对应于术前、术中和术后三个阶段。制定这些质量指标的目的是保障EUS操作的安全性和适宜性，包括了术前的适应证评估、知情同意获取、病史采集与体格检查、预防性抗生素的合理使用、镇静方案的详细记录及抗血栓治疗的适当调整等多个方面。氟-18脱氧葡萄糖（[18]F-fluorodeoxyglucose，[18]F-FDG）PET/CT已在临床实践中应用多年，对于肿瘤的诊断、分期及疗效评估具有重要价值，但在消化系统肿瘤的诊断与治疗中仍存在诸多局限性。手术切除联合辅助全身化疗是胰腺肿瘤患者实现长期生存的唯一途径。然而，仅有10%～20%的胰腺肿瘤患者适合进行局部手术切除。大多数患者因存在转移性疾病而不宜手术，且出于对安全性和有效性的担忧，即使在可切除的患者中，手术也未得到广泛应用。随着手术及全身化疗技术的不断进步，手术切除的适应证已扩展至包括局部晚期肿瘤在内的更多病例。胰腺肿瘤手术的多个方面，如术后发病率管理、切除与全身治疗的顺序及对以往认为不可切除肿瘤进行切除后的新辅助治疗等，均在迅速发展。

胃部肿瘤及胃食管交界处肿瘤是导致全球肿瘤相关死亡的主要因素之一。尽管免疫治疗与分子靶向治疗的进展拓宽了治疗方案，但这些治疗手段并未显著改善不可切除或转移性胃部肿瘤患者的预后状况。胃部肿瘤的异质性导致治疗策略的复杂性，尤其是对于缺乏特定靶点和独特分子特征的患者，常规化疗依旧是唯一推荐的有效且持久的方案。此外，胃部肿瘤中多种信号通路（如HER2、PI3K/AKT/mTOR、c-MET、VEGF/VEGFR等）和分子生物学过程的参与，使得靶向治疗的开发面临挑战。在晚期胃部肿瘤治疗领域，分子靶向治疗与免疫检查点抑制剂展现出显著的临床疗效，尤其在特定患者群体中。人表皮生长因子受体2（human epidermal growth factor receptor 2，HER2）靶向治疗、抗血管生成治疗与免疫检查点抑制剂的联合应用，在一线治疗中表现出改善临床结果的潜力。尽管HER2靶向治疗在HER2阳性胃部肿瘤患者中展现出显著的疗效，但HER2阴性胃部肿瘤患者依旧缺乏有效的靶向治疗方案。通过深入分析分子特征与基因组异质性的复杂网络，可以更精准地优化治疗策略，实现个体化治疗。

通过荟萃分析评估血管内皮生长因子（VEGF）+936C＞T基因多态性与消化系统肿瘤之间的关系，结果显示，VEGF+936C＞T基因多态性与消化系统恶性肿瘤易感性显著相关，其中T等位基因增加了消化系统肿瘤疾病的风险。一项基于种族的分层分析显示，在亚洲和高加索人群中，VEGF+936C＞T基因多态性显著增加了消化系统肿瘤的风险，尽管这一关联仍需大规模流行病学研究进一步验证。血管紧张素转换酶（ACE）是肾素-血管紧张素系统的主要调节因子，据报道，该位点的遗传多态性与多种人类肿瘤疾病的风险相关。当前的荟萃分析表明，消化道中ACE的多态性可能会影响肿瘤患者的生存，未来有必要进一步研究ACE对肿瘤疾病预后的影响。

过氧化物酶体增殖物激活受体γ辅激活因子-1α（peroxisome proliferator activated receptor gamma coactivator-1 alpha，PGC-1α）是线粒体能量代谢的关键调节因子。在结直肠肿瘤中，PGC-1α似乎通过不同途径促进肿瘤细胞生长，尽管有研究发现其同时具有相反作用。在胃部肿瘤中，PGC-1α可促进体外细胞增殖、细胞凋亡及体内肿瘤生长。AMPK/SIRT1/PGC-1α与抑制胰腺肿瘤细胞凋亡相关。胰腺CSC强烈依赖线粒体氧化磷酸化，PGC-1α对于维持胰腺CSC活性至关重要。

在消化系统中，水通道蛋白（aquaporin，AQP）家族的异常表达与多种疾病的发生和发展密切相关。AQP作为高度保守的跨膜蛋白，负责水分子跨细胞膜运输。AQP1参与唾液分泌和脂肪消化，与胃部肿瘤、慢性肝病密切相关；AQP3与腹泻、炎症性肠病相关；AQP4调节胃酸分泌，与胃部肿瘤的发生和发展有关；AQP5与胃部肿瘤细胞增殖和迁移相关；AQP7是胰岛B细胞中的主要水甘油通道蛋白；AQP8参与胰液分泌，可能是治疗腹泻的潜在靶点；AQP9在甘油代谢和肝细胞肿瘤中发挥重要作用。关于AQP10和AQP12功能的研究较为有限。AQP在消化系统中的特定位置及功能尚需进一步研究。

随着新一代测序技术的不断进步，实体瘤融合基因的检测日益普及。部分融合基因靶向疗法已被纳入消化道肿瘤的治疗指南中，如神经营养酪氨酸受体激酶和成纤维细胞生长因子受体2，同时，还有众多融合基因正作为潜在的治疗靶点处于研究阶段。环状RNA（circRNA）作为一类新型的非编码RNA，在真核细胞中表达，并在调节肿瘤的发生与发展中展现出多样的生物学功能。肿瘤微环境（tumor microenvironment，TME）作为一个复杂的微观生态系统，由肿瘤细胞、免疫细胞等正常细胞、细胞外基质（ECM）及大量信号分子构成。circRNA与TME之间的相互作用在影响消化系统肿瘤的恶性行为中扮演着复杂角色，包括免疫监视、血管生成、上皮-间质转化（epithelial-to-mesenchymal transition，EMT）及ECM重塑等。circRNA调控TME有望成为新的治疗靶点和预后指标。有学者通过分析大量数据发现，microRNA-146a（miR-146a）rs2910164 C＞G位点可能与消化系统肿瘤发展风险相关。长非编码RNA（lncRNA）因缺乏明显的开放阅读框而不具备蛋白质编码潜力。越来越多的证据表明，lncRNA DGCR5在人类疾病的病理发展中，特别是在消化系统的肿瘤与进展中发挥着重要调节作用。异常的DGCR5表达可影响细胞增殖、侵袭及转移等不同的功能。作为一种新型的肿瘤相关lncRNA，DCGR5最近在胰腺肿瘤、胃部肿瘤、胆囊癌、结直肠肿瘤、肝部肿瘤等消化系统肿瘤中被发现异常表达。DCGR5的作用至关重要，且在不同消化系统肿瘤疾病中表现各异。DCGR5的异常表达通过调节肿瘤细胞的增殖、侵袭、转移及耐药等过程来影响肿瘤的进展。lncRNA DGCR5有望成为消化系统肿瘤疾病的有效标志物或具有前景的治疗靶点。

还有研究表明，地榆提取物中的主要生物活性成分紫玉苷Ⅱ（ziyuglycoside Ⅱ，ZYG Ⅱ）能够显著抑制多种肿瘤细胞的生长，其作用机制包括诱导细胞周期停滞、氧化应激及线粒体凋亡途径，其中，表皮生长因子受体（EGFR）信号通路被认为是ZYG Ⅱ发挥抗肿瘤作用的关键途径。叶酸、维生素B_6及维生素B_{12}在DNA甲基化、合成及修复过程中发挥着重要作用。双样本孟德尔随机化研究表明，基因预测的叶酸和维生素B_6浓度与总体肿瘤疾病及消化系统肿瘤（如食管肿瘤、胃部肿瘤、结直肠肿瘤或胰腺肿瘤）无显著关联，而基因预测的维生素B_{12}浓度升高则与结直肠肿瘤相关。消化系统肿瘤患者在接受手术或化疗后常出现炎性细胞因子的过度表达。ω-3脂肪酸是对肿瘤患者具有抗炎作用的关键营养素。荟萃分析表明，在消化系统肿瘤患者中，补充ω-3脂肪酸组与对照组之间白细胞介素6（IL-6）和C反应蛋白（CRP）浓度的变化无显著性差异。尽管在补充ω-3脂肪酸组与对照组之间观察到肿瘤坏死因子α（TNF-α）浓度变化的显著性差异，但根据亚组分析，TNF-α浓度的变化并无显著性差异。这表明ω-3脂肪酸可能对消化系统肿瘤患者术后TNF-α的升高具有抑制作用，但尚需大规模临床试验以获取更确切的支持数据。

最新研究发现，神经系统可能直接或间接地对胃部肿瘤产生影响。胃部肿瘤细胞可侵入神经纤维，诱导神经细胞的生长与分支，而神经纤维又可浸润至肿瘤微环境中，从而促

第五章 拉曼光谱技术在消化系统肿瘤筛查和早诊早治中的应用

进胃部肿瘤的进展。此外，神经免疫相互作用在胃部肿瘤的发展中也发挥着重要作用。神经与胃部肿瘤的相互作用由多种神经系统相关因子介导，这些因子不仅可由肿瘤细胞和神经末梢合成与释放，还参与胃部肿瘤细胞增殖、血管生成、转移及复发等多个方面的调控。临床研究表明，多种神经系统相关因子是胃部肿瘤的重要诊断与预后生物标志物。

拉曼光谱作为一种强大的物理化学分析技术，正蓬勃发展。该技术作为一种无标记检测技术，能够检测由光与物质相互作用所产生的非弹性散射光。通过该技术，可以检测到生化和生物分子的结构以及组织构象的振动光谱，进而提供细胞、组织和生物体液的"分子指纹"。因此，拉曼光谱在肿瘤诊断领域得到了广泛应用。随着对新药需求的不断增加，开发新的、具备成本效益和时间效益的药物发现技术显得尤为重要。SERS作为一种新兴的超灵敏且无标记的技术，能够高效检测和表征分子间的相互作用。

消化系统肿瘤预后不佳的主要原因在于缺乏精确且及时的诊断手段。探索源自细胞外囊泡（EV）的新型肿瘤生物标志物，有望为消化系统肿瘤疾病的临床诊断提供助力。生物信息学分析揭示，血清源性EV中 *ANLN*（anillin，肌动蛋白结合蛋白）、*ITGA6*（integrin alpha 6，整合素α6）、*KRT18*（keratin 18，角蛋白18）及 *MMP9*（matrix metalloproteinase 9，基质金属蛋白酶9）基因的RNA表达水平，可作为消化系统肿瘤的新型非侵入性生物标志物。单细胞分析已成为肿瘤细胞异质性分析的前沿方法。如图5-1所示，将单细胞RNA测序（scRNA-seq）技术与无标记单细胞鉴定分离技术——拉曼光镊（ROT）相结合，实现了单细胞多模态分析，并已应用于药物敏感性研究。多模态分析为全面表征单细胞复杂性提供了有效途径，对于研究肿瘤异质性或从全血等混合细胞样品中分离出特定细胞尤为重要。

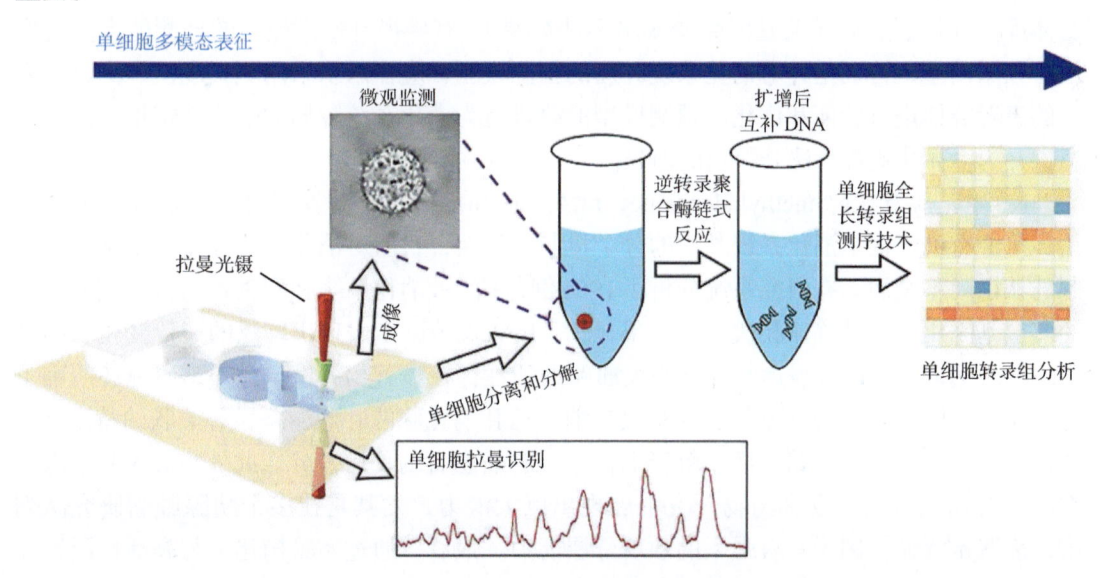

图5-1 无标签单细胞鉴定与分离技术涉及的主要步骤包括细胞培养、药物处理、单细胞拉曼光谱检测、细胞隔离及RNA测序。通过转录组数据分析，验证了拉曼光镊操作对细胞活性的影响

资料来源：Fang T, Shang W, Liu C, et al. 2020. Single-cell multimodal analytical approach by integrating Raman optical tweezers and RNA sequencing. Anal Chem, 92（15）：10433-10441

经许可转载（改编）引用，版权所有：2020年美国化学学会

微RNA（miRNA）是一类高度保守的短非编码RNA（18～25个核苷酸），在细胞分化、生物学发育、发病机制及疾病易感性中发挥着关键作用，且与多种肿瘤的发生和恶性进展密切相关。miRNA主要通过特异性识别其3′非翻译区，负调控靶基因的转录。单个miRNA可调控多个靶基因，同时大多数miRNA也受到多个因子的调控。近年来研究表明，miR-149在消化系统肿瘤的发病机制中扮演关键角色，并可能作为潜在的诊断标志物和治疗靶点。

尽管SERS技术已广泛应用于核酸分子的检测，但在无损状态下获取未标记RNA的特征性SERS信号仍面临挑战。有学者利用钛离子作为聚集剂，诱导银纳米颗粒聚集形成热点，成功获取了miRNA的指纹信息。该方法可用于确定均聚碱基的RNA序列及拉曼光谱中每个碱基的峰位置。将获得的RNA谱图与959cm^{-1}处的核糖信号强度进行归一化，并对一系列成熟miRNA序列的碱基含量进行定量。通过研究RNA发夹结构的形成过程，获得了RNA杂交事件的特征性SERS信号，准确识别了作用位点SERS信号强度的变化。该方法在miRNA的生物学功能研究、分子诊断、疾病治疗及靶向药物设计等领域具有潜在应用价值。

以免疫检查点抑制剂为代表的免疫疗法正逐步迈入精准医疗的新时代。鉴于免疫疗法对消化系统肿瘤患者的临床获益有限，且伴随不良反应和治疗费用高昂，开发能够预测免疫治疗疗效的生物标志物显得尤为重要。研究者深入分析了微卫星错配修复状态、肿瘤突变负荷、特异性突变基因或通路、PD-L1表达水平、免疫相关不良反应、血液生物标志物，以及患者相关生物标志物在预测消化系统肿瘤免疫治疗疗效中的价值。针对不同个体、肿瘤疾病类型、免疫状态及肿瘤内环境相关数据（如分子特征、微生物组成、T细胞受体库多样性、肿瘤相关基因突变或耐药性突变），有望提升疾病模型的预测能力。免疫治疗预测模型，特别是针对消化系统肿瘤的预测模型，应在未来采用更大规模、更具代表性的患者群体进行验证和优化。预测模型的改进将为消化系统肿瘤的治疗策略提供重要信息，并为个体化免疫疗法开辟新的前景。

N^6-甲基腺苷（N^6-methyladenosine，m^6A）在肿瘤的发生和发展过程中发挥着关键作用，可能有助于揭示消化系统肿瘤的分子机制。然而，目前对消化系统肿瘤中m^6A重建机制的认识尚不全面。有研究系统分析了1906例包括7种消化系统肿瘤患者的m^6A调节因子的多层基因组特征及临床相关性。结果显示，m^6A调节因子表现出广泛的遗传变化和高度一致的表达调控。m^6A表达与肿瘤相关通路的活性存在显著相关性。此外，研究还明确了与消化系统肿瘤相关的常见肿瘤通路及与消化道和消化腺的肿瘤通路显著关联的特定m^6A调控因子。这些肿瘤通路有助于解释消化系统肿瘤患者的预后差异。此外，m^6A调节因子在胰腺肿瘤的预后分层和药物开发中展现出巨大潜力，尤其是在多个胰腺肿瘤研究队列中，表明m^6A调控因子具有强大的预后分层能力。最后，通过实验构建了与高活性泛素介导的蛋白水解、错配修复、细胞周期、基底转录因子显著相关的m^6A评分模型，该模型在消化系统肿瘤中具有较强的预后分层能力。此研究表明，m^6A调节因子在消化道和消化腺肿瘤进展中的作用机制存在异同，可为潜在的药物开发提供指导。

第二节 拉曼光谱技术在食管肿瘤筛查和早诊早治中的应用

食管肿瘤是全球范围内第八大常见的肿瘤疾病类型，其死亡率位列第六，是一种极具致命性的疾病，每年导致超过500万例患者死亡。该病症的特点在于高病死率、预后不佳，且地理分布存在差异。当前，食管肿瘤的患病率正经历转变。其主要组织学亚型包括食管鳞状细胞癌（esophageal squamous cell carcinoma，ESCC）和食管腺癌（esophageal adenocarcinoma，EAC），两者具有不同的流行病学及临床特征。尽管在全球范围内，ESCC仍为最常见的类型，但在发达国家，EAC正迅速成为主导类型。ESCC的风险因素包括社会经济地位较低、吸烟、饮酒、饮用热饮及接触亚硝胺。此外，维生素A、维生素C、维生素E、锌及叶酸等微量营养素缺乏亦与ESCC的发生相关。EAC的风险因素包括巴雷特食管、胃食管反流病、肥胖及吸烟等。食管肿瘤筛查在早期发现该类疾病及降低未来死亡率方面可能发挥关键作用。在食管肿瘤的临床诊断与精准分期中，内镜检查、CT、^{18}F-FDG PET/CT及EUS构成多模态影像评估体系，各自发挥不可替代的作用。在无远处转移的情形下，EUS是食管肿瘤局部区域分期及指导治疗的关键手段。EUS的应用显著提高了各分期食管癌患者的生存获益，其成本-效益分析结果亦证实该技术具有理想的卫生经济学价值。食管肿瘤是一类临床挑战性极高的疾病，需采取多学科联合治疗策略。广泛的治疗可能与生活质量的显著下降相关，且预后依然不佳。然而，近几十年来，预后状况已逐渐改善。新辅助化疗或放化疗作为手术的辅助手段，已成为局部晚期食管肿瘤的标准治疗方案。外科手术亦日趋标准化与集中化。

在研究中，已发现多种类型的生物标志物，具体涵盖免疫组织化学标志物、血液标志物、miRNA标志物、长非编码RNA及基于DNA的标志物。这些生物标志物已通过各类研究得以鉴定，并被认为具有诊断ESCC和EAC的潜力。然而，这些生物标志物各自均存在局限性，且尚未有任何一种能够转化为有效的临床实用工具。当前针对食管肿瘤疾病诊断的生物标志物研究，还存在其他局限性，如样本规模较小、研究设计局限于单一人群、缺乏早期诊断的有效性、缺乏独立验证研究及缺乏临床前数据支持。在缺乏淋巴结受累证据的情况下，内镜治疗被视为瘤前病变及早期食管肿瘤的最佳治疗策略。对于晚期EC，根治性治疗通常涉及化疗或放化疗，随后进行广泛手术，但此治疗方案往往导致较高的并发症发生率及持续下降的生活质量。尽管过去20年间EC的治疗策略有所进步，且存活率有所提升，但EC的预后仍然不佳，总体上6年生存率低于7%。

当前，食管疾病的检测与监测手段存在局限性。为此，学者正致力于开发先进的成像技术，旨在弥补现有方法的不足，进而优化诊断、治疗及监测策略，推动该领域进一步发展。基于拉曼光谱的技术有望显著提高体外及体内病变、高危病变实时检测的灵敏度。该技术能够探究微观结构变化，揭示疾病特异性生化改变，并可能为病理生物学机制提供新的认识。拉曼光谱在食管癌前病变及食管肿瘤疾病中的应用范围正不断扩大，然而，其在食管良性疾病中的应用仍处于初级阶段。持续探索其在肿瘤及瘤前病变中的应用，并拓展至良性疾病，将为该技术融入临床实践及诊断模式，以及开发准确且经济、高效的临床工具奠定坚实基础。此外，拉曼光谱技术作为一种创新手段，预期将深化对食管疾病相关生化转化机制的理解，并为该领域众多基础问题提供答案。

Stone等针对6种不同上皮组织（包括喉、扁桃体、食管、胃、膀胱和前列腺）进行了研究，因这些组织的鳞状上皮细胞、移行上皮细胞或柱状上皮细胞可发展为恶性肿瘤而具有临床意义。研究者采用多变量统计分析构建光谱诊断模型，对上皮癌及瘤前病变样品进行分类。经交叉验证，主成分反馈的线性判别模型展现出良好的群体分离效果。值得注意的是，食管组织可同时包含鳞状细胞癌和柱状细胞癌。三组模型在鉴别食管柱状细胞病理分组时，灵敏度达到84%～97%，特异度达到93%～99%；而结合柱状及鳞状细胞的八组模型，灵敏度为73%～100%，特异度为92%～100%。病理组间的预测重叠可能归因于在组织学上区分肿瘤前状态的难度，以及不同病理组间缺乏明确的生化界限，即正常状态至病变状态存在连续的进展过程。

另有学者利用组织内在微拉曼信号获取人食管组织的生化信息，通过近红外显微拉曼光谱结合多因素分析，对食管肿瘤组织与正常组织进行鉴别。研究者观察到，与健康受试者相比，食管肿瘤患者组织中蛋白质结构发生变化，乳糖相对量减少，色氨酸、胶原及苯丙氨酸含量增加。基于主成分分析（PCA）和线性判别分析（LDA）的诊断算法在分离肿瘤与正常食管组织样本时，灵敏度达到87.0%，特异度为70.9%。研究结果表明，近红外显微拉曼光谱结合PCA-LDA分析是一种有效且灵敏的食管肿瘤疾病鉴别手段。

越来越多的确凿证据表明，结合化学计量分析手段，拉曼光谱技术已成为鉴别瘤前病变及肿瘤性生化变化的一种强有力工具。在另一项研究中，学者利用便携式拉曼光谱系统，针对早期食管肿瘤样本（包括0期，即肿瘤局限于黏膜且未观察到淋巴结转移和远处转移，以及1期，即肿瘤已浸润黏膜下层或已转移至邻近淋巴结组织）进行了检测。与正常食管组织的拉曼光谱相比较，肿瘤组织中糖原、胶原蛋白及色氨酸的浓度呈现显著降低的趋势。偏最小二乘回归（partial least squares regression，PLSR）分析与自组织映射（self-organizing map，SOM）分析尝试将肿瘤组织与正常组织样本的数据区分开来，但两组数据间存在显著的重叠。然而，拉曼条带的LDA在组织类型预测方面展现出了卓越的性能，灵敏度高达81.0%，特异度亦达到94.0%。这一发现表明，拉曼光谱技术不仅能够检测肿瘤病变的生化前体，还可用于早期食管肿瘤疾病的检测，为临床的诊断与治疗提供了有力的支持。

Shim等首次报道了在常规临床内镜检查中，对人体胃肠道组织进行活体拉曼光谱检测的研究成果。他们开发了一种光纤探头，可通过内镜仪器通道与组织表面接触，5秒内即可获得良好的信噪比，探针对组织的压力变化及探针-组织角度的变化对光谱的影响均不显著。正常组织与病变组织间的光谱差异较为细微。自此，多个研究团队致力于研发内镜兼容的光纤拉曼探头，这些探头已成功应用于食管组织的离体与体内实时检测。

Bergholt等设计了一种光纤拉曼内镜系统，在785nm激光激发下，结合多模态广角内镜成像（包括白光反射成像、窄带成像及自发荧光成像）的引导，能够在0.5秒内完成活体食管拉曼检测。他们利用生物分子模型（非负约束最小二乘最小化，non-negativity-constrained least-squares minimization，NNCLSM），结合6个基本的生物化学参考光谱

第五章　拉曼光谱技术在消化系统肿瘤筛查和早诊早治中的应用

（即肌动蛋白、胶原、DNA、组蛋白、三油酸和糖原），来估算食管组织的生化成分。采用组织位点LDA及LOOCV方法，基于所得的诊断显著性拟合系数，构建了食管肿瘤疾病的诊断算法。在多模态内镜成像的引导下，能够实时获取正常与瘤变食管黏膜在800～1800cm^{-1}范围内的高质量活体拉曼光谱。食管肿瘤组织呈现出明显的拉曼信号，这些信号主要与细胞增殖、脂质降低、核活性异常及新生血管相关。在构建LDA诊断模型时，肌动蛋白、DNA、组蛋白、三油酸和糖原的拟合系数具有重要意义，其在体诊断食管肿瘤病变的准确度高达96.0%（灵敏度为97.0%，特异度为95.2%）。

多模态图像引导下的拉曼内镜技术，结合生物分子建模，在临床内镜检查中对食管肿瘤疾病的实时、活体诊断与检测展现出潜在的应用前景。这种多模态图像引导的光学诊断技术，能够实时对生化信息进行客观的逐点评估，实现食管中可疑病变的完全自动诊断，尤其是与食管肿瘤相关的病变。研究者注意到，与核酸相关的拉曼峰强度增加，可能表明肿瘤细胞的异常DNA含量及深染状态，以及肿瘤组织中肌动蛋白和脂质的相对减少。该方法在食管肿瘤疾病检测中的敏感度为79%，特异度为74%。此外，拉曼内镜结合NNCLSM方法，在实时体内诊断和检测食管肿瘤疾病的总体疗效曲线下面积达到0.987。随后，同一研究团队开发了一种直径为1.8mm的斜面光纤共聚焦拉曼探头，用于激光传输及体内组织拉曼信号的采集，估计的组织探测体积小于0.02mm^3，适用于接受内镜监测的上消化道消化不良及肿瘤患者。依据组织病理学的观察结果，从研究对象中取得的食管活检样品被分类为柱状上皮、非异常增生型Barrett食管及高度异型增生型Barrett食管。通过对比分析非异常增生型Barrett食管与高度异型增生型Barrett食管组织样本，结果表明，在高度异型增生型Barrett食管组织样本中，苯丙氨酸、酰胺Ⅰ及DNA的拉曼光谱强度显著升高，这提示了异常增生型组织与细胞内细胞核及蛋白质的异常状态。在区分柱状上皮与非异常增生型Barrett食管和高度异型增生型Barrett食管时，准确率为88%；在区分非异常增生型Barrett食管与柱状上皮和高度异型增生型Barrett食管时，准确率为84%；在区分高度异型增生型Barrett食管与柱状上皮和非异常增生型Barrett食管时，准确率为90%。高度异型增生型Barrett食管的体内检测诊断敏感度为87%，特异度为84.7%。

同样，有学者在内镜检查过程中同时获取了实时（小于1秒）体内"指纹"及高波数拉曼光谱，并评估了ESCC与正常食管组织之间的光谱差异。他们观察到，在"指纹"区域内，ESCC转化与脂质含量的相对降低及蛋白质和DNA含量的增加有关，这与在其他临床研究中观察到的生化成分变化相一致。该研究还测量了高波数拉曼区域（2600～3500cm^{-1}）的变化，能够探测水分含量并提供有关分子内C—H、N—H和O—H拉伸振动的信息。他们报道了ESCC与正常食管组织之间的含水量差异（O—H拉伸振动）。此外，差异峰强度比可用于区分ESCC与正常食管组织，敏感度为48%～73%，特异度为54%～64%。他们还指出，组织水灌注量是体内ESCC检测的重要指标之一。

内镜技术有助于食管肿瘤疾病的生物学研究与检测，以筛查肿瘤疾病发生前及伴随发生的分子变化。尽管拉曼光谱在化学分子分析领域得到了广泛应用，但固有的弱拉曼效应阻碍了其临床应用。拉曼-硅金纳米粒子（Raman-silica-gold-nanoparticle，R-Si-Au-NP）通过SERS产生更强的信号，从而克服了这一限制。金纳米颗粒（AuNP）在医学研究和应用中展现出巨大的潜力，包括AuNP的合成、组装及与生物相容性配体的结合、等离子体标记与成像、光学及电化学传感、诊断、治疗（如药物递送和DNA/基因递送），特别是肿瘤和其他疾病（包括阿尔茨海默病、艾滋病、肝炎、结核病、关节炎、糖尿病）的必要的体外和体内毒性研究。SERS纳米粒子（surface-enhanced Raman scattering nanoparticle，SERS NP）通过对细胞表面生物标志物的敏感和多重检测，具有改善肿瘤疾病检测的潜力。有学者证明了靶向受体的SERS NP复合"鸡尾酒"的局部应用及内镜成像能够快速检测原位大鼠食管肿瘤模型中的肿瘤。他们将抗体偶联的靶向EGFR和HER2的SERS NP局部涂抹在大鼠食管腔表面，采用旋转扫描和轴向回拉的微型光谱内镜对结合在食管腔表面的纳米粒子进行成像。特异性与非特异性结合的比率分析实现了对肿瘤的可视化及生物标志物表达的定量，与免疫组织化学和流式细胞技术验证数据相一致。

尽管使用SERS改善拉曼信噪比的前景令人鼓舞，但所有SERS研究目前仅在动物模型中进行，因为人们担忧这些纳米颗粒在人体中的生物相容性。研究人员正在深入探究这些纳米颗粒在动物模型中的体外和体内代谢特征及毒性效应，现有研究数据呈现显著异质性。因此，解决与这些颗粒生物相容性相关的问题，将为SERS用于食管诊断的临床可行性奠定坚实基础。

鉴于内镜检查存在成本高、手术具有侵入性及给患者带来心理负担等不利因素，因此它们并不被视为首选的筛查手段。相比之下，非组织（如血液、尿液或唾液）生物标志物检测提供了一种更为简便且侵入性较小的替代方案。血液中含有多种与蛋白质、脂质、葡萄糖、营养状况、消化过程及炎症反应相关的生物标志物，可用于评估食管肿瘤疾病的风险及其进展情况。例如，血清胃蛋白酶原Ⅰ浓度的检测有助于早期发现ESCC。

众多学者日益关注并报道了一种新型、可靠且经济的食管肿瘤疾病检测方法，即血浆共振拉曼光谱结合多变量分析技术。该技术采用SERS对健康个体及食管肿瘤疾病患者手术前后的血清样品进行分析，利用波长为632.8nm的氦氖激光采集血清光谱数据。随后，采用支持向量机（SVM）和PCA-LDA算法对获取的正常血浆与肿瘤组织血浆的SERS光谱进行解析与分类，准确率高达90%。此外，结合共振拉曼光谱、波数选择及PCA-LDA算法，血浆类胡萝卜素有望成为食管肿瘤疾病筛查的潜在生物标志物。

第三节　拉曼光谱技术在肝脏肿瘤筛查和早诊早治中的应用

肝细胞肿瘤（hepatocellular carcinoma，HCC）指发生于肝细胞的原发性恶性肿瘤，其诊断与治疗后的生存率普遍较低。据美国国家癌症研究所SEER数据库的统计数据显示，美国HCC患者的平均5年生存率仅为19.6%，而对于晚期及转移性HCC患者，5年生存率可能低至2.5%。在早期阶段，可采用的局部治疗手段包括手术切除、射频消融、经动脉化疗栓塞及肝移植等。然而，由于HCC通常在肿瘤已无法切除的阶段被诊断为晚期，这些治疗手段往往无法取得预期效果。与众多其他肿瘤疾病相似，HCC具有高度异质性，治疗策略的选择，如肝移植、局部治疗、应用酪氨酸激酶抑制剂（tyrosine kinase inhibitor，TKI）或免疫检查点抑制剂等，取决于疾病的分期及基础疾病状况。此外，即便患者疾病表型相似，也可能存在不同的病因，从而导致治疗反应存在显著差异。对患者进行分子水平上的分层将有助于制定最有效的治疗方案。随着组学分析的效率和成本效益的持续提升，研究人员正致力于在分子、代谢和免疫层面开发针对HCC的靶向治疗策略。在临床实践中，HCC的主要危险因素与丙型肝炎后的持续病毒学应答、乙型肝炎病毒受到抑制的治疗过程，以及酒精性和非酒精性脂肪性肝病等相关。HCC的预后情况复杂，潜在肝硬化与恶性肿瘤的存在，患者将面临更大的风险。除肿瘤负荷外，肝功能、身体机能状态、肿瘤活检结果、血清标志物水平、当前肿瘤分期的亚分类及肿瘤进展模式等因素，均可能对患者的治疗选择产生影响。在HCC治疗领域所取得的进展包括识别最有可能从现有治疗方案中获得显著临床获益的患者群体。此外，局部治疗和（或）全身治疗的联合策略也在持续研究中。

Dawuti等探讨了采用尿液SERS技术快速筛查肝硬化及HCC患者的可行性。研究团队利用拉曼光谱仪，针对49例肝硬化患者、55例HCC患者及50例健康志愿者的尿液样本，进行了SERS光谱的记录与分析。归一化处理后的平均拉曼光谱揭示了与疾病状态相关的特定生物分子的差异性，特别是在肝硬化合并肝脏肿瘤的患者中，观察到特异性核酸及氨基酸代谢的异常表现。基于SVM算法，研究开发的尿液SERS方法在鉴别肝硬化时展现出88.9%的敏感度、83.3%的特异度及85.9%的准确性；在鉴别HCC时则表现出85.5%的敏感度、84.0%的特异度及84.8%的准确性。值得注意的是，该尿液SERS方法在诊断HCC方面的敏感度超越了传统的血清甲胎蛋白（AFP）检测。该项探索性研究的结果表明，尿液SERS光谱技术与SVM算法的结合，在肝硬化与HCC的无创鉴别中显示出巨大的应用潜力。

拉曼光谱为评估抗肿瘤纳米药物的疗效提供了一种卓越、迅速、灵敏且经济的手段。鉴于HCC是一种高度血管化的肿瘤，研究者利用纳米医学技术，监测了微管靶向血管干扰剂（microtubule targeted vascular disrupting agent，MTVDA）及其与非靶向或靶向西妥昔单抗聚合物纳米复合物联合治疗在小鼠HCC组织中的拉曼光谱。通过光谱差异，主要区分了凋亡脂质体及特征性酰胺I特征，从而实现了HCC与健康肝组织的区分。MTVDA包裹的靶向西妥昔单抗聚合物纳米复合物在HCC治疗监测中显示出巨大的潜力。

Kirchberger-Tolstik等将两种具备较高诊断潜力的影像学技术进行结合，旨在增强对肝脏肿瘤的预测能力。具体而言，他们应用拉曼光谱技术与基质辅助激光解析电离成像质谱技术（matrix-assisted laser desorption ionization imaging mass spectrometry，MALDI IMS），对36例HCC组织样本进行了诊断分析。通过对数据进行多变量方法分析，结果显示，单独使用拉曼光谱技术已展现出良好的HCC鉴别能力，敏感度达到了88%，特异度则为80%。然而，将拉曼光谱与MALDI IMS相结合，未能进一步提升对HCC的鉴别能力。但值得注意的是，当这两种方法联合使用时，采用线性分类模型可以有效区分出高、中、低分化的HCC。MALDI IMS不仅在HCC分级检测中表现出100%的敏感度及80%的特异度，而且在HCC分化检测中，甘油磷脂与脂肪酰基的表达存在显著差异。此外，利用基于拉曼光谱的分类模型中的模型系数，可以检测到分化型HCC在蛋白质、脂质及胶原成分上的差异。综上所述，拉曼光谱技术、MALDI IMS技术及二者的联合应用，在解决肝脏肿瘤疾病诊断中的具体问题方面均展现出了较高的潜力。

图5-2呈现的是SERS频移免疫测定法，该方法被用于检测盐溶液中浓度低于皮摩尔级别的肝脏肿瘤生物标志物，即甲胎蛋白与磷脂酰肌醇蛋白聚糖-3（glypican-3）。HCC的早期快速诊断，有利于提升患者生存率。另外，Yan等采用分析性高光谱激发拉曼散射显微技术，对正常及瘤变肝组织中原位脂质代谢物进行了详细研究。

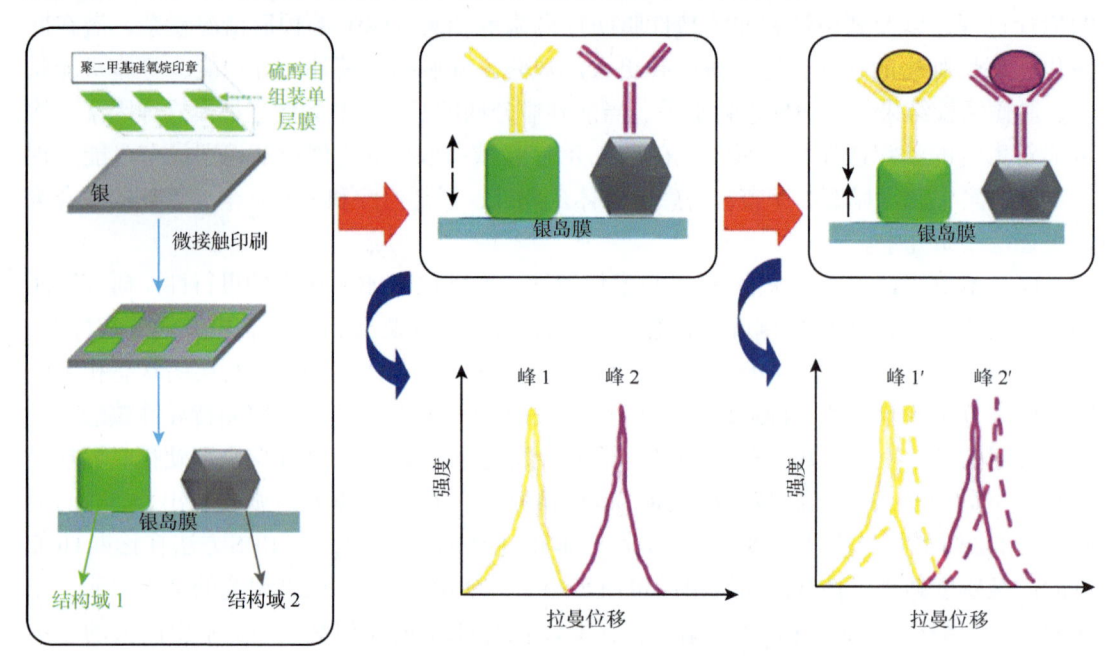

图5-2　表面增强拉曼散射频移免疫测定法

经过高温处理修饰的Tollen方法，成功制备出具有卓越表面增强拉曼散射响应的纳米银薄膜。在此基础上，利用微接触印刷技术，实现了有序拉曼报告域的化学吸附。通过识别结合抗体的生物标志物，表面增强拉曼散射光谱的变化被用于频移分析，展现了高灵敏度和特异度。此外，该技术在胎牛血清及肝细胞肿瘤患者血清中的应用也得到了验证

资料来源：Tang B，Wang J，Hutchison J A，et al. 2016. Ultrasensitive，multiplex Raman frequency shift immunoassay of liver cancer biomarkers in physiological media. ACS Nano，10（1）：871-879

经许可转载（改编）引用，版权所有：2016年美国化学学会

表面增强共振拉曼散射（SERRS）技术的优势在于其纳米结构产生的信号强度可与荧光标记物媲美，同时具备更高的光稳定性。此外，通过适配的报告分子产生的狭窄拉曼"指纹"谱峰，能够显著提升检测的特异性。早期发现是改善肿瘤等众多致命疾病预后的最有效策略。Biscaglia等利用工程化的PreS1肽（gold nanostructures functionalized with an engineered PreS1 peptide）功能化的生物相容性SERRS活性金纳米结构（AuNP@PEG-PreS1），成功检测了肝肿瘤细胞上过度表达的SerpinB3抗原。SerpinB3抗原是HCC病变起始阶段的生物标志物。通过聚合物链将靶向单元连接到纳米结构上，可在亚纳摩尔浓度下实现超过80%的灵敏度和特异度。鉴于SERRS的高灵敏度和SerpinB3过表达是HCC转化的早期事件，AuNP@PEG-PreS1纳米结构有望用于常规诊断，以提高HCC检测的准确性，尤其是在慢性肝病患者中。

SERS检测的灵敏度与衬底的增强系数直接相关，而增强系数取决于由衬底表面等离子体共振产生的局部表面电场的强度。Ren等设计了一种类电磁诱导透明（electromagnetic induced transparency like，EIT-like）超材料作为SERS衬底。该等离子体共振结构不仅产生了更强的光学近场，还通过辐射阻尼减小了谱线的增宽，这对于强烈依赖电场强度的SERS非常有利，可显著提高SERS检测的灵敏度。与单模衬底相比，双模衬底的SERS增强提高了一个数量级。采用EIT-like衬底作为SERS活性衬底，对HCC特异性标志物甲胎蛋白L3（AFP-L3）进行了检测。实验结果与临床诊断的一致性较好，表明了超材料在SERS的诊断和生物传感领域具有潜在的应用价值。AFP-L3的过度表达在HCC早期诊断中扮演了关键生物标志物的角色。

此外，开发了一种用于AFP检测的新型SERS活性芯片，该芯片具有高灵敏度和良好的重复性。该芯片由具有强电磁场耦合特性的蜂窝状金纳米结构阵列构成。蜂窝状结构对AFP（0.003～3ng/ml）的特异性检测表现出卓越的性能，同时测定AFP-L3比例也具有较高的准确性，在HCC的临床诊断中展现出应用潜力。

Gurian及其团队发现，在785nm波长激光激发下，使用银等离子体纸质基底可快速获取血清样本的高强度无标记SERS光谱。对比分析显示，HCC患者的光谱特征与对照组的光谱特征存在显著差异。具体而言，患者组中的尿酸含量相对较高，而对照组中的次黄嘌呤、麦角硫氨酸及谷胱甘肽含量则相对较高。为优化并验证PCA-LDA模型，研究团队采用了重复双重交叉验证（RDCV）策略。对RDCV结果的分析表明，采用最多4个主成分构建的PCA-LDA模型展现出良好的分类性能，其平均准确率达到了81%。此外，该分析不仅计算了品质因数的置信区间，还将LDA使用的主成分解析为特定代谢物，证实尿酸、次黄嘌呤、麦角硫因和谷胱甘肽的特征谱带确实被PCA-LDA算法用于光谱分类。

第四节　拉曼光谱技术在胃部肿瘤筛查和早诊早治中的应用

胃部肿瘤（gastric cancer，GC）是全球范围内第五大常见肿瘤疾病，并且在肿瘤相关死亡原因中位列第三。GC的确诊依赖于内镜活检后的组织学诊断，并通过CT、内镜超声、正电子发射断层扫描（PET）及腹腔镜等手段进行疾病分期。作为一种在分子层面与表型上展现出高度异质性的疾病，GC的致病风险因素涵盖幽门螺杆菌感染、年龄增长、高盐饮食习惯、膳食中水果与蔬菜摄入不足。针对早期GC，内镜下切除是首要治疗手段。对于非早期且具备手术条件的GC患者，则采取手术治疗方案，而在围手术期或辅助性化疗的辅助下，可提升1B期及以上分期患者的生存率。至于晚期GC患者，则通常采用序贯化疗作为主要治疗方法。GC具有较高的致死率，转移性GC患者的中位生存期不足1年。

尽管GC的发病率呈现出下降趋势，然而，鉴于其整体的高患病率与死亡率，GC依然属于全球范围内主要的肿瘤疾病类型之一，构成了重大的全球健康挑战。在90%的GC病例中，发病可归因于幽门螺杆菌感染；而在剩余的10%的GC病例中，则可能与EB病毒存在关联。近期流行病学资料显示，部分年轻患者群体GC发病率可能因自身免疫因素而呈现上升趋势。若此趋势得以确证，或将对GC未来的流行病学特征产生深远影响。GC的主要发病机制与幽门螺杆菌感染紧密相关，但最新数据亦表明，其他细菌及其代谢产物，如N-亚硝基化合物或乙醛，可能在致肿瘤过程的最终阶段发挥重要作用。新兴的GC分子分型揭示了该肿瘤在生物学上的巨大异质性，有望为未来制订针对患者的个性化治疗方案提供重要依据。因此，首要任务应当聚焦于GC的早期发现，以及对高危人群实施恰当的监测措施。

鉴于当前尚缺乏高效的生物标志物，GC的早期诊断依然面临重大挑战。为应对此难题，有学者采用了抗体芯片技术，旨在评估新型的GC血清生物标志物。研究结果显示，相较于对照组，有11种细胞因子在GC患者体内呈现出显著升高的趋势，具体包括γ干扰素受体1（IFNGR1）、神经源性位点notch同源蛋白3（Notch-3）、肿瘤坏死因子受体超家族成员19L（TNFRSF19L）、生长激素受体（GHR）、信号淋巴细胞活化分子家族8（SLAMF8）、叶酸受体β（FR-β）、整合素α5、半乳糖凝集素-8、肝配蛋白A受体1（EphA1）、表皮调节素及成纤维细胞生长因子12（FGF-12）。进一步通过酶联免疫吸附试验（ELISA）进行验证，所得结果与抗体芯片技术的结果相吻合。尤为重要的是，研究首次揭示了这11种细胞因子中的大部分，如IFNGR1、TNFRSF19L、GHR、SLAMF8、FR-β及整合素α5，在GC患者的血清样本中呈现升高状态，这一发现预示着这些细胞因子有望作为GC早期诊断及预后评估的新型生物标志物。

拉曼光谱技术，作为一种非弹性散射单色光的无标记分子振动光谱技术，能够识别分子的指纹特征。凭借其无损、快速、准确的检测特性，拉曼光谱在肿瘤良恶性鉴别、肿瘤亚型分类及诊断等多个领域得到了广泛的研究与应用。在临床上，GC的诊断通常依赖于内镜诊断、病理诊断及医学影像等方法，然而这些方法存在诊断周期长、创伤大、误判率高及高度依赖医生主观经验等不足。因此，迫切需要研发一种新型GC诊断技术，该技术应具备快速、无创、高精确度及高灵敏度的特性。基于SERS的呼吸分析作为一种新兴技术，在肿瘤疾病筛查领域逐渐受到重视。Huang等学者利用气相色谱-质谱（gas chromatography-mass spectrometry，GC-MS）鉴定了人体呼吸中的八种挥发性有机化合物，并应用管状SERS传感器，以实现GC的无创诊断。该管状SERS传感器采用玻璃毛细管制备，并负载ZIF-67涂层的银颗粒（ZIF-67-coated silver particles，Ag@ZIF-67），通过等离子体纳米粒子和金属有机框架壳的气体富集作用，提供拉曼增强效果。同时，采用对氨基苯硫酚（4-ATP）对复合材料进行修饰，以捕获不同的醛类和酮类化合物。管状传感器兼具气体流动通道和检测室的功能，相较于平面SERS传感器，具有更高的气体捕获效率。作为概念验证，基于无创、快速且易于操作的呼吸分析，管状SERS传感器在GC患者的筛查中取得了成功应用，准确率达到89.83%。研究结果表明，该呼气分析方法为GC及其他疾病的筛查提供了一种有效的选择。

小细胞外囊泡（small extracellular vesicle，SEV），亦称外泌体，因其于疾病诊断与治疗领域展现出的巨大潜力，正日益受到广泛关注。Liu等通过SERS技术，获取的人类供体SEV内拉曼活性键的整体振动信号，展现出对GC进行无创检测的潜力。研究人员进一步开发了一种基于机器学习的光谱特征分析算法，可客观区分癌症来源的SEV与非癌亚群的SEV。研究团队收集了GC患者及非GC患者的组织、血液及唾液样本，用以进行SEV分析，结果显示，该算法在组织、血液及唾液样本中的预测准确率分别达到90%、85%及72%。通过比对单个囊泡的SERS指纹，该研究为追踪患者特异性SEV自组织至血液乃至唾液的生物发生路径提供了一种可行的手段。该研究所涉及的方法有望拓展至GC以外的其他疾病，实现无创检测的目的。

拉曼光谱作为一种潜在的检测手段，可用于血清成分的分析，其优势在于能够实时、无损地检测，且无须添加任何额外试剂，即可对健康人血清与GC患者血清进行鉴别。有研究采用偏最小二乘回归（PLSR）方法，旨在探究拉曼光谱与血清样本中葡萄糖、胆固醇、高密度脂蛋白、低密度脂蛋白及甘油三酯等酶学检测结果之间的相关性。同时，运用PLS-DA方法，将拉曼光谱应用于区分健康人与GC患者血清样本。相关性分析结果表明，所有血清组分的拉曼光谱与酶学检测结果之间的相关系数均达到94%以上。在健康体检者与GC患者的鉴别方面，该方法展现出87.5%±2.5%的准确率。初步研究结果证实了拉曼光谱在血清分析中的应用潜力，并表明其可作为GC筛查的一种诊断工具。β-半乳糖苷酶（SA-β-gal），作为衡量细胞衰老与异常凋亡的关键生物标志物，其异常高表达已被研究明确证实与肿瘤、退行性病变等多种与细胞衰老相关的疾病具有显著的关联性。如图5-3所示，学者设计了一种基于夹层结构的SERS基底，旨在实现对SA-β-gal的灵敏、精确且成本效益高的检测。首先，采用自组装技术，将金纳米星（AuNS）有序排列于玻璃基底上，形成均匀分布的单层金表面，并将该结构命名为金纳米框架（Au-NF）。接着，将4-巯基苯硼酸（4-mercaptophenylboronic acid，PMBA）分子精心组装于该金纳米层上。作为连接底物与SERS标签的桥梁，乳糖分子通过PMBA与4-氨基噻吩（4-aminothiophenol，PATP）修饰的AuNS结合，从而达成对SA-β-gal的高效检测。

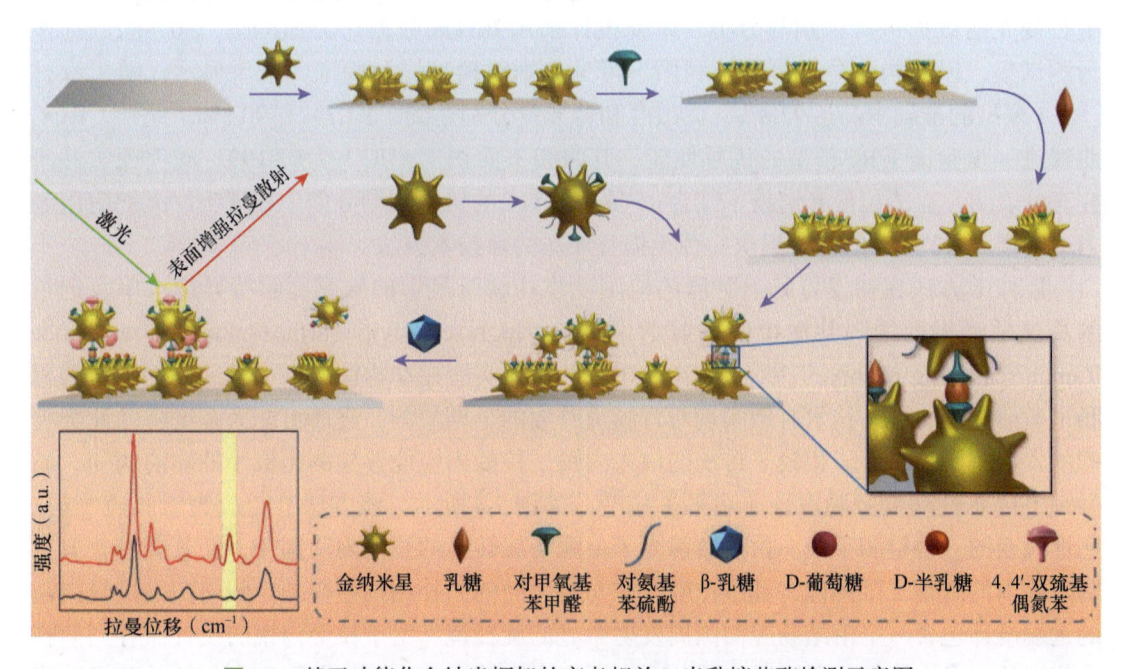

图 5-3 基于功能化金纳米框架的衰老相关β-半乳糖苷酶检测示意图

SERS标记物由金纳米星、对甲氧基苯甲醛和对氨基苯硫酚构成。经过特殊处理的玻璃板被浸入含有金纳米星的溶液中，以促进分子间的自发连接。随后，金纳米框架通过自组装的方式依次被对甲氧基苯甲醛、β-乳糖和SERS标记物修饰

资料来源：Sirui Han, Min Fan, Guichan Xu, et al. 2022. Gold-nanostar-based surface-enhanced Raman scattering substrates for gastric carcinoma detection. ACS Appl Nano Mater, 5(9), 12607-12615

经许可转载（改编）引用，版权所有：2022年美国化学学会

尽管内镜筛查已被广泛采用，然而GC的早期检测依然面临挑战。拉曼光谱测量技术，作为生化结构的独特指纹，能够非侵入性地精确预测胃内病变情况。为深入探究从正常状态至早期GC阶段体外生物分子的动态变化，Yin等研究人员采用拉曼光谱技术对早期GC进行诊断。为了明确阐述Correa级联反应过程中的生化改变，Yin等基于自主研发的数据处理程序，在组织学与细胞学层面上，对人正常胃黏膜、肠上皮化生、不典型增生及腺癌的拉曼光谱进行了对比分析。为有效提升早期GC的识别能力，他们还将拉曼光谱技术与多种机器学习方法相结合，包括PLS-DA、SVM及采用LOOCV的CNN。研究结果表明，vsym（O-P-O）骨架蛋白的表达上调可作为早期GC诊断的一个有益指标。此外，在早期GC样品中，还检测到了乳酸、脂质、苯丙氨酸及类胡萝卜素等物质的含量显著升高。综上所述，拉曼光谱技术不仅能够作为检测早期GC的有效手段，还能够揭示肿瘤发生过程中的生物分子动力学机制。

Li等深入探究了拉曼光谱技术结合多种机器学习算法，在区分GC患者与健康对照血清样本方面的潜在应用价值。研究中共收集了109例GC患者的血清拉曼光谱数据，其中包括Ⅰ期35例、Ⅱ期14例、Ⅲ期35例、Ⅳ期25例，以及104例年龄匹配的健康志愿者的血清拉曼光谱数据。通过对两组平均拉曼光谱的对比分析，详细探讨了GC患者与健康志愿者在血清代谢方面的差异。在研究中，采用了4种机器学习算法，即一维卷积神经网络、随机森林（RF）、支持向量机（SVM）和k最近邻（k-nearest neighbor，KNN），对两组拉曼光谱数据进行识别与分类。研究设计采用70%的数据作为训练集，30%的数据作为测试集，以此构建分类模型。利用不可见数据对模型进行验证，结果显示，随机森林（RF）模型的准确率高达92.8%，灵敏度和特异度分别达到了94.7%和90.8%。此外，ROC曲线进一步验证了RF模型的优越性能，其曲线下面积（AUC）为0.9199。此项探索性研究充分表明，血清拉曼光谱技术结合RF算法在GC的机器辅助分型中展现出巨大的应用潜力，有望为GC患者的筛查提供一种无损且便捷的新技术方法。

影像学方法在初发胃肠道肿瘤的检测上往往缺乏足够的敏感度和特异度。单次剂量的高灵敏度表面增强共振拉曼散射纳米颗粒（high-sensitivity surface-enhanced resonance Raman scattering nanoparticle，SERRS-NP）已被证实能在动物模型中可靠地识别微小的胃肠道瘤前病变，这一技术有望实现对胃肠道肿瘤的早期检测，进而可能大幅度降低此类肿瘤的发病率与死亡率。相较于传统的白光内镜，拉曼内镜能够检测出极小的瘤前病变、显微镜下的恶性病变及隐匿性（扁平）病变，如图5-4所示。该方法有望成为胃肠道（前）恶性病变的一种检测手段。拉曼散射光子由配备旋转镜的拉曼内镜捕获，使其能够获取胃肠道腔内的两幅二维图像，其中拉曼图像与腔表面的拓扑结构相叠加。圆周扫描拉曼内镜的远端设计包含一个沿结肠腔面圆周发射激光的旋转镜。鉴于拉曼内镜的设计兼容当前临床使用的白光内镜的仪器通道，因此可在同一次内镜治疗中同步获取白光与拉曼双模态成像。数据分别由光谱仪和电荷耦合器件图像（charge-coupled device image）传感器进行采集与分析。值得强调的是，SERRS检测不依赖于病变的形态或分子标志物，故即便是扁平病变（此类病变在常规白光内镜检查中常易漏诊）亦能被检出。

第五章　拉曼光谱技术在消化系统肿瘤筛查和早诊早治中的应用　129

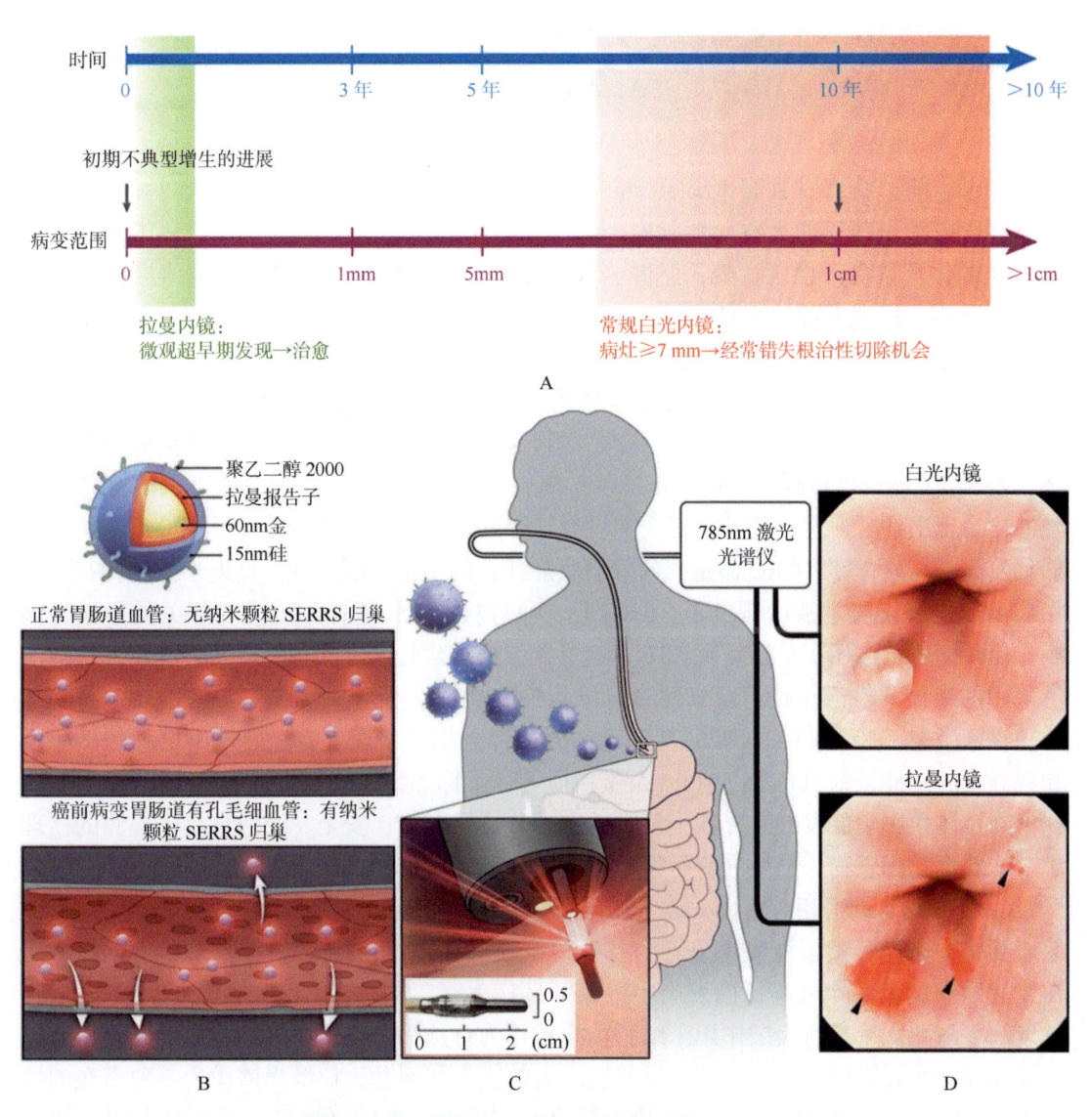

图 5-4　对比增强拉曼成像在胃肠道病变中的应用

A. 图中所示临床应用中 SERRS-NP 增强拉曼内镜与传统白光内镜在病变检出率上的对比。白光内镜仅能在病变达到至少 5~7mm 时才能进行有效检测，相比之下，拉曼内镜能够识别出小至 0.5~1.0mm 的病变。鉴于不同胃肠道肿瘤的生长特性，拉曼内镜有望在更早期的瘤前阶段检测到病变，这意味着通过局部切除即可实现治愈。B. 图中所示所使用的 SERRS-NP 的横截面。C. 图中所示 SERRS-NP 在临床应用中的设想：通过静脉注射，这些纳米颗粒能够特异性地聚集在（前）恶性病变区域。D. 图中所示通过这些技术获得的成像数据，传统白光内镜仅能显示大于 5~7mm 的息肉样病变，而 SERRS-NP 产生的拉曼信号则能够侦测到更微小的病变

资料来源：Harmsen S，Rogalla S，Huang R，et al. 2019. Detection of premalignant gastrointestinal lesions using surface-enhanced resonance Raman scattering-nanoparticle endoscopy. ACS Nano，13（2）：1354-1364

经许可转载（改编）引用，版权所有：2019年美国化学学会

第五节　拉曼光谱技术在结直肠肿瘤筛查和早诊早治中的应用

数十年前，结直肠肿瘤（colorectal cancer，CRC）的确诊率极低。然而，时至今日，该病症已成为全球第四大致死性肿瘤，每年导致约90万人死亡。除了高收入国家面临的人口老龄化及饮食习惯因素外，肥胖、缺乏体育锻炼及吸烟等不良风险因素亦加剧了患CRC的风险。病理生理学研究的深入为局部及晚期疾病提供了更多治疗选择，进而推动了个性化治疗方案的制订。治疗方法涵盖了内镜及外科局部切除术、术前放疗与全身治疗以降低疾病分期、广泛手术以应对局部区域及转移性疾病、局部消融治疗针对转移性疾病，以及姑息性化疗、靶向治疗和免疫治疗。尽管这些新型治疗方案已将晚期疾病的总生存期延长至3年，即较以往翻倍，但非转移性疾病患者的生存期仍然最佳。鉴于CRC通常仅在晚期才表现出症状，全球范围内正在推行有组织的筛查计划，旨在提升早期检出率，并降低其发病率与死亡率。CRC仍是全球肿瘤病症死亡的主要原因之一，且近半数病例在肿瘤疾病局部进展阶段才被诊断出来。CRC是一种与众多遗传或体细胞突变相关的异质性疾病。诊断标志物被用于早期发现CRC，这可能有助于延长患者的总生存期。然而，目前广泛采用的半侵入性内镜技术及粪便隐血试验检测准确性不足，导致CRC病例通常在晚期才被诊断。基于检测CRC改变的新型无创分子检测相较于现有方法展现出更高的敏感度和特异度。因此，针对DNA、RNA及蛋白质等分子标志物的研究有望进一步提升生存率，并推动个体化医学的发展。寻找一种灵敏度高、特异度高、安全、经济且易于检测的"理想"诊断生物标志物，仍是当前面临的一项挑战。

CRC的发展进程相对缓慢，通常局限于结肠内部，但其风险随年龄增长而逐步上升。鉴于筛查在特定年龄段能带来显著的益处，建议自50岁起实施CRC筛查。目前，该病症在发达国家的发病率较高，而发展中国家的发病率正急剧攀升。早期发现CRC对于遏制其发病率与死亡率具有关键作用。结肠镜检查作为首选筛查手段，因涉及成本、人力及设施等方面的实际考量，尚未得到广泛普及。为解决上述问题，拉曼光谱作为一种潜在的快速无创诊断工具，被视为可行的替代方案之一。近期，多项研究报道了拉曼光谱在CRC中的不同应用，但非拉曼领域专业人员对此了解有限。拉曼液体活检与内镜检查的发展势必引发广泛关注，推动拉曼光谱向CRC筛查与诊断的临床工具转化，将成为必然的发展趋势。鉴于结肠镜检查可能遗漏部分瘤前病变或早期恶性肿瘤，基于SERS的液体活检等新型无创方法在肿瘤病理诊断领域已取得一定进展，展现出良好的应用前景。这些方法能在形态学改变肉眼可见之前，检测到微小的分子谱变化，为CRC的早期检测提供了有力的工具。SERS方法的核心优势在于其具备极早期检测的潜力，有望显著改善患者的总生存期。同时，在提升患者生活质量及降低仪器成本方面，也带来相应益处，这些益处将随着方法的进一步验证与校准而增加。当然，仍存局限性，关于SERS的鉴别能力及临床应用，目前尚无明确答案。在临床环境中引入便携式拉曼仪器的初步尝试已取得进展，其理论优势已得到进一步验证。

第五章　拉曼光谱技术在消化系统肿瘤筛查和早诊早治中的应用

血液检查作为一种简便且微创的诊断手段，在医学领域应用广泛，然而，针对CRC的精确诊断，目前尚无可通过血液检查实现的方法。为此，Ito等研发了一种基于拉曼光谱技术的全面、自发、微创且无标记的血液CRC筛查方法。该研究选取184份来自接受肠镜检查患者的血清样本进行拉曼光谱检测，并排除了具有恶性肿瘤病史及大肠以外其他器官癌症的患者。具体而言，这些样本中包括CRC（12例）、直肠神经内分泌肿瘤（2例）、结直肠腺瘤（68例）、结直肠增生性息肉（18例）及其他类型CRC（84例）。在实验中，采用1064nm波长的激光进行激发，并将激光功率设定为200mW。利用这些记录的拉曼光谱数据作为训练集，通过机器学习算法构建了增强树CRC预测模型。在机器模拟过程中，构建高精度CRC预测模型，其R^2值较高，但仍需通过大规模额外数据验证其准确率。拉曼光谱技术不仅提供了蛋白质二级结构的精确信息，还能有效区分正常组织与恶性组织。

Sato等则评估了小型化、手持式一体化拉曼光谱仪在CRC诊断中的应用效果，旨在实现实时体内诊断。他们选取20份接受CRC手术患者的组织样本，使用便携式拉曼光谱仪获取样本的拉曼光谱，并寻找特征性拉曼位移，以评估这些位移在区分癌组织方面的能力。为提高准确率，研究团队将光谱分为100cm^{-1}的波段，并对每个区间进行主成分分析（PCA），以评估各波段对癌症鉴别的贡献。结果显示，尽管1261cm^{-1}和1427cm^{-1}处的强度在正常组织与癌组织间存在显著性差异，但无法有效区分。然而，通过识别指纹区域的特征光谱范围，鉴别准确率达到了85.1%。这表明，使用一体化拉曼光谱仪可以有效鉴别CRC，且其准确率基于PCA而非特定波长的强度。因此，手持式拉曼光谱仪有望成为临床上的有力工具，以提供高质量数据并实现高重复性测量，从而准确诊断CRC。

拉曼光谱技术能够以无标记方式提供细胞的生物分子指纹信息，尽管其在临床和生物医学领域的应用已得到证实，但该技术目前属于小众技术范畴。其主要问题在于数据采集和数据分析的复杂性。通常，拉曼检测需要手动进行，耗时较长，且样本数量有限，导致统计评估的准确率受到影响。为解决这一问题，Mondol提出了一种自动化的高内涵筛选拉曼光谱（HCS-RS）平台。该平台能够在无人为干预的情况下进行一系列实验，显著增加了测量样本数量，提高了测量结果的可靠性。通过将明场图像的自动图像处理与暴露于不同生理条件下细胞分子指纹的自动光谱采集相结合，该平台实现了无标记高含量筛选。通过不同浓度帕尼单抗对*K-RAS*野生型和突变型CRC细胞SW48和SW480的作用进行研究，验证了HCS-RS平台的性能。结果显示，帕尼单抗对*K-RAS*野生型CRC细胞丝裂原活化蛋白激酶的激活具有明显抑制作用，而对*K-RAS*突变型CRC细胞则无显著影响。此外，根据拉曼光谱信息确定了细胞中帕尼单抗的相对含量，这可能有助于实现患者的个性化治疗。

SERS技术在病原体检测及肿瘤等异常生物学状态的快速诊断领域引起了广泛关注。研究人员通过精心设计的SERS采样与数据分析流程，构建了一种简便、快捷且经济的光学传感平台。在光谱测量的预处理阶段，采用了纳米金胶体与CRC患者血清的混合物。此混合物液滴在边缘形成了咖啡环状区域，进而产生了强烈且稳定的SERS信号。研究中，分别运用了无监督的PCA及有监督的SVM等机器学习模型，对肿瘤患者与健康志愿者的光谱数据进行了深入分析。结果显示，相较于PCA模型，SVM模型在CRC的诊断分类上展现出了更优的性能。此外，研究还将血液样品中的癌胚抗原值与相应的SERS光谱峰值相结合，并应用于SVM计算中，从而获得了更为精确的预测结果。

Zheng及其研究团队完成了一项荟萃分析研究，目的在于明确拉曼光谱技术在CRC患者诊断过程中的应用价值。他们系统检索了电子数据库中的已发表文献，并利用固定效应模型和随机效应模型，计算了CRC的合并灵敏度、特异度、诊断准确率、阳性似然比（PLR）、阴性似然比（NLR）、诊断比值比（DOR）及阳性后验概率（PPP）。通过荟萃回归与亚组分析，对异质性的来源进行了评估，并使用了Egger线性回归检验评估偏倚风险。共纳入13项研究（涉及679名患者，其中包括186名瘤前病变患者及493名恶性病变患者）。研究结果显示，未来拉曼光谱有望成为CRC筛查的重要工具，为CRC患者提供了潜在的早期检测手段。

Chen等则研发了一种具备SERS检测能力的纳米生物传感器，用于CRC中miRNA的高灵敏度检测。该传感器的设计与制作采用了纳米聚苯乙烯珠的纳米屏蔽机制，以抵御反应性离子蚀刻，并实现了各向异性电化学蚀刻，从而在硅片上生成了高长宽比的表面波纹纳米柱（SiNP）。这些纳米柱上形成了广泛的热点，显著增强了SERS信号。SERS的增强效应与纳米结构表面的粗糙度紧密相关，这表明在纳米柱上的局域热点是提升SERS检测性能的关键因素。该研究中开发的传感器成功实现了对微量罗丹明6G（R6G）（浓度为10^{-8}mol/L）的检测，且在SERS技术中以表面波纹金纳米柱作为基底，其信号增强因子达到了近似1.0×10^7的水平。此外，miRNA样本的实验结果也验证了该传感器具有良好的敏感度和特异度。靶分子miR-21-Cy5可通过拉曼光谱的变化进行检测，其浓度在100pmol/L左右时，即可呈现出明确的核苷酸的特异性拉曼信号，适用于生物分子的检测。

鉴于当前诊疗纳米颗粒存在的复杂性和毒性挑战，该领域尚未实现显著的临床转化。Horgan等创新性地提出了一种不依赖纳米粒子的肿瘤诊疗方案，该方案结合了拉曼光谱与光动力疗法（photodynamic therapy，PDT）。该研究深入阐述了拉曼光谱与PDT在肿瘤诊疗中的良好兼容性，使得能够对PDT光敏剂阳性细胞及组织执行拉曼光谱诊断，而不会触发光敏剂激活/光漂白或削弱诊断能力。此诊疗方案能够实时完成活体肿瘤的诊断、治疗及治疗后分子监测，展现出卓越的诊疗效果，为临床诊疗开辟了新路径。Lin等则采用了一种简便且无须标记的尿液SERS检测技术，应用于CRC的检测。他们在正常、Ⅰ～Ⅱ期及Ⅲ～Ⅳ期CRC患者的尿液中观察到了明显的光谱差异。通过判别函数分析，在训练模型中，对正常、Ⅰ～Ⅱ期及Ⅲ～Ⅳ期CRC的诊断灵敏度分别达到95.8%、80.9%及84.3%，该研究充分表明，尿液SERS检测作为一种快速、便捷、无创的CRC分期检测方法，具备良好的应用潜力。

拉曼光谱技术还被用于观测单细胞对药物的摄取、代谢及反应过程。PDT通过光、光敏剂及氧气共同作用于肿瘤组织，实现对肿瘤的破坏。有研究者利用单细胞拉曼光谱技术，研究了一种新型光敏剂DC473（具有二苯基乙炔结构）在结直肠腺癌细胞系SW480、HT29和SW620的活单细胞中的摄取及细胞内降解情况。结果显示，DC473主要聚集在脂滴内，且相较于SW480细胞，其在HT29和SW620细胞中的聚集程度更高，DC473的峰宽向更高的波数方向偏移。通过动态观察DC473对活单细胞的激活及作用过程发现，在紫外光照射下，DC473信号强度下降，残留的DC473信号发生红移且谱峰展宽，其持续时间约为50秒。从形态学角度看，SW480和SW620细胞在光动力治疗后出现变化，而HT29细胞则无明显改变。这些形态学变化与紫外光照射后较高的残留DC473信号强度呈正相关。此研究揭示，DC473在细胞内形成聚集，并在激活后分解，展示了拉曼光谱在时间依赖性单细胞药效学研究中的应用潜力。

直肠癌患者在手术切除前常规进行术前放疗，然而，鉴于CRC的异质性，肿瘤对术前放疗的敏感性表现出显著的个体差异。在当前的临床实践中，尚未有经过批准的预测放疗反应的方法，这导致了部分患者在承受放疗的副作用后，并未有显著的临床获益。Kirkby等研究者对拉曼光谱技术的应用进行了深入评估，该技术具备提供组织特异性化学指纹的能力，显示出其作为分层患者术前放疗反应评估的潜在工具的前景。研究选取了20例接受术前放疗的直肠肿瘤患者作为研究对象，采用PCA和LDA算法，对治疗前石蜡包埋的活检标本进行了深入分析，旨在评估患者对术前放疗的反应性。研究结果表明，对于放疗反应良好的患者，其蛋白质相关峰的贡献度较高；相对地，对于放疗反应欠佳的患者，脂质峰的贡献度则更为显著。拉曼光谱技术已证明能够从石蜡包埋的活检样本中准确地对术前放疗的反应进行分类，这一发现进一步突显了其在指导个性化肿瘤治疗方案中的巨大潜力。

第六节　拉曼光谱技术在胰腺肿瘤筛查和早诊早治中的应用

胰腺肿瘤（pancreatic adenocarcinoma，PAC）是全球范围内导致肿瘤死亡的主要原因之一，其全球负担在过去25年间已增长超过一倍。北美、欧洲及澳大利亚等地区PAC的发病率上升尤为突出。尽管全球人口老龄化是导致PAC发病率上升的主要因素之一，但仍有若干关键且可改变的危险因素，包括吸烟、肥胖、糖尿病及饮酒。在全球众多区域，这些危险因素的流行程度正持续上升，进而促使PAC的年龄校正发病率增加。然而，鉴于基础流行率及预防策略的差异，这些危险因素在全球范围内的相对影响各不相同。遗传因素同样是构成PAC风险的重要部分，包括遗传性肿瘤基因的致病变异、与遗传性胰腺炎相关的基因，以及全基因组关联分析中发现的常见变异体，均对PAC的发病具有重要影响。明确PAC相关基因变异不仅有助于深化对其病因的理解，同时也为制定早期检测策略提供了契机。

拉曼光谱作为一种无须标记的检测手段，已在肿瘤诊断领域得到广泛应用。然而，当前多数肿瘤诊断流程依赖多变量统计分析方法进行分类，这成了实现高精确度的主要障碍。鉴于此，有学者创新性地提出了二维拉曼图的概念，并融合卷积神经网络（CNN）技术以提升诊断精确度。二维拉曼图可通过光谱递归图（SRP）、光谱格拉姆角场（SGAF）、光谱短时傅里叶变换（SSTFT）及光谱马尔可夫转换场（SMTF）4种变换方式获取。实验结果显示，二维CNN模型的精确度均超过95%，显著优于PCA-LDA方法及拉曼光谱-CNN方法，表明二维拉曼图作为CNN输入可能是实现卓越性能的关键因素之一。在二维CNN模型中，不同变换方法的表现各异，其中SRP基于波数序列结构，展现出最佳性能（精确度为98.9%，灵敏度为99.5%，特异度为98.3%），然后依次为基于波数序列的SGAF、融合波数与强度信息的SSTFT及基于波数位置信息的SMTF。此外，在变换过程中纳入外部信息可能是另一提升准确性的原因。二维拉曼图在肿瘤诊断领域展现出巨大潜力，并有望拓展至其他光谱分析领域。

PAC切缘的精确检测对于手术成功至关重要，然而，传统的组织病理学评估不仅耗时费力，且成本高昂。Li等研究者开发了一款实验室用手持式拉曼光谱系统，该系统能够采用CNN模型进行术中组织诊断，从而精确区分PAC与正常胰腺组织。这是首次报道利用CNN辅助的自发拉曼散射，并结合实验室研发、适用于术中的系统诊断PAC。该系统基于原始一维拉曼图、二维拉曼图及二维图上主成分分析所得的第一主成分（PC1）进行分类，均取得了高性能，检测灵敏度、特异度和精确度均超过95%，且曲线下面积接近0.99。尽管CNN模型在分类任务中常表现出色，但CNN模型特征的可视化一直是个难题，这在拉曼光谱应用于肿瘤疾病诊断中尤为突出。该研究通过探究单个拉曼区域，并从最大池层中提取和可视化CNN特征，确定了有助于肿瘤与非肿瘤组织分类的关键拉曼峰。结果显示，二维拉曼图PC1相比一维拉曼图能识别出PAC的更多关键峰，且峰强度可被二维拉曼图PC1放大。该研究首次在肿瘤病症诊断领域实现了CNN辅助自发拉曼光谱的特征可视化。基于这些CNN特征峰及其在特定波数的频率，发现PAC组织富含与蛋白质含量相关的生化成分（特别是胶原），而正常胰腺组织则含有更多脂质和核酸（尤其是DNA/RNA）。CNN模型与拉曼光谱的结合为提取关键特征、辅助鉴别PAC与正常胰腺组织提供了一种有力工具。

胰腺导管腺癌（pancreatic ductal adenocarcinoma，PDAC）因被诊断时多为晚期，化疗反应不佳，患者生存率极低。上皮-间质转化（EMT）被视为肿瘤侵袭和转移的关键步骤，而转化生长因子-β（TGF-β）信号通路在EMT中发挥核心作用。Sezer等研究者的目标是探究消炎镇痛药物吲哚美辛对TGF-β诱导的PAC细胞EMT的影响，并运用拉曼光谱等技术分析其分子结构变化。该研究采用拉曼光谱、定量聚合酶链反应及免疫荧光技术，分析了吲哚美辛对TGF-β诱导Panc-1细胞发生EMT的效应。PCA支持的拉曼光谱证实了TGF-β和吲哚美辛的作用。进一步利用PCA辅助向量机算法对拉曼光谱进行分析，数据能以97.6%的精确度进行分类。研究结果表明，吲哚美辛可能对PDAC的转移具有显著影响。与其他分子技术相比，拉曼光谱能够在短时间内探测到与EMT相关的变化及吲哚美辛的疗效，且不需特殊试剂。PDAC作为一种高度促结缔组织增生性肿瘤疾病，其治疗选择极为有限。因此，能够实时监测治疗反应的工具显得尤为重要。吉西他滨与伊立替康等药物通过在肿瘤细胞中产生过氧化氢而发挥治疗作用。该研究采用能够精确监测过氧化氢的特异性DNA包裹单壁碳纳米管（specific DNA-wrapped single-walled carbon nanotubes，SWCNT）来测定体外PDAC细胞及体内PDAC的治疗反应。通过监测纳米管拉曼G带的可逆性改变来评估原位过氧化氢的差异，进而判断体外药物治疗的效果。利用高特异度与敏感度的DNA-SWCNT纳米传感器，可以动态监测肿瘤中过氧化氢的变化，从而评估化疗药物的有效性。

早期诊断PAC面临的一大挑战是缺乏可靠的早期标志物。外泌体作为一种富含信息的肿瘤特异性生物标志物，在其应用于PAC检测的原理方面，已获得相关研究的验证。然而，对具有特定表面受体的外泌体进行定量分析仍存在诸多挑战。研究者采用分层表面增强拉曼散射基底（H-SERS基底）结合快速富集策略，即磁珠@外泌体@SERS检测探针（MEDP），构建了一个高灵敏度的检测系统，该系统能够直接对真实样本中的特定外泌体进行定量分析。相较于MEDP三明治免疫复合物，开发的MEDP@H-SERS衬底检测系统实现了3.5倍的SERS信号强度。通过外泌体蛋白质组学分析及数据库筛选，选取了表达LRG1的外泌体（LRG1-Exos）和表达GPC1的外泌体（GPC1-Exos），以实现对PAC

的鉴别。结果表明，MEDP@H-SERS衬底检测系统在PAC的早期诊断中具有巨大潜力。

另外，还有研究采用SERS技术与主成分差分函数分析（principal component-differential function analysis，PC-DFA）方法，对源自正常细胞系与PAC细胞系的外泌体进行了无标记检测。研究目的在于鉴别具有肿瘤特异性标志物的光谱特征。该方法在区分PAC与正常胰腺上皮细胞来源的外泌体时，准确率高达90%。进一步地，将经过训练的PC-DFA算法应用于血清纯化外泌体的SERS光谱分析，对健康个体与早期PAC患者样本的预测准确率分别达到87%和90%，从而验证了SERS光谱特征在解析外泌体表面特征方面的有效性。如图5-5所示，黏蛋白MUC4在PAC细胞株及PAC组织中呈现异常表达，而在正常胰腺及慢性胰腺炎组织中则无法检测到。因此，MUC4在PAC患者血清中的表达水平有望成为PAC的诊断及预后标志物。然而，采用常规检测平台[如酶联免疫吸附试验（ELISA）和放射免疫测定（RIA）]测定血清MUC4并未取得成功，这限制了对该蛋白作为血清中潜在PAC标志物的评价。为克服这一难题，Wang等探索了通过开发基于SERS的免疫测定来构建MUC4简易测试的可行性，并成功首次在肿瘤患者血清样本中检测到MUC4。值得注意的是，这些检测结果显示，与健康人群和良性疾病患者相比，PAC患者血清中MUC4产生了显著更强的SERS响应。基于SERS的免疫测定能够监测患者血清中的MUC4水平，可用于评估该蛋白作为PAC早期诊断血清标志物的潜力。

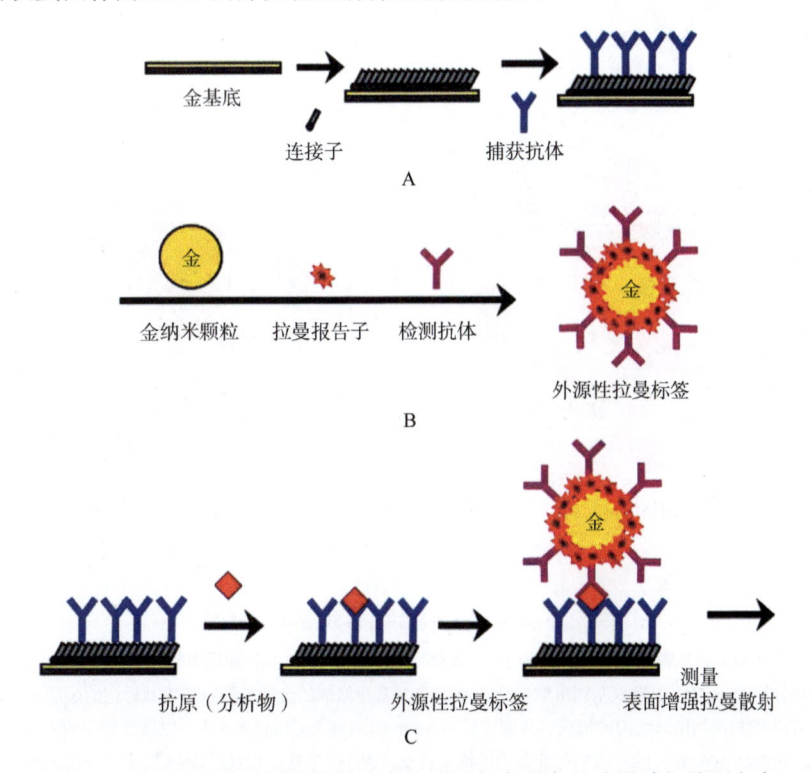

图5-5 基于表面增强拉曼散射技术的通用免疫测定芯片设计与检测方案

A. 通过特异性捕获底物，实现溶液中抗原的有效提取与浓缩。B. 功能化修饰的金纳米颗粒能够选择性地与捕获的抗原结合，并产生显著的表面增强拉曼散射信号。C. 采用表面增强拉曼散射读数的夹心免疫分析法

资料来源：Wang G, Lipert R J, Jain M, et al. 2011. Detection of the potential pancreatic cancer marker MUC4 in serum using surface-enhanced Raman scattering. Anal Chem, 83（7）: 2554-2561

经许可转载（改编）引用，版权所有：2011年美国化学学会

开发一种集级联SERS成像与基因沉默治疗于一体的诊疗纳米系统，以实现肿瘤的精准诊疗，仍是一项艰巨的挑战。如图5-6所示，Dong等提出了一种新型金纳米颗粒（AuNP）

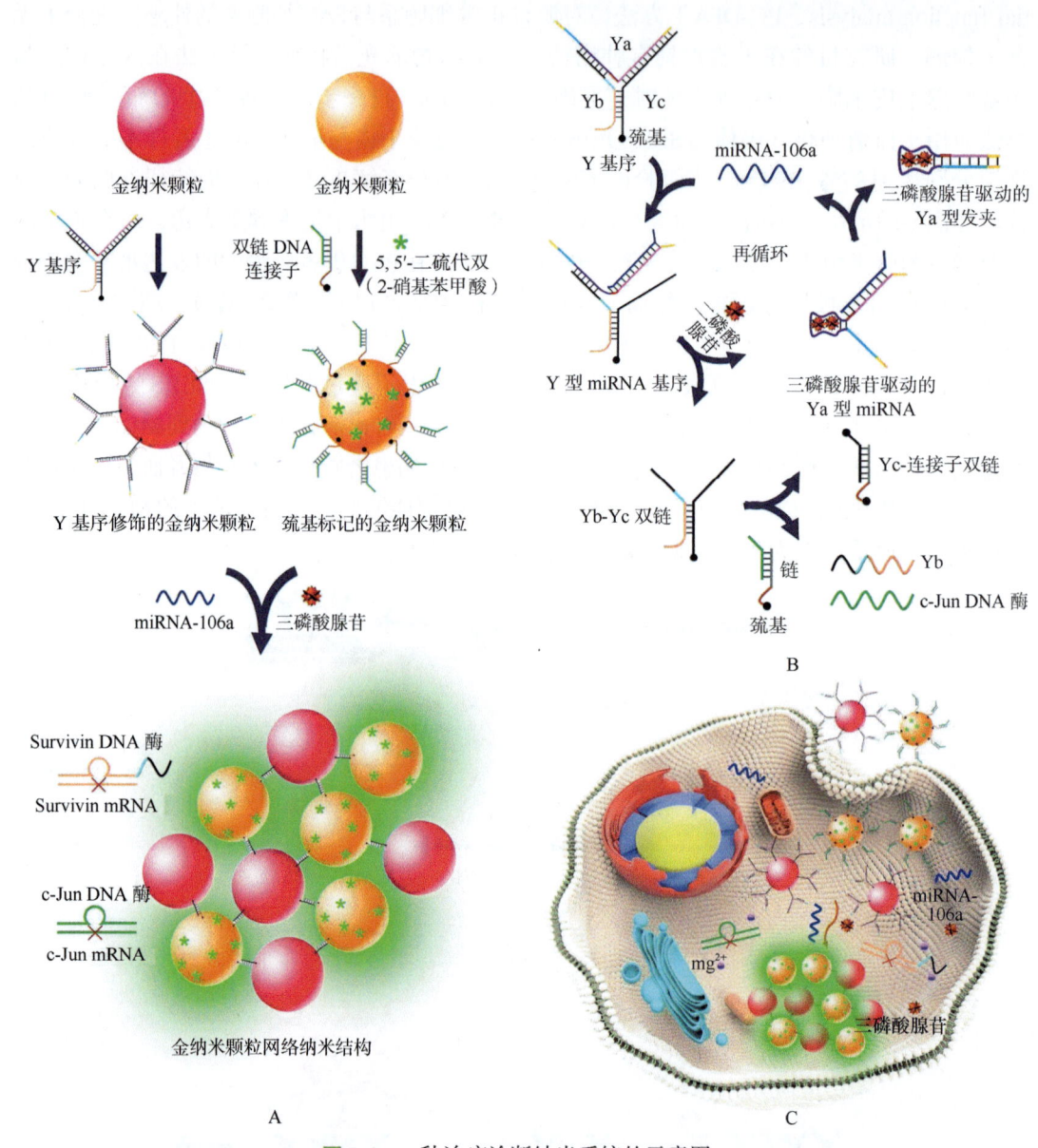

图5-6 一种治疗诊断纳米系统的示意图

该系统采用Y基序修饰的金纳米颗粒和巯基标记的金纳米颗粒，旨在实现简便的表面增强拉曼散射成像，以检测与肿瘤相关的miRNA，并通过传导靶向miRNA引发双基因沉默治疗。A. 制备Y基序修饰的金纳米颗粒和巯基标记的金纳米颗粒，以及通过靶向miRNA引发金纳米颗粒网络纳米结构的形成，从而释放Survivin DNA酶和c-Jun DNA酶，以沉默相应的Survivin mRNA和c-Jun mRNA；B. 研究在miRNA-106a触发的三磷酸腺苷驱动的构象转变过程中，Y基序和双链DNA接头的作用机制；C. 探讨由镁离子辅助的胞内三磷酸腺苷驱动的miRNA表面增强拉曼散射成像技术，及其在双基因沉默治疗中对肿瘤细胞的应用。Survivin是一种在多种肿瘤疾病中过度表达的抗凋亡基因，与肿瘤的发生、进展和转移密切相关；c-Jun是一种原癌基因，参与调节细胞周期、细胞分化、肿瘤转化及细胞凋亡等过程

资料来源：Dong C，Xiong J，Ni J，et al. 2022. Intracellular miRNA-triggered surface-enhanced Raman scattering imaging and dual gene-silencing therapy of cancer cell. Anal Chem，94（26）：9336-9344

经许可转载（改编）引用，版权所有：2022年美国化学学会

诊疗一体化纳米系统，该系统包含金纳米颗粒（AuNP-Y）和与巯基标记的金纳米颗粒（AuNP-D）两种功能单元，可通过级联式SERS成像实现细胞内癌症相关miR-106a的高灵敏性和特异性检测，并基于miR-106a触发的脱氧核酶反应实现对癌细胞的双基因沉默治疗。AuNP-Y通过特殊设计的Y基序修饰AuNP制得，而AuNP-D则通过在AuNP上标记拉曼分子和双链DNA连接子获得。在识别细胞内与肿瘤相关的miRNA时，Y基序与双链DNA连接子会经历由miRNA触发的ATP驱动的构象转换，并释放miRNA以进行循环，这一过程导致形成AuNP网络纳米结构，进而产生显著增强的SERS信号，不仅用于肿瘤细胞的敏感识别，还促进了脱氧核酶的扩增与特异性激活，从而有效地对肿瘤细胞实施双基因沉默治疗。基于AuNP的诊疗纳米系统实现了靶向触发的SERS成像与基于脱氧核酶的双基因沉默治疗的协同作用，显著提升了特异性、敏感性与疗效，有望成为肿瘤精准诊断与高效治疗的重要工具。

第七节　结论与展望

在过去的20年里，人类对消化道肿瘤分子遗传学的认知取得了显著进展。肿瘤的发生与增殖，主要由致瘤基因过度活化的驱动突变或基因组中的相关改变引发，导致肿瘤生长的抑瘤基因活性降低，以及由连续突变（无论是否伴有生殖细胞系突变）所引发的DNA修复机制受损。乙型肝炎、丙型肝炎及人乳头瘤病毒（HPV）等感染，分别可导致肝细胞肿瘤和肛门部位肿瘤的发生。基因组学知识有助于更精确地定义结肠肿瘤、PAC等疾病的独特亚群，这些亚群的患者可能从精准靶向治疗中获益。肿瘤本身及肿瘤微环境中关键蛋白的改变，可作为分子靶向放射性药物治疗、免疫治疗及其他靶向治疗的靶点。分子影像学检查积极地应用于高危人群，以监测肿瘤的发生、进展及对治疗的反应。

拉曼光谱作为一种分子振动光谱，能够通过获取分子的指纹信息，识别分子的性质和结构，实现无标记、无损地追踪DNA、RNA及蛋白质分子，并在各种肿瘤标志物的辅助下进行相关肿瘤的诊断。无标记技术具有诸多优势，适用于液体活检作为诊断标志物的表征与利用。SERS作为一种强大的分析方法，尤其适用于蛋白质的分子检测，已被用于多种肿瘤的诊断。多模态图像引导的拉曼内镜技术，在临床内镜检查中具有实时活体诊断消化系统肿瘤的生化基础和临床价值。SERS可用于表征外泌体，并通过各种体液检测分子水平的异常；单细胞分析技术与光镊拉曼技术相结合，可实现高敏感度的单细胞测定；一体式拉曼光谱仪可用于临床的实时连续诊断；基于卷积神经网络（CNN）系统的拉曼光谱，可特定分析某些蛋白质分子；拉曼探针等还可实现DNA和RNA的精准检测；SERS亦可用于监测肿瘤患者接受化疗后的治疗效果。

然而，拉曼光谱在消化系统肿瘤的实际应用中仍面临一些限制。第一，相关研究尚未系统性开展，可能存在偏倚；第二，未发表的实验研究的阴性结果较为普遍，这可能导致对总体诊断准确性的高估；第三，大多数纳入的研究以英文发表，可能存在一定的语言偏差。因此，仍需对消化系统肿瘤的发病机制和致病机制进行深入研究，以提高诊断的真实性和可靠性。总之，未来拉曼光谱是消化系统肿瘤筛查的潜在有效工具，有助于临床医生迅速、客观、明确地做出决策。同时，拉曼光谱也为肿瘤的潜在早期检测提供了可能，对降低消化系统肿瘤的死亡率和提高生存率可能产生重大影响。

参 考 文 献

Abdeahad H，Avan A，Khazaei M，et al.，2019. Angiotensin-converting enzyme gene polymorphism and digestive system cancer risk: a meta-analysis based on 9656 subjects. J Cell Biochem，120(12): 19388-19395.

Abe K，Kitago M，Kitagawa Y，et al.，2021. Hereditary pancreatic cancer. Int J Clin Oncol，26(10): 1784-1792.

Alannan M，Fayyad-Kazan H，Trézéguet V，et al.，2020. Targeting lipid metabolism in liver cancer. Biochemistry，59(41): 3951-3964.

Almehmadi L M，Valsangkar V A，Halvorsen K，et al.，2022. Surface-enhanced Raman spectroscopy for drug discovery: peptide-RNA binding. Anal Bioanal Chem，414(20): 6009-6016.

Avram L，Stefancu A，Crisan D，et al.，2020. Recent advances in surface-enhanced Raman spectroscopy based liquid biopsy for colorectal cancer (Review). Exp Ther Med，20(6): 213.

Bahreini M，Hosseinzadegan A，Rashidi A，et al.，2019. A Raman-based serum constituents' analysis for gastric cancer diagnosis: in vitro study. Talanta，204: 826-832.

Bergholt M S，Zheng W，Ho K Y，et al.，2014. Fiberoptic confocal Raman spectroscopy for real-time in vivo diagnosis of dysplasia in Barrett's esophagus. Gastroenterology，146(1): 27-32.

Bergholt M S，Zheng W，Lin K，et al.，2011. In vivo diagnosis of esophageal cancer using image-guided Raman endoscopy and biomolecular modeling. Technol Cancer Res Treat，10(2): 103-112.

Bhattacharya S，Gong X，Wang E，et al.，2019. DNA-SWCNT biosensors allow real-time monitoring of therapeutic responses in pancreatic ductal adenocarcinoma. Cancer Res，79(17): 4515-4523.

Biller L H，Schrag D，2021. Diagnosis and treatment of metastatic colorectal cancer: a review. JAMA，325(7): 669-685.

Biscaglia F，Quarta S，Villano G，et al.，2019. PreS1 peptide-functionalized gold nanostructures with SERRS tags for efficient liver cancer cell targeting. Mater Sci Eng C Mater Biol Appl，103: 109762.

Boisselier E，Astruc D，2009. Gold nanoparticles in nanomedicine: preparations, imaging, diagnostics, therapies and toxicity. Chem Soc Rev，38(6): 1759-1782.

Carmicheal J，Hayashi C，Huang X，et al.，2019. Label-free characterization of exosome via surface enhanced Raman spectroscopy for the early detection of pancreatic cancer. Nanomedicine，16: 88-96.

Chen K H，Pan M J，Jargalsaikhan Z，et al.，2020. Development of surface-enhanced Raman scattering (SERS)-based surface-corrugated nanopillars for biomolecular detection of colorectal cancer. Biosensors (Basel)，10(11): 163.

Chidambaranathan-Reghupaty S，Fisher P B，Sarkar D，2021. Hepatocellular carcinoma (HCC): epidemiology, etiology and molecular classification. Adv Cancer Res，149: 1-61.

Chu L Y，Peng Y H，Weng X F，et al.，2020. Blood-based biomarkers for early detection of esophageal squamous cell carcinoma. World J Gastroenterol，26(15): 1708-1725.

Dawuti W，Zheng X，Liu H，et al.，2022. Urine surface-enhanced Raman spectroscopy combined with SVM algorithm for rapid diagnosis of liver cirrhosis and hepatocellular carcinoma. Photodiagnosis Photodyn Ther，38: 102811.

Dekker E，Tanis P J，Vleugels J L A，et al.，2019. Colorectal cancer. Lancet，394(10207): 1467-1480.

Dong C，Xiong J，Ni J，et al.，2022. Intracellular miRNA-triggered surface-enhanced Raman scattering imaging and dual gene-silencing therapy of cancer cell. Anal Chem，94(26): 9336-9344.

Fan A，Wang B，Wang X，et al.，2021. Immunotherapy in colorectal cancer: current achievements and future perspective. Int J Biol Sci, 17(14): 3837-3849.

Fang T, Shang W, Liu C, et al., 2020. Single-cell multimodal analytical approach by integrating Raman optical tweezers and RNA sequencing. Anal Chem, 92(15): 10433-10441.

Feng C, Li P, Zhang F, et al., 2020. A meta-analysis of the association between the VEGF +936C>T gene polymorphism and digestive system cancer susceptibility. Genet Test Mol Biomarkers, 24(11): 732-744.

Gala de Pablo J, Chisholm D R, Ambler C A, et al., 2020. Detection and time-tracking activation of a photosensitiser on live single colorectal cancer cells using Raman spectroscopy. Analyst, 145(17): 5878-5888.

Gurian E, Di Silvestre A, Mitri E, et al., 2021. Repeated double cross-validation applied to the PCA-LDA classification of SERS spectra: a case study with serum samples from hepatocellular carcinoma patients. Anal Bioanal Chem, 413(5): 1303-1312.

Han S Y, Chon H K, Kim S H, et al., 2024. Quality indicators of endoscopic ultrasound in the pancreatobiliary system: a brief review of current guidelines. Clin Endosc, 57(2): 158-163.

Harmsen S, Rogalla S, Huang R, et al., 2019. Detection of premalignant gastrointestinal lesions using surface-enhanced resonance Raman scattering-nanoparticle endoscopy. ACS Nano, 13(2): 1354-1364.

Hiremath G, Locke A, Sivakumar A, et al., 2019. Clinical translational application of Raman spectroscopy to advance Benchside biochemical characterization to bedside diagnosis of esophageal diseases. J Gastroenterol Hepatol, 34(11): 1911-1921.

Hong Y, Li Y, Huang L, et al., 2020. Label-free diagnosis for colorectal cancer through coffee ring-assisted surface-enhanced Raman spectroscopy on blood serum. J Biophotonics, 13(4): e201960176.

Horgan C C, Bergholt M S, Nagelkerke A, et al., 2021. Integrated photodynamic Raman theranostic system for cancer diagnosis, treatment, and post-treatment molecular monitoring. Theranostics, 11(4): 2006-2019.

Hu C, Xu W, Wang B, et al., 2021. Critical functions of lncRNA DGCR5 in cancers of the digestive system. Curr Pharm Des, 27(40): 4147-4151.

Huang L, Zhu Y, Xu C, et al., 2022. Noninvasive diagnosis of gastric cancer based on breath analysis with a tubular surface-enhanced Raman scattering sensor. ACS Sens, 7(5): 1439-1450.

IJsselsteijn M E, Sanz-Pamplona R, Hermitte F, et al., 2019. Colorectal cancer: a paradigmatic model for cancer immunology and immunotherapy. Mol Aspects Med, 69: 123-129.

Ishigaki M, Maeda Y, Taketani A, et al., 2016. Diagnosis of early-stage esophageal cancer by Raman spectroscopy and chemometric techniques. Analyst, 141(3): 1027-1033.

Ito H, Uragami N, Miyazaki T, et al., 2020. Highly accurate colorectal cancer prediction model based on Raman spectroscopy using patient serum. World J Gastrointest Oncol, 12(11): 1311-1324.

Ju C, He J, Wang C, et al., 2022. Current advances and future perspectives on the functional roles and clinical implications of circular RNAs in esophageal squamous cell carcinoma: more influential than expected. Biomark Res, 10(1): 41.

Kirchberger-Tolstik T, Ryabchykov O, Bocklitz T, et al., 2021. Nondestructive molecular imaging by Raman spectroscopy vs. marker detection by MALDI IMS for an early diagnosis of HCC. Analyst, 146(4): 1239-1252.

Klein A P, 2021. Pancreatic cancer epidemiology: understanding the role of lifestyle and inherited risk factors. Nat Rev Gastroenterol Hepatol, 18(7): 493-502.

Kou T, Chai R, Jin L, et al., 2021. Systematic analysis of molecular characterization and clinical relevance of m6A regulators in digestive system pan-cancers. Exp Biol Med (Maywood), 246(18): 2007-2018.

Kulik L, El-Serag H B, 2019. Epidemiology and management of hepatocellular carcinoma. Gastroenterology, 156(2): 477-491+e1.

Kunzmann A T, McMenamin Ú C, Spence A D, et al., 2018. Blood biomarkers for early diagnosis of oesophageal cancer: a systematic review. Eur J Gastroenterol Hepatol, 30(3): 263-273.

Lagergren J, Smyth E, Cunningham D, et al., 2017. Oesophageal cancer. Lancet, 390(10110): 2383-2396.

Li D, Feng S, Huang H, et al., 2014. Label-free detection of blood plasma using silver nanoparticle based surface-enhanced Raman spectroscopy for esophageal cancer screening. J Biomed Nanotechnol, 10(3): 478-484.

Li D, Xia L, Zhou Q, et al., 2020. Label-free detection of miRNA using surface-enhanced Raman spectroscopy. Anal Chem, 92(19): 12769-12773.

Li H, Huang H, Zhang T, et al., 2022. Apatinib: a novel antiangiogenic drug in monotherapy or combination immunotherapy for digestive system malignancies. Front Immunol, 13: 937307.

Li J, Li Y, Chen S, et al., 2022. Highly sensitive exosome detection for early diagnosis of pancreatic cancer using immunoassay based on hierarchical surface-enhanced Raman scattering substrate. Small Methods, 6(6): 2200154.

Li M, He H, Huang G, et al., 2021. A novel and rapid serum detection technology for non-invasive screening of gastric cancer based on Raman spectroscopy combined with different machine learning methods. Front Oncol, 11: 665176.

Li X, Chen H, Zhang S, et al., 2021. Blood plasma resonance Raman spectroscopy combined with multivariate analysis for esophageal cancer detection. J Biophotonics, 14(9): e202100010.

Li X, Yang T, Li S, et al., 2015. Detecting esophageal cancer using surface-enhanced Raman spectroscopy (SERS) of serum coupled with hierarchical cluster analysis and principal component analysis. Appl Spectrosc, 69(11): 1334-1341.

Li Z, Li Z, Chen Q, et al., 2021. Detection of pancreatic cancer by convolutional-neural-network-assisted spontaneous Raman spectroscopy with critical feature visualization. Neural Netw, 144: 455-464.

Lima C, Muhamadali H, Goodacre R, 2021. The role of Raman spectroscopy within quantitative metabolomics. Annu Rev Anal Chem (Palo Alto Calif), 14(1): 323-345.

Lin J, Huang Z, Lin X, et al., 2020. Rapid and label-free urine test based on surface-enhanced Raman spectroscopy for the non-invasive detection of colorectal cancer at different stages. Biomed Opt Express, 11(12): 7109-7119.

Liu K, Zhao Q, Li B, et al., 2022. Raman spectroscopy: a novel technology for gastric cancer diagnosis. Front Bioeng Biotechnol, 10: 856591.

Liu Y C, Yeh C T, Lin K H, 2020. Cancer stem cell functions in hepatocellular carcinoma and comprehensive therapeutic strategies. Cells, 9(6): 1331.

Liu Z, Li T, Wang Z, et al., 2022. Gold nanopyramid arrays for non-invasive surface-enhanced Raman spectroscopy-based gastric cancer detection via sEVs. ACS Appl Nano Mater, 5(9): 12506-12517.

Liu Z, Liu X, Liang J, et al., 2021. Immunotherapy for hepatocellular carcinoma: current status and future prospects. Front Immunol, 12: 765101.

Lv L, Gu H, Chen Z, et al., 2022. MiRNA-146a rs2910164 confers a susceptibility to digestive system cancer: a meta-analysis involving 59,098 subjects. Immunol Invest, 51(1): 199-219.

Ma K, Kalra A, Tsai H L, et al., 2022. Accurate nonendoscopic detection of esophageal squamous cell carcinoma using methylated DNA biomarkers. Gastroenterology, 163(2): 507-509.e2.

Mondol A S, El-Mashtoly S F, Frick T, et al., 2019. High-content screening Raman spectroscopy (HCS-RS) of panitumumab-exposed colorectal cancer cells. Analyst, 144(20): 6098-6107.

Moore A, Donahue T, 2019. Pancreatic cancer. JAMA, 322(14): 1426.

Nasrollahzadeh D, Roshandel G, Delhomme T M, et al., 2021. TP53 targeted deep sequencing of cell-free DNA in esophageal squamous cell carcinoma using low-quality serum: concordance with tumor mutation. Int J Mol Sci, 22(11): 5627.

Noordzij I C, Curvers W L, Schoon E J, 2019. Endoscopic resection for early esophageal carcinoma. J Thorac Dis, 11(Suppl 5): S713-S722.

Noothalapati H, Iwasaki K, Yamamoto T, 2021. Non-invasive diagnosis of colorectal cancer by Raman spectroscopy: Recent developments in liquid biopsy and endoscopy approaches. Spectrochim Acta A Mol Biomol Spectrosc, 258: 119818.

Pan J, Xu Y, Wu Q, et al., 2021. Mild magnetic hyperthermia-activated innate immunity for liver cancer therapy. J Am Chem Soc, 143(21): 8116-8128.

Patel T H, Cecchini M, 2020. Targeted therapies in advanced gastric cancer. Curr Treat Options Oncol, 21(9): 70.

Peng D, He J, Liu H, et al., 2022. FAPI PET/CT research progress in digestive system tumours. Dig Liver Dis, 54(2): 164-169.

Petryszyn P, Chapelle N, Matysiak-Budnik T, 2020. Gastric cancer: where are we heading. Dig Dis, 38(4): 280-285.

Piñero F, Dirchwolf M, Pessôa M G, 2020. Biomarkers in hepatocellular carcinoma: diagnosis, prognosis and treatment response assessment. Cells, 9(6): 1370.

Poojari R, Bhujbal M, Hole A, et al., 2021. Distinct stratification of normal liver, hepatocellular carcinoma (HCC), and anticancer nanomedicine-treated-tumor tissues by Raman fingerprinting for HCC therapeutic monitoring. Nanomedicine, 33: 102352.

Qi Y, Zhang G, Yang L, et al., 2022. High-precision intelligent cancer diagnosis method: 2D Raman figures combined with deep learning. Anal Chem, 94(17): 6491-6501.

Qin C, Yang G, Yang J, et al., 2020. Metabolism of pancreatic cancer: paving the way to better anticancer strategies. Mol Cancer, 19(1): 50.

Rao X, Zhang C, Luo H, et al., 2022. Targeting gastric cancer stem cells to enhance treatment response. Cells, 11(18): 2828.

Ren S, Zhao Y, Wang S, et al., 2022. Surface-enhanced Raman scattering from an electromagnetic induced transparency substrate for the determination of hepatocellular carcinoma. Opt Express, 30(8): 12387-12396.

Rubenstein J H, Shaheen N J, 2015. Epidemiology, diagnosis, and management of esophageal adenocarcinoma. Gastroenterology, 149(2): 302-317+e1.

Sato S, Sekine R, Kagoshima H, et al., 2019. All-in-one Raman spectroscopy approach to diagnosis of colorectal cancer: analysis of spectra in the fingerprint regions. J Anus Rectum Colon, 3(2): 84-90.

Schizas D, Charalampakis N, Kole C, et al., 2020. Immunotherapy for pancreatic cancer: a 2020 update. Cancer Treat Rev, 86: 102016.

Sezer G, Onses M S, Sakir M, et al., 2022. Indomethacin prevents TGF-β-induced epithelial-to-mesenchymal transition in pancreatic cancer cells: evidence by Raman spectroscopy. Spectrochim Acta A Mol Biomol Spectrosc, 280: 121493.

Sheikh M, Roshandel G, McCormack V, et al., 2023. Current status and future prospects for esophageal cancer. Cancers(Basel), 15(3): 765.

Shim M G, Song L M, Marcon N E, et al., 2000. In vivo near-infrared Raman spectroscopy: demonstration of feasibility during clinical gastrointestinal endoscopy. Photochem Photobiol, 72(1): 146-150.

Singhi A D, Wood L D, 2021. Early detection of pancreatic cancer using DNA-based molecular approaches. Nat Rev Gastroenterol Hepatol, 18(7): 457-468.

Han S, Fan M, Xu G, et al., 2022. Gold-nanostar-based surface-enhanced Raman scattering substrates for gastric carcinoma detection. ACS Appl Nano Mater, 5(9): 12607-12615.

Smyth E C, Nilsson M, Grabsch H I, et al., 2020. Gastric cancer. Lancet, 396(10251): 635-648.

Strobel O, Neoptolemos J, Jäger D, et al., 2019. Optimizing the outcomes of pancreatic cancer surgery. Nat

Rev Clin Oncol, 16(1): 11-26.

Tan C, Qian X, Guan Z, et al., 2016. Potential biomarkers for esophageal cancer. SpringerPlus, 5: 467.

Tang B, Wang J, Hutchison J A, et al., 2016. Ultrasensitive, multiplex Raman frequency shift immunoassay of liver cancer biomarkers in physiological media. ACS Nano, 10(1): 871-879.

Tang X, Li D, Gu Y, et al., 2022. Natural cell based biomimetic cellular transformers for targeted therapy of digestive system cancer. Theranostics, 12(16): 7080-7107.

Thakkar S, Kaul V, 2020. Endoscopic ultrasound stagingof esophageal cancer. Gastroenterol Hepatol (NY), 16(1): 14-20.

Thakor A S, Luong R, Paulmurugan R, et al., 2011. The fate and toxicity of Raman-active silica-gold nanoparticles in mice. Sci Transl Med, 3(79): 79ra33.

Uhlenhopp D J, Then E O, Sunkara T, et al., 2020. Epidemiology of esophageal cancer: update in global trends, etiology and risk factors. Clin J Gastroenterol, 13(6): 1010-1021.

Wahl R L, 2020. The interaction of genomics, molecular imaging, and therapy in gastrointestinal tumors. Semin Nucl Med, 50(5): 471-483.

Wang G, Lipert R J, Jain M, et al., 2011. Detection of the potential pancreatic cancer marker MUC4 in serum using surface-enhanced Raman scattering. Anal Chem, 83(7): 2554-2561.

Wang H, 2020. microRNAs and apoptosis in colorectal cancer. Int J Mol Sci, 21(15): 5353.

Wang J, Lin K, Zheng W, et al., 2015. Simultaneous fingerprint and high-wavenumber fiber-optic Raman spectroscopy improves in vivo diagnosis of esophageal squamous cell carcinoma at endoscopy. Sci Rep, 5: 12957.

Wang J, Ma X, Ma Z, et al., 2022. Research progress of biomarkers for immune checkpoint inhibitors on digestive system cancers. Front Immunol, 13: 810539.

Wang K, Zhao X H, Liu J, et al., 2020. Nervous system and gastric cancer. Biochim Biophys Acta Rev Cancer, 1873(1): 188313.

Wang N, Zhou P, Chen Y, et al., 2020. MicroRNA-149: a review of its role in digestive system cancers. Pathol Res Pract, 216(12): 153266.

Wang Y W, Kang S, Khan A, et al., 2015. In vivo multiplexed molecular imaging of esophageal cancer via spectral endoscopy of topically applied SERS nanoparticles. Biomed Opt Express, 6(10): 3714-3723.

Wang Z H, Liu J M, Yang F E, et al., 2021. Tailor-made cell-based biomimetic nanoprobes for fluorescence imaging guided colorectal cancer chemo-immunotherapy. ACS Appl Bio Mater, 4(2): 1920-1931.

Wei L, Sun J, Zhang N, et al., 2020. Noncoding RNAs in gastric cancer: implications for drug resistance. Mol Cancer, 19(1): 62.

Weidenbaum C, Gibson M K, 2022. Approach to localized squamous cell cancer of the esophagus. Curr Treat Options Oncol, 23(10): 1370-1387.

Wu D, Zhang P, Ma J, et al., 2019. Serum biomarker panels for the diagnosis of gastric cancer. Cancer Med, 8(4): 1576-1583.

Wu Z, Yu X, Zhang S, et al., 2022. Mechanism underlying circRNA dysregulation in the TME of digestive system cancer. Front Immunol, 13: 951561.

Xie F, You Y, Huang J, et al., 2021. Association between physical activity and digestive-system cancer: an updated systematic review and meta-analysis. J Sport Health Sci, 10(1): 4-13.

Xing M, Wang X, Kiken R A, et al., 2021. Immunodiagnostic biomarkers for hepatocellular carcinoma (HCC): the first step in detection and treatment. Int J Mol Sci, 22(11): 6139.

Yan S, Cui S, Ke K, et al., 2018. Hyperspectral stimulated Raman scattering microscopy unravels aberrant accumulation of saturated fat in human liver cancer. Anal Chem, 90(11): 6362-6366.

Yan S，Li M，Yang D，et al.，2020. Associations between omega-3 fatty acid supplementation and anti-inflammatory effects in patients with digestive system cancer：a meta-analysis. Nutr Cancer，72（7）：1098-1114.

Ye Y，Ran J，Yang B，et al.，2023. Aquaporins in digestive system. Adv Exp Med Biol，1398：145-154.

Yin F，Zhang X，Fan A，et al.，2023. A novel detection technology for early gastric cancer based on Raman spectroscopy. Spectrochim Acta A Mol Biomol Spectrosc，292：122422.

Yuan S，Carter P，Vithayathil M，et al.，2021. Genetically predicted circulating B vitamins in relation to digestive system cancers. Br J Cancer，124（12）：1997-2003.

Zeng Z，Zhu Q，2024. Progress and prospects of biomarker-based targeted therapy and immune checkpoint inhibitors in advanced gastric cancer. Front Oncol，14：1382183.

Zhang C，Chen J，Song Y，et al.，2022. Ultrasound-enhanced reactive oxygen species responsive charge-reversal polymeric nanocarriers for efficient pancreatic cancer gene delivery. ACS Appl Mater Interfaces，14（2）：2587-2596.

Zhang Q，Chen W，Xie C，et al.，2020. The role of PGC-1α in digestive system malignant tumours. Anticancer Agents Med Chem，20（3）：276-285.

Zhang X，Xia D，Wang R X，et al.，2022. Identification of potential biomarkers for digestive system cancers from serum-derived extracellular vesicle RNA. Clin Chim Acta，531：36-47.

Zhang Y，Sun J，Song Y，et al.，2022. Roles of fusion genes in digestive system cancers：dawn for cancer precision therapy. Crit Rev Oncol Hematol，171：103622.

Zhao H，Ming T，Tang S，et al.，2022. Wnt signaling in colorectal cancer：pathogenic role and therapeutic target. Mol Cancer，21（1）：144.

Zhao Z，Liu W，2020. Pancreatic cancer：a review of risk factors, diagnosis, and treatment. Technol Cancer Res Treat，19：1533033820962117.

Zheng Q，Kang W，Chen C，et al.，2019. Diagnosis accuracy of Raman spectroscopy in colorectal cancer：a PRISMA-compliant systematic review and meta-analysis. Medicine（Baltimore），98（34）：e16940.

Zhong Y，Li X Y，Zhou F，et al.，2021. Ziyuglycoside Ⅱ inhibits the growth of digestive system cancer cells through multiple mechanisms. Chin J Nat Med，19（5）：351-363.

Zhu A，Zhao X，Cheng M，et al.，2019. Nanohoneycomb surface-enhanced Raman spectroscopy-active chip for the determination of biomarkers of hepatocellular carcinoma. ACS Appl Mater Interfaces，11（47）：44617-44623.

Zhu H，Wei M，Xu J，et al.，2020. PARP inhibitors in pancreatic cancer：molecular mechanisms and clinical applications. Mol Cancer，19（1）：49.

Zygulska A L，Pierzchalski P，2022. Novel diagnostic biomarkers in colorectal cancer. Int J Mol Sci，23（2）：852.

第六章

拉曼光谱技术在泌尿系统肿瘤筛查和早诊早治中的应用

拉曼光谱作为一种在分子层面具备高特异性的指纹光谱技术，非常适合应用于无标记和非侵入性的肿瘤诊断领域。表面增强拉曼散射（SERS）作为一种强大的分析技术，在检测微量分析物方面展现出巨大潜力，并已广泛应用于医学诊断。凭借其独特的分子指纹图谱、高灵敏度及优异的分子特异性，SERS已成功应用于多种类型肿瘤的检测。其无创、快速的检测特性，进一步凸显了SERS在肿瘤诊断、筛查、分期、预测肿瘤复发及治疗监测中的即时应用优势。当前，人类泌尿系统肿瘤疾病的发病率与死亡率逐年攀升，已成为发达国家与发展中国家面临的重大健康问题。前列腺肿瘤已成为美国等西方国家男性发病率最高的恶性肿瘤之一。此外，肾脏肿瘤、膀胱肿瘤、前列腺肿瘤及睾丸肿瘤等泌尿系统其他常见恶性肿瘤，对人类健康构成严重威胁。泌尿系统肿瘤在表型上差异显著，涵盖从微创到具有显著转移潜力的恶性肿瘤。随着对更有效、侵入性更小的肿瘤检测方法需求的不断增加，尽管切除手术与传统放射治疗一直是临床局部阶段性控制这些疾病的主要手段，但在诊断与预后监测方面仍缺乏明确的方法。因此，在临床实践中，迫切需要确定新的有用生物标志物，以诊断、评估甚至预测泌尿系统肿瘤的预后。本章旨在简要介绍拉曼光谱技术的原理，阐述其在泌尿系统肿瘤诊断分析中的应用，并就其在泌尿系统肿瘤研究中的前景展开讨论。

第一节 泌尿系统肿瘤的概述

泌尿系统恶性肿瘤（包括前列腺癌、膀胱癌、肾癌及睾丸癌）占人类所有恶性肿瘤的15%，导致全球每年超过50万例死亡。这类肿瘤发病年龄分布广泛，从青年（睾丸癌）跨越至中老年（肾癌、前列腺癌及膀胱癌）。前列腺肿瘤作为男性群体中最为普遍的恶性肿瘤之一，其治疗策略主要依据疾病的分期、组织学分级及血清前列腺特异性抗原（prostate specific antigen，PSA）水平等因素进行综合考量。Wang等的研究揭示了在血液样品中PRKY启动子cg05618150位点的甲基化水平与前列腺肿瘤之间的相关性，评估了T_2加权成像（T_2WI）和表观扩散系数（ADC）序列对于临床可疑前列腺肿瘤诊断的预测价值，并通过机器学习方法构建了一个结合T_2WI、甲基化和临床指标的高预测效率模型。肾细胞癌（renal cell carcinoma，RCC）主要分为透明细胞型和非透明细胞型两大类，其中透明细胞型占比高达80%。RCC对传统抗肿瘤治疗表现出显著的抗药性，因此在治疗上存在较大挑战。临床研究验证了肾脏肿瘤对多种药物固有的耐药性及对放射治疗的低敏感度，这

第六章 拉曼光谱技术在泌尿系统肿瘤筛查和早诊早治中的应用

限制了生物靶向治疗和免疫治疗策略的选用。因此,手术干预已成为肾肿瘤管理的首选有效策略。肾部分切除术作为临床治疗肾脏肿瘤的推荐手术方式,能够有效保护患者的肾单位,同时显著延长其生存期。鉴于复杂肾脏肿瘤的解剖位置深邃且与复杂的肾集合系统邻近,切除或保留这些肿瘤时保护肾单位的挑战不言而喻。

与多数人类肿瘤疾病相似,泌尿系统肿瘤的特征在于广泛的表观遗传损伤,具体表现为DNA超甲基化及组蛋白修饰的改变,进而引发抑瘤基因沉默和基因组不稳定。鉴于表观基因组兼具固有的稳定性和显著的动态可塑性,其在治疗操作中展现出卓越的应用潜力。表观遗传改变作为肿瘤发生过程中最早发生的改变之一,在本质上与突变不同,因其往往具有可逆性。因此,在过去20年中,开发具有特异性靶向能力并能够逆转此类表观遗传变异的化合物已成为研究的焦点。该类研究旨在阻断肿瘤病变的进展,或使已形成的肿瘤恢复至更易于临床处理的状态。DNA甲基化变化与肿瘤之间存在明确的因果关系,为血液、尿液和唾液等生物体液中的检测提供了具有前景的生物标志物。针对不同肿瘤类型的DNA甲基化进行全基因组表征,以及开发对异常甲基化DNA分子进行敏感检测的新技术,推动了该领域的不断发展。对于泌尿系统肿瘤疾病而言,尿液在多数情况下是"液体活检"样本的首选来源,因其含有脱落的肿瘤细胞和游离DNA,且易于通过无创方式重复获取。

泌尿系统肿瘤与尿路上皮微生物之间的关联性,目前尚未明确。Qiu等的研究致力于探究尿液菌群与泌尿系统肿瘤之间的潜在联系,以期发现泌尿系统肿瘤的新型生物标志物及预防的新靶点。该研究纳入了4名健康成人作为对照组,以及6名泌尿系统肿瘤患者作为肿瘤组。两组受试者均留取了10ml和50ml清洁中段尿样本。10ml样本采用全自动尿液分析仪进行检测(包括pH、比重和白细胞),50ml样本用于DNA提取、16S rRNA基因扩增及高通量测序分析。研究进一步分析了尿液常规分析结果与测序结果之间的相关性。结合生物信息学的分析成果,部分差异菌群或可成为泌尿系统肿瘤的新型生物标志物,同时尿液的pH与肿瘤发生之间可能存在一定的相关性。然而,这些发现仍需通过大规模的前瞻性研究及体外和体内实验行进一步验证。

此外,人胚胎致死性异常视觉样蛋白(human embryonic lethal abnormal visual-like protein,HuR),作为RNA结合蛋白Hu家族的一员,在泌尿系统肿瘤中扮演着重要角色。越来越多的证据表明,HuR通过转录后调控机制(涵盖mRNA的运输、衰变及蛋白质翻译)来调节多种与泌尿系统肿瘤相关的分子表达,从而在泌尿系统肿瘤的生物学过程中发挥着关键作用。值得注意的是,HuR与泌尿系统肿瘤的化疗耐药性相关,这提示HuR或可成为新的治疗靶点,以及治疗反应和预后评估的潜在标志物。鉴于HuR与多种泌尿系统肿瘤的生物学特性密切相关,针对HuR的靶向治疗策略或可成为一种具有吸引力的治疗选择。

非编码RNA(non-coding RNA,ncRNA)在多种肿瘤类型中发挥着双重作用,既可作为肿瘤促进因子,也可作为肿瘤抑制因子。它们通过调控细胞信号转导通路和基因表达,参与肿瘤的发生、发展过程。ncRNA在调节线粒体代谢重编程方面具有关键作用,进而影响泌尿生殖系统肿瘤的形成与发展。ncRNA主要分为微RNA(miRNA)和长链非编码RNA(lncRNA),以及环状RNA(circRNA)。这些ncRNA在基因表达调控、细胞信号转导、代谢功能等多个方面发挥着至关重要的作用。ncRNA通过调控线粒体动力学与代谢过程，参与了肿瘤发生、发展中的代谢表型转变，进而导致代谢重编程。这一过程对肿瘤细胞的生物能量需求、细胞增殖及细胞凋亡等关键生物学过程产生显著影响。ncRNA通过调节AMPK、PI3K/AKT、NF-κB和mTOR等关键细胞信号通路，对泌尿生殖系统肿瘤细胞的代谢重编程产生影响，从而在疾病诊断和预后评估中发挥作用。ncRNA参与调控葡萄糖代谢、谷氨酰胺代谢、三羧酸循环及氧化磷酸化等代谢途径，进而影响泌尿生殖系统肿瘤细胞的能量代谢和生物合成过程。借助高通量技术，如基因组芯片或RNA测序，能够在人类血清中检测到大量lncRNA，这为泌尿生殖系统肿瘤疾病的诊断和治疗策略提供了新的视角。

原发性尿道癌（primary urethral cancer，PUC）属于罕见肿瘤类型，在所有泌尿系统恶性肿瘤中的占比不足1%。PUC起源于尿道的上皮组织，涵盖了前尿道（包括尿道外口、阴茎部尿道和球部尿道）和后尿道（包括膜部尿道和前列腺部尿道），不同部位的PUC在临床表现、病理类型和治疗方法等方面可能会有所差异。高达1/3的男性PUC患者可能会出现淋巴结转移，而所有男性PUC患者的5年总生存率低于50%，尤其在淋巴结受累的情况下更为显著。PUC的组织学分类中，移行细胞癌占据主导地位，其比例达到55%，其次是鳞状细胞癌，占比21.5%，而腺癌则占16.4%。目前，治疗策略主要涉及单一手术治疗或综合应用手术、放疗及化疗。研究表明，仅接受手术治疗的PUC患者，其5年无病生存率仅为20%～30%。

针对局限性PUC，建议对男性患者实施保留阴茎的手术方案，而对女性患者则推荐执行包括周围组织的完整尿道切除术，旨在降低由切缘阳性引发的复发风险。与手术相比，放疗的生存率和复发率较低，但不良反应较多，从而限制了其在保留生殖器治疗中的应用。对于局部晚期的PUC，应采取综合治疗，单药治疗在复发率和生存率方面均表现不佳。手术范围尚未明确，但首选的治疗方案为根治性前列腺切除术结合全尿道切除术（RCU）。淋巴结转移是患者生存的重要预测因素，淋巴结清扫在疾病控制和分期中发挥着关键作用。放疗联合手术和（或）化疗可提高患者的生存率。以铂类为基础的化疗能够改善患者的总生存期和无复发生存期。在复发情况下，采用手术和（或）化疗的挽救性治疗有助于提升生存率。对于前列腺部尿道浅表尿路上皮肿瘤，可采用经尿道切除术进行治疗。PUC的自然病程通常较差，需要制定基于分期和性别特异性风险的治疗策略。系统的围手术期化疗的作用及手术范围的重要性日益凸显。Janisch等的研究发现，虽然局限于器官的疾病可通过局部切除术来治疗，但超出器官边界的生长使得不同治疗模式（如手术和系统化疗）的结合成为改善治疗结局的必要手段。

近距离放射治疗（brachytherapy，BT），无论作为单一疗法还是与常规放射治疗联合应用，均被视为减少手术并发症及实现器官保护的首选治疗方案。Andraud等发表的研究，展示了迄今为止在女性PUC患者中最大规模的BT经验。患者被划分为初发组和复发组，采用Kaplan-Meier法进行生存分析，并运用Cox比例风险模型执行单因素评估。与BT相关的不良事件，均遵循通用不良事件术语标准4.0（CTCAEv4.0）版进行报告。此研究共纳入44例接受BT的PUC患者，其中初发肿瘤患者22例，复发肿瘤患者22例；病理类型以腺癌（20例）和鳞状细胞癌（14例）为主。在接受单独BT的24例患者中，中位处方剂量为60Gy；而在接受BT联合外放射治疗（external beam radiotherapy，EBRT）的

20例患者中，中位处方剂量则为20Gy。中位随访时长为21.5个月（范围介于7.5~60.8个月），其间有6例患者发生局部复发，占比17.5%。2年总生存率达到63%（95%置信区间：49.2%~81.4%）。最常见的不良反应为1~2级急性泌尿生殖系统不良反应，且在末次随访时，有4例患者观察到局灶性坏死。在接受BT治疗的PUC患者队列中，实现了80%的局部控制率，且治疗相关毒性处于可接受范围。尽管BT的生存获益有限，且转移性复发风险较高，但在器官保留的前提下，BT有助于提升局部剂量并优化局部控制。

早期PUC患者接受单一治疗往往能获得良好疗效，而晚期PUC患者则可能从综合治疗中获益。为提出确切的治疗方案，需开展更为广泛的研究。然而，鉴于该恶性肿瘤的罕见性，当前最佳证据主要来源于各机构的临床经验，因为缺乏多机构临床试验的支持。PUC罕见，难以实施大型随机试验，故在治疗方面尚未形成共识，最佳治疗决策依赖对回顾性病例的分析研究。Eng等对14例原发性早期PUC和17例晚期PUC进行了回顾性分析，结果显示早期病例中男性占多数（男女比例8：6），晚期病例中女性占多数（男女比例5：12），且早期和晚期病例均以鳞状细胞癌为主要病理类型。早期病例主要采取手术治疗（13例），1例采用放化疗；晚期病例则以放化疗为主。在平均7年的随访期间，该系列患者的总生存率为45%。其中，14例早期肿瘤患者中，8例在末次随访时处于无瘤生存状态；相比之下，17例晚期肿瘤患者中仅5例在末次随访时无明显疾病迹象。再次强调，早期PUC患者接受单一治疗往往能获得良好疗效，而晚期PUC患者可能从综合治疗中获益。为提出确切的治疗方案，仍需进一步广泛研究。然而，在这种罕见的恶性肿瘤中，由于缺乏多机构试验，目前最佳证据仍主要来源于各机构的临床经验。远端尿道肿瘤在诊断时往往较近端肿瘤更为晚期，但如治疗得当，预后良好。早期远端肿瘤可通过手术（男性）或放疗（女性）成功治愈。然而，关于最合适治疗方式的选择，目前尚无明确适应证。保留器官的治疗方法已显示有效，应在不损害安全性的前提下使用，以减少由肢解或性功能/泌尿功能丧失所带来的生理和心理创伤。

尽管手术、化疗、放疗及去势治疗依然是泌尿系统肿瘤治疗的基石，但这些治疗手段可能导致严重的不良反应、患者依从性降低及生存率不理想。因此，开发能够早期发现恶性肿瘤、提供精确诊断及更有效治疗策略的新方案显得尤为重要。纳米医学作为一种新兴方法，能够跨越体内传统生物屏障，通过主动或被动靶向方式将制剂或药物递送至靶器官内的特定类型细胞，展现出改善泌尿系统肿瘤治疗效果的潜力。

新型纳米药物治疗泌尿系统肿瘤的分子机制涵盖图像引导手术、化疗、放疗、基因治疗、免疫治疗及其协同治疗。药物释放系统（drug delivery system，DDS）可实现高效且局部的药物运输，同时减少相关副作用。为深入理解DDS，需精确观测药物的释放与递送过程。如图6-1所示，学者提出了一种策略，即等离子体可调拉曼/荧光成像光谱，以实现在单个活细胞水平实时追踪抗肿瘤药物多柔比星（doxorubicin，DOX；又称阿霉素）从金纳米颗粒载体的释放与递送。通过pH敏感的腙键将DOX连接至纳米粒子表面，实现了pH响应性药物释放。当DOX与金纳米颗粒表面结合时，可观察到表面增强的拉曼光谱，同时其荧光被猝灭；而当DOX释放时，由于溶酶体的酸性，拉曼增强显著降低，拉曼光谱随之改变，从而允许荧光信号的可视化。等离子体可调拉曼/荧光特性使其能够在微环境酸性变化下追踪DOX从金纳米颗粒表面至单个活细胞溶酶体的释放与递送过程。该技术为研究活细胞内药物递送与释放的分子机制以及细胞对药物作用的反应提供了巨大潜力。

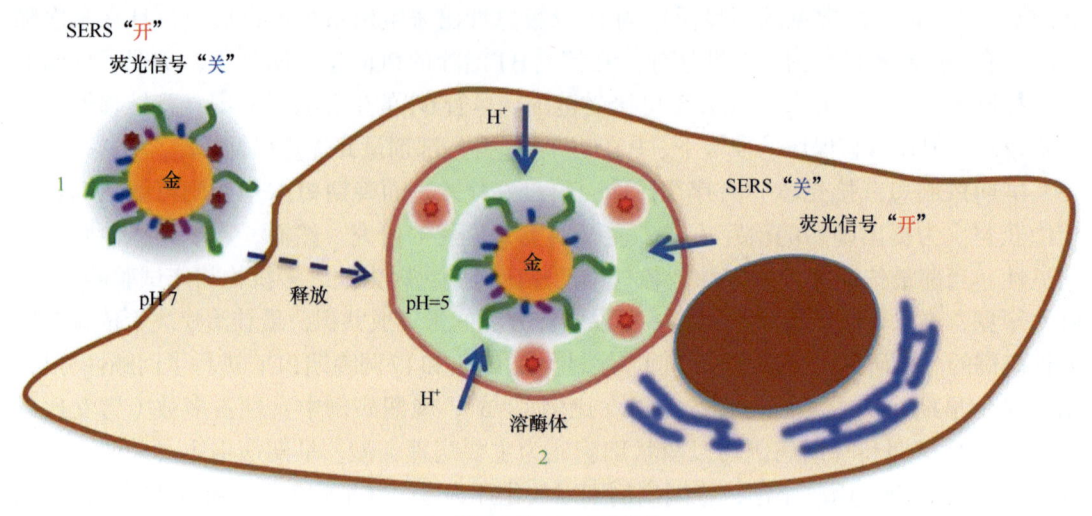

图6-1 利用纳米颗粒等离激元效应原理,通过拉曼/荧光成像光谱技术观察单细胞内药物递送的动力学过程
资料来源:Kang B, Afifi M M, Austin L A, et al. 2013. Exploiting the nanoparticle plasmon effect: observing drug delivery dynamics in single cells via Raman/fluorescence imaging spectroscopy. ACS Nano, 7(8): 7420-7427
经许可转载(改编)引用,版权所有:2013年美国化学学会

　　肿瘤作为一种具有高度复杂性和异质性的疾病,其治疗前景在免疫疗法领域得到了展现。随着单细胞分析技术的不断进步,显著提升了对先前未得到充分研究的细胞群体的识别能力,这些细胞群体对于深入理解肿瘤疾病的进展和治疗具有至关重要的意义。泌尿系统肿瘤,尤其是前列腺肿瘤,同样展现出固有的异质性。单细胞分析技术在理解和开发针对这些疾病的免疫疗法方面具有巨大潜力。PUC的检测通常依赖细胞学和膀胱镜检查,然而,即便两者联合使用,仍无法检出所有尿路上皮癌(urothelial carcinoma,US)病例,且不适用于无症状个体的筛查。值得注意的是,超过98%的UC存在具有治疗意义的突变,这些突变可通过下一代测序(next-generation sequencing,NGS)在尿液样品中得以检测。鉴于UC遗传学特征、NGS的经济性及过往NGS在UC检测中的应用报道,NGS的原始成本已有所降低,从而为其广泛应用提供了经济上的可行性。尿液样品中突变等位基因频率是影响检测灵敏度的关键因素,含有足够比例异常细胞的尿液样品可直接分流至高灵敏度的NGS进行UC检测。对于异常细胞比例较低的病例,通过细胞学靶向显微切割细胞进行NGS,既可保持灵敏度,又可降低测序成本。此外,靶向尿路上皮细胞的NGS还可用于筛查低级别UC。

　　细胞外囊泡(EV),作为一组大小、形状、负载量和功能各异的异质性囊泡,是几乎所有类型细胞均可释放的膜结合纳米级囊泡。近年来,EV因其在调节细胞间信号转导中的功能、作为新型诊断和预后生物标志物,以及在包括泌尿系统肿瘤在内的多种肿瘤治疗靶点中的潜在作用,而备受关注。EV的内容物主要包括蛋白质、脂质和核酸,人和动物细胞均可释放包括外泌体、微囊泡、肿瘤小泡、肿瘤大泡及凋亡小体在内的不同类型EV。

然而，由于缺乏标准的分离方法和检测平台，EV在临床中的广泛应用受到限制，因此需要进一步研发可靠、特异和敏感的分离技术。利用高通量蛋白质组学和基因组学技术，全面解析泌尿生殖系统肿瘤EV的组成，无疑将增强对肿瘤发生过程中复杂基因组变异的识别能力，进而有助于发现潜在的治疗靶点，并为患者提供定制化的治疗方案。

在显微镜下观察到的血尿（MH）现象，通常与良性因素相关，但亦可能预示着潜在的恶性肿瘤。现行的MH评估指南主要反映了男性泌尿系统恶性肿瘤的风险，然而，Jeppson等的研究揭示，仅极少数MH女性患者被诊断出泌尿系统恶性肿瘤。目前，MH筛查的证据有限，特别是在女性中，需要更多的研究。此外，研究指出总人口生育率与一系列男性生殖健康问题（包括睾丸肿瘤、性发育异常、隐睾症、尿道下裂、低睾酮水平、精液质量不佳、不育、性别比例失衡、辅助生殖技术需求增加等）的流行趋势之间可能存在某种相关性。研究证据揭示，部分成年男性的生殖健康问题可追溯至宫内时期，且可被视作睾丸发育不全综合征（testicular dysgenesis syndrome，TDS）的表征。尽管TDS可能由遗传因素中的基因突变引起，但近期的研究表明，该综合征的发生与胎儿时期睾丸所处的环境因素暴露更为密切相关。同时，环境因素亦可对成人的内分泌系统产生显著影响。综合遗传与环境因素的分析揭示，相较于遗传因素，现代生活方式导致的环境暴露是最为显著的影响因素。环境因素可能通过直接作用或表观遗传机制产生影响，后者情况下，暴露效应甚至可能影响多代。因此，对于生殖生理学与病理生理学领域的研究，特别是在面临人口减少挑战的高度工业化国家，应予以高度关注。

肿瘤控制规划的制定必须基于对当前肿瘤疾病负担的精确评估，该评估应依据生命登记系统数据、肿瘤登记发病率数据及死因推断数据，以精确评估肿瘤死亡率。针对男性群体，前列腺肿瘤已成为全球范围内最常见的肿瘤类型，而气管、支气管肿瘤则是导致男性肿瘤死亡及伤残调整生命年（disability adjusted life year，DALY）增加的主要因素。拉曼显微镜作为生物医学领域中的新兴仪器，能够实现对生物细胞的无标记、非侵入性分析。凭借高度的生化特异性，拉曼光谱技术能够获取光谱指纹信息，从而有效表征细胞类型及其状态。拉曼显微镜展现出广阔的应用前景，不仅可用于单细胞分析，还能检测细胞治疗产品的质量。拉曼光谱作为光学计量中的主要分析技术之一，是一种振动型、无标记技术，能够在分子层面上揭示结构、组织及细胞的相关信息。作为一种卓越的鉴定手段，拉曼光谱技术能够提供来自复杂生物样品的振动信息，使其在分析高度复杂的组织时展现出极高的精确度。鉴于该技术对微小结构变化具有高度的敏感性，常被用于对比分析实验。

拉曼光谱技术在单细胞非侵入性分析领域中的应用日益广泛。拉曼光谱及其成像技术能够提供关于不同状态细胞生化、生物物理及结构特性的重要信息。低温拉曼光谱技术已被应用于验证冷冻细胞内冰晶的存在情况，并阐释穿透性及非穿透性冷冻保护剂在细胞内的分布情况。基于光子芯片的光谱学方法，适用于小分子检测的紧凑型、低功率器件。其中，波导增强拉曼光谱（waveguide-enhanced Raman spectroscopy，WERS）技术，是近十年来新兴的一种技术。该技术利用波导的倏逝场从邻近的分析物分子中激发出拉曼散射光，并将散射的光子重新收集至波导内。波导所提供的庞大相互作用面积及强大的电磁场，使得拉曼信号相较于传统方法得到了显著增强。此外，波导表面还可涂覆有分子类别选择性吸附功能的材料，用以浓缩分析物，从而进一步增强拉曼信号。然而，在泌尿系统肿瘤的检测领域，传统方法存在诸多局限。影像学检查在明确病变性质方面存在困难，且对早期肿瘤的鉴别敏感度较低。组织病理学检查则多用于术后确诊，而术中的快速冰冻病理检查难以准确区分肿瘤亚型。因此，临床迫切需要一种快速、高灵敏度及高特异性的泌尿系统恶性肿瘤检测方法。

拉曼光谱在生物医学分析及临床诊断领域展现出广泛的应用潜力，而表面增强拉曼散射（SERS）光谱凭借超高的灵敏度与简便性，进一步提升了检测阈值。Bai等深入探讨了SERS在泌尿系统常见肿瘤——膀胱肿瘤与肾脏肿瘤诊断中的应用潜力，并对主成分分析-线性判别分析（PCA-LDA）、偏最小二乘-随机森林（PLS-RF）及偏最小二乘-支持向量机（PLS-SVM）三种统计分类算法的分类效能进行了评估。研究过程中，将来自26例膀胱肿瘤患者、38例肾脏肿瘤患者及39例健康个体的血浆样品分别与等体积纳米银混合，以获取高质量的SERS信号。随后，在400～1800 cm^{-1}光谱范围内对SERS光谱进行了比较分析。结果显示，SERS峰值强度存在差异，这可能揭示了肿瘤患者血浆中特定生物大分子含量的变化。基于PCA-LDA、PLS-RF及PLS-SVM三种算法，肿瘤患者与健康个体血浆SERS光谱的分类准确率分别达到98.1%、100%及100%。此外，这三种算法对膀胱肿瘤与肾脏肿瘤SERS光谱的分类准确率分别达到了81.3%、91.7%及98.4%。因此，SERS结合PLS-SVM算法通过外周血浆样品对膀胱肿瘤与肾脏肿瘤进行临床筛查展现出了卓越的性能。

SERS光谱是一种高灵敏度的分析方法，它利用场增强等离子体纳米结构来辅助拉曼光谱，实现了无须标记的检测。有研究将患者尿液的SERS测量结果与生物统计算法相结合，旨在评估包含12例复发患者和63例非复发患者的前列腺肿瘤治疗反应队列。研究中利用单分散的银纳米颗粒（silver nanoparticle，AgNP）在各尿液样品中采集多重拉曼光谱，以增强拉曼信号。随后，采用遗传算法-偏最小二乘-线性判别分析（genetic algorithms-partial least squares-linear discriminant analysis，GA-PLS-LDA）算法对拉曼光谱进行解析。GA-PLS-LDA算法分析显示，这些拉曼光谱特征在区分复发患者和非复发患者队列方面具有86.6%的准确率、86.0%的灵敏度及87.1%的特异度。因此，SERS技术与多变量GA-PLS-LDA算法的结合，可用于监测前列腺肿瘤的复发风险，并为复发患者制订最佳治疗方案提供了有力支持。

细胞外囊泡（EV）指一类由膜包裹的小型颗粒结构，它们在细胞间通信过程中扮演着重要角色。然而，当前针对EV的研究技术尚存在局限性。缺氧状态是实体肿瘤的一个典型特征，源自肿瘤的EV在促进肿瘤生长及肿瘤细胞对周围组织的侵袭过程中发挥着关键作用。相较于正常氧合条件，肾脏肿瘤细胞在缺氧环境下会诱导EV的分泌，并引发EV蛋白质"货物"的显著变化。蛋白质组学分析揭示，在缺氧条件下获取的EV样品中，与细胞黏附相关的蛋白质（如整合素）的表达水平呈现上升趋势。Samoylenko等评估了时间门控拉曼光谱（time-gated Raman spectroscopy，TG-RS）与表面增强时间门控拉曼光谱（time-gated surface enhanced Raman spectroscopy，TG-SERS）在EV表征方面的应用效果。传统的连续波激发拉曼光谱无法提供清晰的信号，而TG-RS则能够获取明显的信号，在TG-SERS中这一信号得到了进一步增强。拉曼信号的变化揭示了EV蛋白质化学键的改变，特别是在酰胺区域发生了特征性的变化。研究结果表明，TG-RS与TG-SERS作为无标记技术，在探究外部刺激（如缺氧）对EV产生的影响及评估不同EV纯化方案产生的差异方面具有广阔的应用前景。此外，有学者开发了一种基于SERS的比值测定方法，用于检测透明质酸酶（hyaluronidase，HAase）的活性。该方法采用4-硫代苯腈（4-thiobenzonitrile，TBN）功能化的金纳米棒（gold nanorod，AuNR）作为拉曼报告基因（TBN-AuNR），并以4-噻吩基乙炔功能化的金银合金纳米颗粒（4-thiophenylacetylene-functionalized gold-silver alloy nanoparticle，TPA-AuAgNP）作为参照，透明质酸（hyaluronic acid，HA）作为HAase的识别元件。带正电荷的TBN-AuNR与带负电荷的HA之间存在强烈的静电相互作用，因此在HA存在的情况下，TBN修饰的金纳米棒会发生聚集，从而显著增强TBN在2220cm^{-1}处的拉曼信号。然而，HA对修饰后的电中性AuAgNP的分散状态并无显著影响，因此TPA在1974cm^{-1}处的拉曼信号强度保持稳定。在HAase的作用下，HA被降解为更小的片段，导致TBN-AuNR发生良好分散，TBN的拉曼信号减弱，1974cm^{-1}和2220cm^{-1}处的拉曼峰比值随之增加。该方法已成功应用于人工尿样中HAase活性的测定，并有望成为肿瘤，特别是膀胱肿瘤诊断的一种新方法。

第二节 拉曼光谱技术在肾脏肿瘤筛查和早诊早治中的应用

肾脏肿瘤的病理类型复杂，是患病率位居泌尿系统肿瘤第三位的恶性肿瘤，仅次于前列腺肿瘤和膀胱肿瘤。RCC作为最常见的肾脏恶性肿瘤，起源于肾实质泌尿小管上皮系统。RCC因其发病率和死亡率高，以及早期易于发生远端转移的特性，展现出极高的恶性潜能。该疾病对放射治疗和化学治疗表现出不敏感，容易产生耐药性。当前，肾脏肿瘤的主要治疗手段包括手术、介入栓塞和靶向治疗，但治疗效果有限。早期发现肾脏肿瘤有助于提升患者的生存率，然而，在全人群中的肾脏肿瘤患病率低，可能导致筛查效率低下。肾脏肿瘤的危险因素主要包括年龄、吸烟习惯和体重指数等。肾脏肿瘤是一种复杂疾病，在组织学、临床过程、基因变化及对治疗的反应上表现出差异性。肾脏肿瘤并非单一疾病，而是涵盖了几种具有明确组织学和遗传改变的肿瘤类型，它们遵循不同的临床病程，并对治疗有不同的应答。与肾脏肿瘤相关的基因突变（如*VHL*、*FLCN*、*TFE3*、*FH*或*SDHB*）可导致肿瘤对氧、铁、营养或能量水平变化的反应失调。这些不同遗传基础的发现，深化了人们对肾脏肿瘤生物学的认识，推动了靶向疗法的发展，并揭示了肾脏肿瘤是由代谢改变驱动的本质。

肾脏肿瘤位列美国十大常见肿瘤疾病之一，其中约90%的病例可归于RCC。男性，特别是黑种人男性，相较于女性，患此病的概率更高。对于肾脏肿块（无论是囊性还是实性），最佳的检测手段是增强型三维CT。肾肿瘤往往是在进行与症状无关的腹部或胸部CT时意外发现的。血尿是一个重要的警示信号，需要进一步的评估和影像学检查，以便制订合适的诊断和治疗方案。目前，可供选择的治疗方法包括积极监测、消融治疗、保留肾单位的肿瘤切除术、肾切除术及全身性治疗。预后不良的主要预测因素包括功能状态不佳和肿瘤转移。近年来，新疗法的出现已显著改善了转移性肾脏肿瘤患者的预后。家庭医生应当充分了解可能导致肾脏肿瘤风险增加的危险因素（如高血压、吸烟、接触三氯乙烯、家族遗传综合征），并建议患者进行生活方式和饮食方面的调整。研究表明，尽管肾脏肿瘤患者的死亡率呈现下降趋势，但其发病率却呈现上升趋势。手术作为治疗肾脏肿瘤的主要手段，可能引发的不良反应导致了较高的并发症发生率。鉴于RCC对化疗的反应并不理想，基于免疫治疗的靶向药物和治疗方案已取得了显著进展。尽管当前针对RCC的治疗选择日益增多，但制定最佳治疗策略的复杂性依然令人畏惧。因此，在评估每种治疗方案时，必须综合考虑其毒性、成本及临床优势等多个方面。

肾脏肿瘤在所有肿瘤疾病中占比为3%，且其全球发病率正以每年2%的速度递增，这一趋势引发了关于肾脏肿瘤筛查必要性的广泛讨论。然而，目前尚未有成熟的筛查工具可供使用。Jin等通过荟萃分析，证实了拉曼光谱在疑似肾脏肿瘤诊断中的相对效能，其总体汇总诊断灵敏度与特异度分别高达0.96和0.91，表明该诊断工具在鉴别早期患者方面具有显著优势。拉曼光谱在对肾脏可疑肿块及肿瘤进行诊断的过程中，表现出的高敏感度和特异度。因此，对于拉曼光谱在肿瘤组织边界识别方面的效能，学术界持有期待。然而，在为特定患者选择拉曼光谱进行检查时，仍需保持谨慎态度。例如，在尝试确定患者的组织学类型时，拉曼光谱可能无法提供准确判断。早期发现对于肾脏肿瘤的诊断和治疗具有至关重要的意义。SERS技术被用于活检样本中肿瘤的早期检测，其中，作为SERS活性纳米结构的胶体银纳米颗粒直接与匀浆组织样本混合，采用PCA-LDA及LOOCV对正常与异常组织样本的SERS光谱进行分析。研究结果表明，SERS技术具有作为鉴别不同肿瘤分期潜在技术的可行性。

肾移植术后管理方案中，移植肾功能监测作为核心诊疗环节，其标准流程主要包括血清肌酐水平动态检测及基于临床评估的肾活检决策。然而，鉴于这些方法的侵入性及其可能引发的临床显著并发症，其实际应用受到了限制。为此，Huang等研发了一种基于SERS技术的无创性肾移植后肾功能监测手段。该手段涉及收集肾移植受者术后的尿液及血液样本，并运用PLS对尿液中纳米银的SERS光谱进行分析。通过将SERS光谱与常规的肾功能化学标志物进行对比，评估其预测效能，进而预测尿液及血液中的生化组分（如尿蛋白、尿肌酐、血肌酐、尿素氮等），以反映肾脏的健康状态。因此，尿液的SERS光谱分析可作为一项快速评估移植肾功能的有效且简便的方法。

为应对肾脏肿瘤筛查的挑战，有学者将血清SERS分析作为液体活检手段以检测RCC。该研究纳入了23例肾脏肿瘤患者与27例良性泌尿系统病变（如结石或前列腺肥大）对照者的血清样本。去蛋白血清的SERS谱主要呈现出嘌呤类代谢产物的SERS谱带特征，且这些谱带在肾脏肿瘤患者中的强度相对较高；同时，类胡萝卜素的拉曼谱带强度在肾脏肿瘤患者中则相对较低。对SERS光谱进行PCA，结果显示出两组样本存在无监督聚类的趋势。该研究采用三种机器学习算法（随机森林、k近邻算法、朴素贝叶斯）作为监督分类工具，以实现RCC组与对照组的有效区分。然而，上述方法作为肾脏肿瘤诊断与筛查策略的潜力尚需进一步的大样本研究验证，并需纳入其他泌尿系统恶性肿瘤作为对照，以确保其准确性和可靠性。

病理肿瘤-淋巴结-转移（pathological tumor-node-metastasis，pTNM）分期或Fuhrman分级较高，预示着RCC的肿瘤学预后不佳。早期对这类RCC细胞进行诊断和筛查，并据此调整手术策略，对患者的治疗具有重要意义。有学者构建了一种基于拉曼光谱的SVM模型，该模型在体外实验中成功实现了人肾肿瘤与正常组织及脂肪的准确区分，准确率高达92.89%。此外，该模型还能有效确定肿瘤边界，与病理染色分析结果保持一致。该方法在肾肿瘤亚型和分级中的应用也取得了良好效果，准确率分别达到86.79%和89.53%，证明了拉曼光谱在肾脏肿瘤临床快速准确诊断中的潜力。

另有学者创新性地融合了傅里叶变换红外光谱（Fourier transform infrared spectroscopy，FTIR）、拉曼光谱及其一阶导数光谱，开发出一种肾脏肿瘤的快速诊断方法。该方法通过测量45例对照者和28例肾脏肿瘤患者的拉曼光谱和红外光谱，并分别计算红外光谱和拉曼光谱的一阶导数，采用PCA提取特征，将红外光谱、一阶导数红外光谱、拉曼光谱和一阶导数拉曼光谱特征矩阵合并为融合的光谱特征矩阵（spectral feature matrix）。将融合后的光谱特征矩阵作为AlexNet（一种深度卷积神经网络）和多列卷积神经网络（multi-column convolutional neural network，MCNN）的输入，经过调整后的AlexNet模型表现出色，融合光谱数据的分类准确率高达93%。与单独使用红外光谱（74%）、拉曼光谱（75%）及红外和拉曼光谱融合（79%）结合调整AlexNet模型的分类结果相比，融合红外光谱、拉曼光谱及其一阶导数光谱的分类结果有了显著改善。实验结果表明，红外光谱、拉曼光谱及其一阶导数光谱融合结合深度学习算法在肾脏肿瘤诊断中具有显著潜力和价值。

在SERS成像技术中，有限的信号背景比（signal-to-background ratio，SBR）及需要在暗环境下进行成像的限制，严重阻碍了其在生物医学领域的广泛应用。针对此挑战，Zhu及其研究团队开发了一种专为SERS成像设计的生物正交纳米探针。该探针展现了卓越的SBR及在环境光干扰下的出色稳定性。具体而言，该核壳结构的纳米探针能够展现出强烈的拉曼信号增强效果，并通过非共振激发的方式有效抑制金属纳米颗粒的光致发光现象，同时利用近红外激光激发来抑制组织中的拉曼散射和自荧光干扰。在SERS生物成像实验中，该纳米探针实现了SBR超过100，这一数值是传统共振纳米探针的5倍之多。此外，该探针在拉曼静默区域内产生的生物正交信号能够在环境光条件下保持抗干扰能力。该探针的成功研发，为拉曼成像技术在临床医学领域的未来应用开辟了新的纪元。

氧化石墨烯（graphene oxide，GO）系指一种经历部分氧化的碳元素的二维同素异形体，其作为肿瘤诊断与治疗领域的纳米载体展现了极高的应用潜力。据已知信息，纳米尺度的氧化石墨烯具备穿透细胞膜的能力。Eliášová等针对肿瘤细胞系与非肿瘤细胞系对氧化石墨烯纳米薄片的摄取机制进行了深入研究。运用共聚焦拉曼成像技术，成功实现了在无须任何额外荧光或等离子体标记的条件下，追踪活细胞（具体为C33和MDCK细胞）对氧化石墨烯的摄取过程。GO的非标记拉曼成像技术这一重要进展，为在细胞层面上监测纳米薄片提供了有力支持。

尿液监测因采集过程简便、无创而备受瞩目。然而，由于可靠的尿液生物标志物稀缺，加之尿液样本本身具有显著的异质性，泌尿系统疾病的尿液分析仍面临诸多限制。Wang等报道了一种具有肾脏清除功能的拉曼探针，该探针通过内标物（internal standard，IS）偶联报告基因进行编码，可作为量化的尿液生物标志物，能够有效监测肿瘤的发展进程，并成功消除样本异质性的影响。在肿瘤微环境中，内源性过表达的β-葡糖醛酸酶（β-glucuronidase，GUSB）能够切割探针的靶向响应残基，进而生成保留IS的金纳米团簇，并随宿主尿液排出。这些金纳米团簇可通过基于金生长的SERS分析进行检测。体内GUSB的活性得以转化为体外可量化的尿液信号。基于这种IS编码的合成生物标志物，实现了对肿瘤进展及治疗效果的同步定量监测，具有重要的临床转化价值。

第三节 拉曼光谱技术在膀胱肿瘤筛查和早诊早治中的应用

膀胱肿瘤（bladder cancer，BC）是泌尿道系统中最为常见的恶性肿瘤之一，同时也位列全球肿瘤疾病的频发类型之中。尽管多年来，BC的临床治疗手段基本维持原状，但近期的研究成果已为其诊断与治疗领域的新应用奠定了坚实基础。在那些广泛开展相关防治活动的区域，随着社会各界对危险因素认知的提升及致癌物质暴露量的减少，BC的特异性死亡率已呈现下降趋势。泌尿外科领域持续致力于优化经尿道手术技术，推动其向更加严谨与高质量的方向发展。截至目前，已有新型药物获得批准，专门用于治疗卡介苗治疗失败的根治性膀胱切除术患者。尽管根治性膀胱切除术被视为肌层浸润性癌症治疗的金标准，但当前随机试验对淋巴结清扫的范围及其临床价值提出了质疑。此外，围手术期化疗的替代方案已应运而生，旨在提高完全治疗成功率及更佳肿瘤学结局的可能性。分子生物学领域的进步及对肿瘤发生机制的深入理解，标志着BC个体化治疗时代的到来。

高龄、男性及吸烟习惯与BC的发病具有相关性。BC的临床表现主要包括肉眼血尿或镜下血尿，依据血尿的严重程度及恶性肿瘤的风险，需通过膀胱镜检查及上尿路影像学手段进行综合评估。针对非肌层浸润性肿瘤，依据风险等级，可采取内镜切除手术及辅助膀胱灌注治疗。增强型膀胱镜检查技术旨在提升肿瘤的发现率并降低复发风险。标准免疫疗法，即卡介苗（bacillus calmette guerin，BCG）辅助治疗，对于高危非肌层浸润性肿瘤患者的疗效不佳，使得此类患者的治疗面临挑战，目前正积极探索多种替代治疗方案。对于肌层浸润型BC患者，需采取更为积极的治疗策略，包括根治型膀胱切除术及尿流改道术，或采用最大限度内镜切除、放疗增敏化疗及放疗的联合疗法，以有效减少肿瘤转移并降低疾病特异性死亡率。晚期BC患者的治疗方案正经历快速更迭，免疫治疗包括检查点抑制剂、靶向疗法及抗体-药物偶联物等，已成为不同阶段患者的治疗选项。随着对BC分子生物学及遗传学认识的不断深入，局部及晚期BC的诊断与治疗方式已发生显著变化。尽管卡介苗膀胱内灌注治疗仍是中危及高危非肌层浸润性BC的首选方法，但肌层浸润性及晚期BC的治疗方案已拓展至包括免疫治疗联合检查点抑制剂、靶向疗法及抗体-药物偶联物在内的多种选择。

在全球范围内BC造成每年约17万例死亡。40余年来，针对肌层浸润性和晚期BC的全身性治疗方案，主要依托铂类化疗药物。近10年来，测序技术的革新使得医务工作者能够迅速解析BC的基因组特征，深化了对BC发病机制的认识，并揭示了潜在的治疗靶

第六章　拉曼光谱技术在泌尿系统肿瘤筛查和早诊早治中的应用

点。基于免疫检查点抑制剂对高突变负荷BC的有效性，研究者在晚期BC患者中开展了相关研究，结果表明，部分患者实现了长期缓解。目前，这些药物已获得批准用于治疗多种适应证，并显著改变了晚期BC的治疗格局。同时，BC的分子特征研究及新疗法的开发，也推动了针对肌层浸润性BC优化治疗方案的研究进程。

早期诊断与终身监测对于提升BC患者的长期生存率具有显著的临床价值。当前，在BC的检测手段中，尚缺乏具备膀胱镜检查同等敏感性和特异性的非侵入性生物标志物。代谢组学作为识别BC中代谢通路干扰的补充手段，正日益受到关注。现代代谢组学技术在区分BC患者与对照组受试者、识别标记代谢物及提供疾病生物学和潜在治疗靶点见解方面，已取得了显著进展。随着代谢组学的蓬勃发展，其在未来有望显著影响BC患者的临床管理，全面革新BC的诊断与终身监测策略，并助力患者分层以应用于诊断、手术及治疗的临床试验。在深入探讨BC特定的代谢组学研究之前，回顾临床代谢组学研究的工作流程（图6-2）显得尤为重要。该流程涵盖样本收集与储存、仪器平台选择[常用分析平台包括磁共振波谱（NMR）、气相色谱-质谱（GC-MS）及液相色谱-质谱（LC-MS）]、样本制备、样本分析、数据预处理、预测模型构建与验证、标记代谢物发现与结构验证，以及代谢途径分析等环节。在进行BC代谢组学研究的设计阶段，还需充分考虑基线特征因素，如肿瘤的分期与分级、血尿情况（肉眼血尿或微量血尿）、手术干预措施及吸烟习惯等。

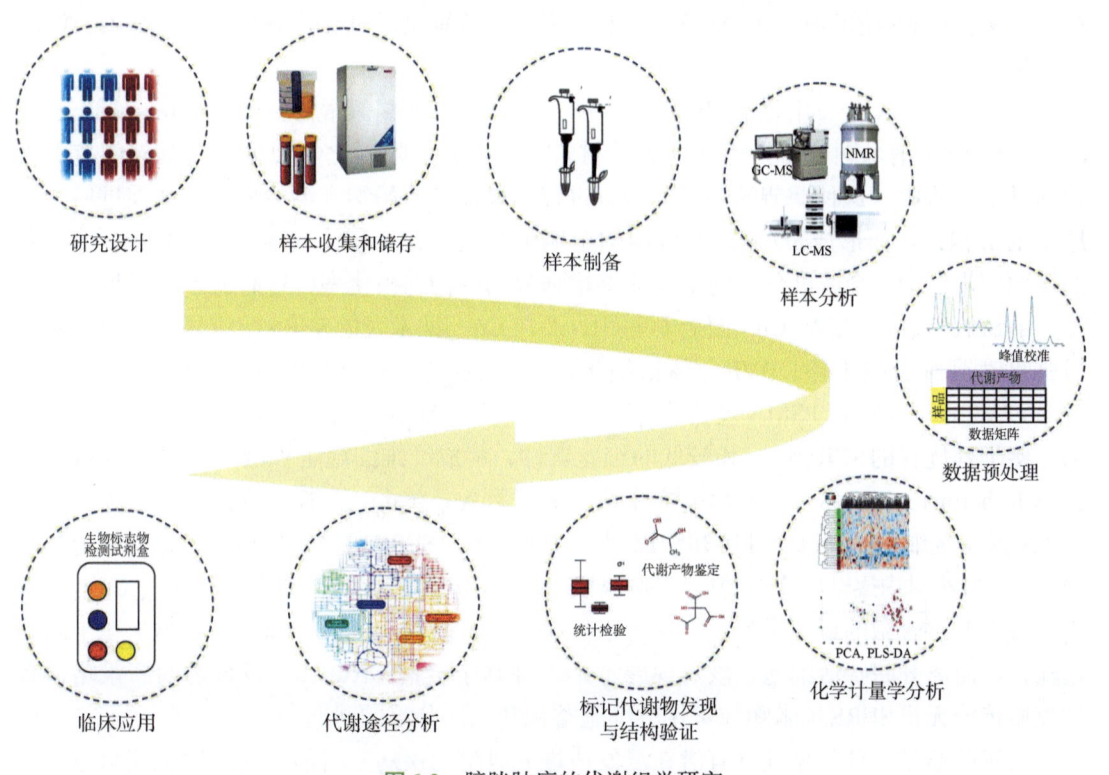

图6-2　膀胱肿瘤的代谢组学研究

资料来源：Chan E C, Pasikanti K K, Hong Y, et al. 2015. Metabonomic profiling of bladder cancer. J Proteome Res, 14（2）: 587-602
经许可转载（改编）引用，版权所有：2015年美国化学学会

BC的严重程度各异，涵盖从轻度至分化良好，直至生存率较低的高度恶性肿瘤。与其他重要器官的恶性肿瘤类似，BC的正确临床管理需依赖于准确的诊断与分期。针对浸润至肌层的BC，以顺铂为基础的化疗是主要治疗手段，然而，其疗效常受限于化疗耐药性的存在。BC细胞内的胆固醇生物合成过程，被视为影响化疗反应的一个关键因素。法尼酰基二磷酸法尼酰基转移酶1（farnesyl-diphosphate farnesyltransferase 1，FDFT1），作为调控胆固醇合成的主要成分之一，可能对BC的化学治疗药物敏感性产生影响。拉曼光谱技术能够实现对FDFT1相关分子的检测，可作为早期预测潜在耐药情况的替代或辅助手段，是病理实验室中的一项有效工具。在癌细胞中，FDFT1表达的上调会改变胆固醇的生物合成，并影响载脂蛋白的胆固醇含量。拉曼峰分配的结果表明，与FDFT1表达相关的BC组织中的代谢变化，可能是区分化学耐药性与化学敏感性BC的重要生物标志物，可用于指导进一步的诊断和治疗程序。

尿液中的代谢物能够反映当前的癌症状态表型。SERS技术可用于分析尿液上清液或沉淀物，进而较为精确地反映机体的代谢状态。具体而言，通过SERS技术检测BC患者的尿液上清液（含有各类系统代谢产物）和尿液沉渣（包含脱落的肿瘤细胞），可预测肿瘤的级别。结合尿液上清液与沉淀物的检测结果，SERS对高级别肿瘤的诊断灵敏度达到100%，特异度为98.85%；对低级别肿瘤的诊断灵敏度为97.53%，特异度为90.80%。研究结果表明，SERS技术通过尿液检测BC具有潜力，特别是通过综合分析尿液上清液与沉淀物结果时。

如图6-3所示，采用惰性铜@聚（苯乙烯-马来酸共聚物）（poly styrene-alt-maleic acid，PSMA）纳米颗粒作为潜在的起始材料，能够有效限制化学蚀刻并抵抗外部有毒表面活性剂的吸附。这种调节的铜氧化溶解过程能够保持原始纳米铜的形状，并促进后续金原子的沉积，从而形成金/铜比例可调的金铜纳米壳。在Au_xCu_{1-x}（$x=0.41\sim0.86$）纳米壳的表面纳米层中，金浓度分数的增加能够增强界面结构的极化率，这有助于电磁场和化学改善的SERS效应。在Au_xCu_{1-x}复合材料中，$Au_{0.86}Cu_{0.14}$纳米壳的SERS效应显著增强，其信号强度达到纯金纳米棒、PVP包覆银纳米颗粒（Ag@PVP NP）、PVP包覆银纳米立方体（Ag@PVP nanocube）、PSMA包覆金银合金纳米壳（Au_yAg_{1-y}@PSMA nanoshell）的2~26倍。鉴于其优异的SERS响应和较低的细胞毒性，将成纤维细胞生长因子受体3（fibroblast growth factor receptor 3，FGFR3）抗体结合偶联到$Au_{0.86}Cu_{0.14}$纳米壳的表面，首次实现了对T24人膀胱细胞的高选择性感知和识别。时间依赖性SERS监测结果显示，靶向标记的信号在0~24小时内逐渐增加，随后呈现内吞途径。在BC细胞的摄取过程中，$Au_{0.86}Cu_{0.14}$纳米壳表现出非常轻微的铜离子释放，这可以传递"分泌信号"，触发AuCu空心纳米粒子向外运输，从而离开膀胱活细胞。该发现展示了一种基于金铜（Au-Cu）复合物的新策略，有望克服传统无机SERS纳米颗粒常见的细胞蓄积和无法分泌的问题。

膀胱肿瘤是一种常见且具有潜在复发或进展风险的疾病。目前，通过尿沉渣检查、影像学检查、直接观察（即膀胱镜检查）及对可疑膀胱病变进行有创活检等手段，可以对该疾病进行明确诊断。然而，在早期膀胱癌（BCA）的筛查或膀胱肿瘤治疗后患者的随访中，尚缺乏广泛应用的特异性生物标志物。此外，尿液代谢组学筛查生物标志物的成本较高，通常难以在临床实践中普及应用。鉴于此，Huttanus等研发了一种基于拉曼光谱的尿液化学计量分析方法（Rametrix™），旨在直接筛查与BCA及其他泌尿生殖系统疾病相关的复杂分子标志物。具体而言，该方法利用尿液拉曼光谱主成分（PC）构建判别分析模型，以提示疾病的存在。此研究应用56例泌尿外科门诊就诊者的尿液样品进行Rametrix™筛查测试，其中包括17份活动性BCA样本、32份其他泌尿生殖系统疾病患者样本、7份健康人样本，并以Surine™作为对比进行尿液分析。在利用该模型诊断BCA时，准确度达到80.4%，灵敏度为82.4%，特异度为79.5%，阳性预测值为63.6%，阴性预测值为91.2%。此外，Rametrix™还能够有效区分BCA患者与其他泌尿生殖系统疾病患者及终末期肾病（ESKD）患者的尿液样本。尽管尚需更大规模的研究以优化Rametrix™模型并验证其临床相关性，但研究已初步证实了Rametrix™在筛查BCA阳性患者尿液方面的能力。BCA患者尿液代谢组的分子特征变化包括磷脂酰肌醇、核酸、蛋白质（特别是胶原）、芳香族氨基酸和类胡萝卜素等物质的改变。

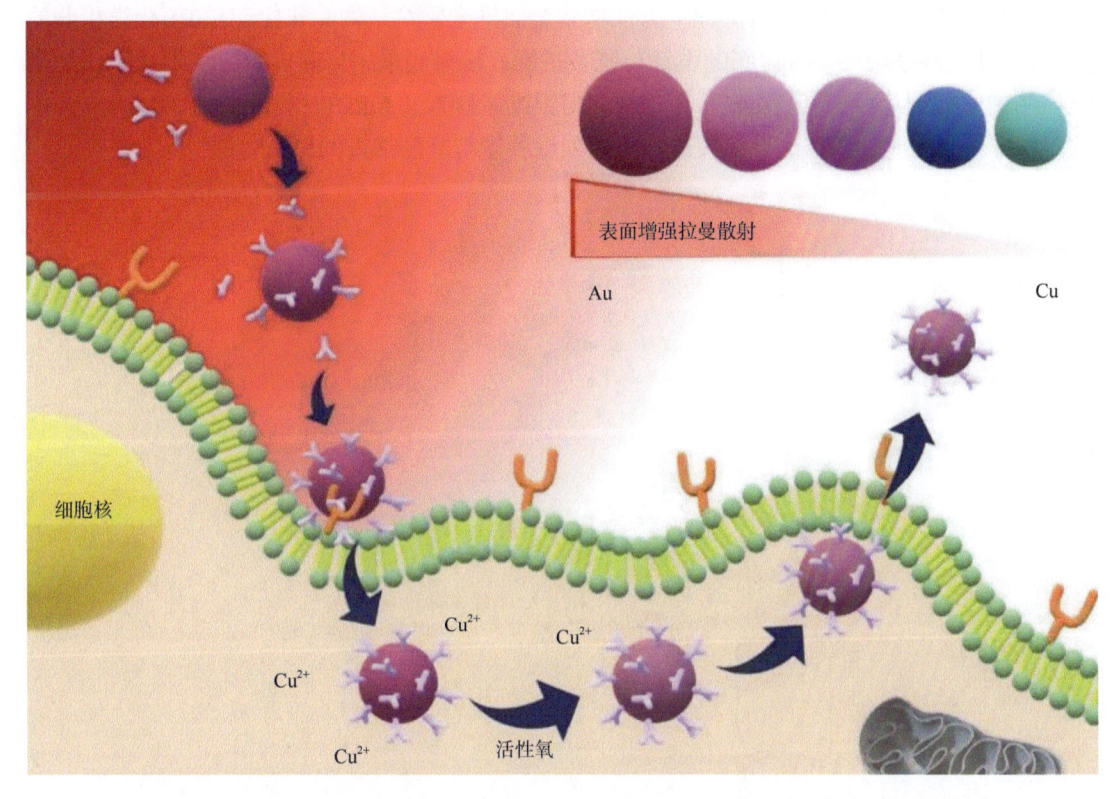

图6-3　采用表面增强拉曼散射（SERS）技术监测膀胱肿瘤细胞的吞噬作用及胞吐过程
金铜合金纳米壳及其空心结构的运输，通过表面增强拉曼散射技术，成功实现了对膀胱肿瘤细胞的追踪，并促进了分泌物的清除
资料来源：Ya-Ting Chuang, Ting-Yu Cheng, Tzu-Lan Kao, et al. 2020. Hollow Au$_x$Cu$_{1-x}$ alloy nanoshells for surface-enhanced Raman-based tracking of bladder cancer cells followed by triggerable secretion removal. ACS Appl. Nano Mater, 3(8): 7888-7898
经许可转载（改编）引用，版权所有：2020年美国化学学会

膀胱肿瘤作为一种异质性疾病，当前尚缺乏系统的分类描述。详尽的分类体系对于深化BC肿瘤生物学的认知具有重要意义。Taieb等提出了一种创新的多模态非标记光学测量技术，该技术结合了定量相位成像与局部拉曼光谱的独特优势，分析切片组织。具体而

言，该技术首先应用自动扫描手段，对完整的未染色组织切片实施无标记定量相位成像。随后，基于从定量相位轮廓中提取的Haralick纹理特征，采用核结构支持向量机方法，对组织层进行像素级精确分割，并据此确定进行无标记局部拉曼测量的最佳位置。通过这种多模态非标记测量方法，实现了对良性与恶性BC组织尿路上皮的有效分割，进而实施定位引导的拉曼光谱检测。进一步地，采用稀疏多项式逻辑回归（SMLR）模型对拉曼光谱测量值进行组织类型分类。结果显示，借助非标记定量相位成像进行的尿路上皮先验分割，将拉曼光谱分类的准确率从85.7%提升至94.7%。尽管已有若干研究探讨了拉曼光谱在BC诊断中的潜在应用，但基于当前有限的证据，拉曼光谱在实际临床环境中的应用仍面临挑战。Kim等进行了系统的回顾与荟萃分析，旨在评估拉曼光谱在BC（BCA）中的诊断准确性。分析结果表明，拉曼光谱展现出作为检测恶性膀胱病变高效工具的潜力，并具备高精度，但尚需更多体内研究来验证这些分析结果的可靠性。

在肿瘤诊断中应用基于自底向上方法构建金属纳米颗粒结构的非标记SERS化学检测的研究，其核心聚焦于SERS衬底的设计与制备进展，该衬底采用自底向上方法形成金属纳米颗粒结构。如图6-4所示，探索了含有血清与银纳米颗粒（AgNP）混合物的无柄滴剂产生的"咖啡环"效应，旨在诱导形成适用于前列腺肿瘤与肝癌筛查的SERS热点。

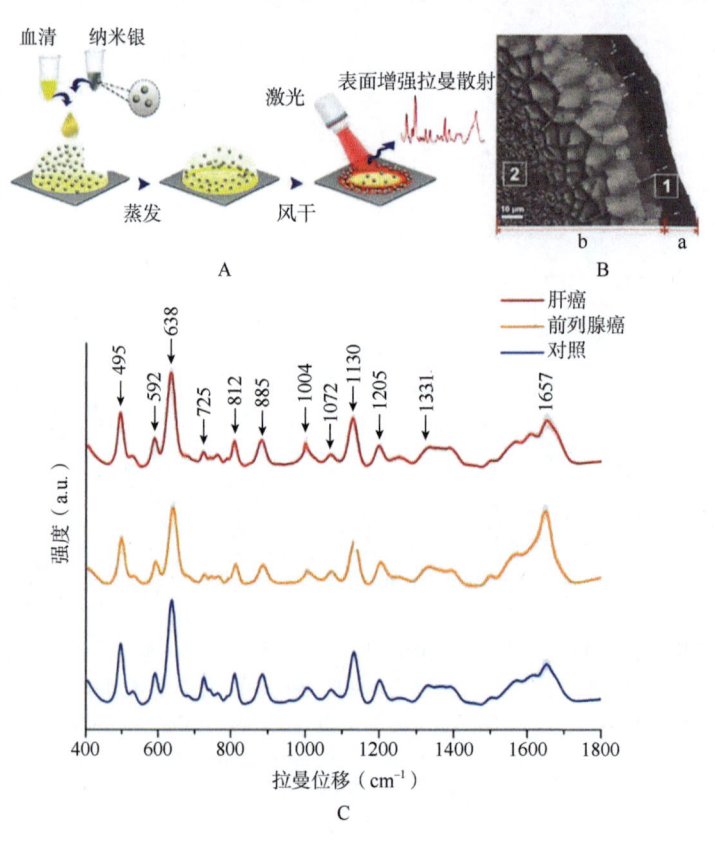

第六章 拉曼光谱技术在泌尿系统肿瘤筛查和早诊早治中的应用

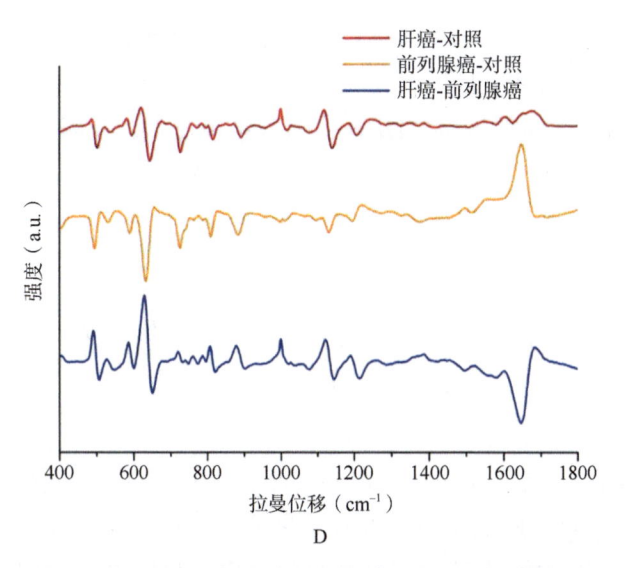

图6-4 借助金属纳米结构的表面增强拉曼光谱技术，实现无标记传感，用于癌症的检测
A. 展示了基于"咖啡环"效应的血清表面增强拉曼散射检测示意图。B. 呈现了银纳米颗粒与血清混合物滴加在铝制载玻片上的显微图像，图中形成了两个不同区域，分别标记为"a"和"b"。C. 展示了从肝癌患者组（$n=40$）、前列腺癌患者组（$n=32$）及对照组（$n=30$）中获取的血清的平均表面增强拉曼散射光谱。D. 提供了C中所示三组间的相应差异谱图
资 料 来 源：Constantinou M, Hadjigeorgiou K, Abalde-Cela S, et al. 2022. Label-free sensing with metal nanostructure-based surface-enhanced Raman spectroscopy for cancer diagnosis. ACS Appl Nano Mater，5（9）：12276-12299
经许可转载（改编）引用，版权所有：2022年美国化学学会

　　Qian等采用PCA与LDA相结合的方法处理光谱数据，并据此构建诊断算法。SERS技术被应用于分析接受新辅助化疗（neoadjuvant chemotherapy，NAC）与根治性膀胱切除术（radical cystectomy，RC）治疗的BC患者在活检及治疗前所采集的血浆样品。通过Cox回归比例风险分析及对数秩检验，对临床病理参数及显著的SERS峰值在预测疾病复发中的作用进行了评估。研究共收集了88例患者的440个血浆SERS光谱数据，并将复发患者的SERS光谱与未复发患者的光谱进行了对比分析。研究结果显示，SERS在复发患者群体中表现出更高水平的循环游离核酸成分，具体表现为SERS峰值在725cm^{-1}处的强度增加，同时在1328cm^{-1}和1455cm^{-1}处检测到色氨酸水平显著降低，并表现为1558cm^{-1}处强度较低，这一发现被证实为BC复发的独立预测因素。基于SERS光谱数据的PCA-LDA诊断模型展现出85.2%的疾病复发预测准确率，ROC曲线下面积（AUC）为0.92。在采用交叉验证方法进行验证时，该模型的准确率维持在84.1%。研究结果表明，在NAC治疗前对血浆进行SERS分析，能够准确区分术后具有不同复发风险的患者，进而提升临床病理预测模型的效能，为临床决策提供更为精细化的依据。该研究证实了预处理血浆样本的SERS分析在预测接受NAC与RC治疗的BC患者复发风险中的价值。

　　拉曼光谱作为一种非侵入性技术手段，能够有效区分正常细胞与肿瘤细胞。然而，在实际临床应用的实时监测过程中，强荧光背景的存在对其应用产生了一定影响。近期，有学者提出了一种新型的调制拉曼光谱（modulated Raman spectroscopy，MRS）技术，该技术能够从复杂背景中有效提取出拉曼光谱信息，并首次将MRS技术应用于尿液样本中的人尿路上皮细胞（SV-HUC-1）与膀胱肿瘤细胞（MGH）的鉴别。通过主成分分析法的

分类结果显示，MRS技术能够清晰地区分SV-HUC-1细胞与MGH细胞的拉曼光谱，展现出较高的敏感度（98%）与特异度（95%）。此外，MRS技术还被应用于区分在尿液中暴露长达6小时的SV-HUC-1细胞与MGH细胞。研究结果显示，在尿液中SV-HUC-1细胞与MGH细胞的MRS特征随时间发生了显著变化，这进一步表明样本采集条件对于该方法在临床尿液样本检测中的应用具有重要影响。

第四节　拉曼光谱技术在前列腺肿瘤筛查和早诊早治中的应用

前列腺癌（prostate cancer，PCa）已成为全球公共卫生领域面临的一项重大挑战，是男性群体中第二常见的恶性肿瘤类型，并且是导致肿瘤相关死亡的第五大原因。在全球185个国家中，PCa已成为105个国家男性常见的癌症，并且在46个国家中，它是导致男性因癌症死亡的首要因素。加勒比地区的PCa发病率尤为突出。在诸如北美洲、北欧和西欧、大洋洲及亚洲的发达国家，PCa的死亡率已因筛查手段的普及、早期发现及治疗方法的改进而有所下降。然而，在部分国家，包括中美洲和南美洲、中欧和东欧国家及亚洲的众多国家，PCa的死亡率可能因危险因素的变化、生活方式的改变及治疗资源的有限性而呈现上升趋势。PCa的病程较长，且不同患者的临床进展具有显著多样性和不确定性。近年来，PCa的治疗与研究领域取得了突破性进展。深度测序技术的应用揭示了PCa的进展机制和转录组学特征，这些在以往是未知的。根据患者的临床特征来评估风险程度，并区分低风险局限性PCa与侵袭性PCa，是当前亟须解决的核心临床挑战，以便进一步优化治疗效果，同时实现治疗方案与患者个体风险状况及PCa特异性的发病率和死亡率风险的匹配。PCa的诊断手段包括直肠指检、前列腺特异性抗原（PSA）检测及前列腺活检。某些基因的变异与癌症的发生、发展和转移过程密切相关。局限性PCa的治疗策略包括积极监测、消融性放疗及根治性前列腺切除术。对于复发或转移性PCa患者，雄激素剥夺治疗（ADT）、挽救性放疗及化疗是常用的治疗手段。当前，联合治疗策略的应用显著提升了治疗效果。然而，尽管存在多种治疗手段，PCa仍无法完全治愈。当前，科研人员正在积极探索和开发其他治疗方法，如利用传统医学、纳米技术及基因疗法来对抗PCa、提高耐药性，并减轻现有治疗方案的不良反应。

拉曼光谱技术是一项依托组织分子构成，为病理诊断提供客观依据的光学技术手段。研究显示，该技术能够在体外环境中精确识别并分级PCa。通过对细胞株间分子差异进行主成分分析，并结合线性判别分析，利用200个光谱数据构建的诊断算法，能够有效区分不同细胞株。该算法可识别单个细胞，总体敏感度高达98%，特异度达99%，充分验证了拉曼光谱在区分不同生物侵袭性PCa样本方面的能力，适用于临床诊断、分级及分子信息的获取。值得注意的是，PCa与其他癌症类型不同，目前缺乏既能有效杀灭癌细胞，又对正常组织损伤较小的靶向治疗手段。

PCa在男性所有因肿瘤导致的死亡中占比接近1/10。Haroon等长期致力于研发精确且灵敏的监测技术，旨在检测各类身体样本中的PCa生物标志物。在为实现该目标而探索的众多光谱分析技术中，SERS光谱已展现出显著的应用前景。当目标生物分子与纳米结构表面发生作用时，SERS方法能够大幅提升拉曼散射的灵敏度。根据已发表的文献，SERS方法在PCa诊断领域的突破性进展已被详尽探讨。值得注意的是，基于SERS的免疫测定法为PCa的定量分析提供了可靠依据。将电化学技术与SERS相结合的电化学表面增强拉曼散射（EC-SERS）技术，也提供了一种潜在的超敏感检测策略，尽管其在PCa分析领域的应用尚处于初步阶段。

Kar等开展的研究，证实了拉曼成像技术利用纳米黏土构建的三维（3D）骨模拟体外模型，模拟PCa骨转移过程，从而区分不同发展阶段肿瘤细胞的可行性。研究采用主成分分析（PCA）方法，对二维（2D）模型中的PCa细胞与3D骨模拟环境中的肿瘤细胞，在不同时间间隔内进行了综合比较。研究结果显示，PCa细胞与在3D骨模拟支架中培养的细胞，在拉曼成像方面呈现出显著的光谱差异，尤其是在1002cm^{-1}、1261cm^{-1}、1444cm^{-1}和1654cm^{-1}波数处，这些差异主要源于蛋白质和脂质信号。拉曼图谱能够捕捉亚细胞层面的反应，随着肿瘤的进展与转移而发生变化。通过聚类分析提取拉曼特征，可以实现对图像中特定细胞成分的识别。此项工作首次验证了拉曼成像、PCA及聚类分析，在区分转移性肿瘤的不同发展阶段细胞方面具有巨大的潜力。

图6-5展现了SERS夹心免疫测定法在雄激素受体变异体7（androgen receptor variant 7，AR-V7）蛋白领域的新应用。对于晚期PCa患者而言，一个关键且尚未满足的需求在于优化全身治疗方案，以实现个体患者的最大获益。在转移性去势抵抗性前列腺癌（metastatic castration-resistant prostate cancer，mCRPC）患者中，雄激素受体（androgen receptor，AR）导向的激素治疗（如恩杂鲁胺和阿比特龙）的疗效反应，是由AR-V7的表达所介导的。因此，对mCRPC患者的AR-V7进行检测和量化，将有助于制订更为明智的PCa治疗方案。Rajput等介绍了一种基于定量纳米颗粒增强夹心抗体检测的方法，该方法旨在体外检测mCRPC患者血清中的AR-V7蛋白。在此方法中，纳米粒子被设计为外源性拉曼光谱标签（extrinsic Raman spectroscopy label，ERL），并利用SERS技术进行检测。该方法无须使用特殊的样本采集材料、循环肿瘤细胞的富集或血清预处理步骤。为进行测定校准，研究团队在适当的细胞系中表达了AR-V7，AR-V7目前尚未被商业化。研究人员通过前列腺癌细胞裂解液建立了线性校准曲线，并将裂解液蛋白与培养的PCa细胞中的mRNA含量进行了相关性分析。最终，通过对7例晚期PCa患者血清中的AR-V7进行定量检测，研究团队展示了这一方法的临床应用潜力。结果显示，AR-V7阳性和阴性的PCa患者之间存在显著差异。总之，血清中AR-V7的存在及其含量具有预测和预后价值，能够为两类全身性治疗（即激素治疗或紫杉烷类药物治疗）的选择提供指导。将AR-V7阳性的患者分流至其他全身性治疗方案（如紫杉烷类药物化疗）可能有助于延长无进展生存期和总生存期。

Cheng等研究开发了一种基于SERS技术的免疫测定方法，该方法结合了磁珠与SERS纳米标签，旨在测定游离前列腺特异性抗原（free prostate specific antigen，f-PSA）与总前列腺特异性抗原（total prostate specific antigen，t-PSA）的比例，从而增强PCa的诊断效能。为评估该方法的临床适用性，研究者对处于4.0～10.0ng/ml灰区的临床样本进行了基于SERS的双重前列腺特异性抗原（PSA）标志物同步检测，包括游离PSA（f-PSA）

和结合型PSA（c-PSA）。对f-PSA/t-PSA比值的检测结果表明，该方法与电化学发光（electrochemiluminescence，ECL）系统所得结果呈现出良好的线性相关性。此外，在检测13份临床血清样本中的f-PSA与c-PSA时，该方法的精确度超越了平行检测法。因此，基于SERS技术的双PSA标志物同步检测方法，展现出在PCa精确诊断领域的应用潜力。

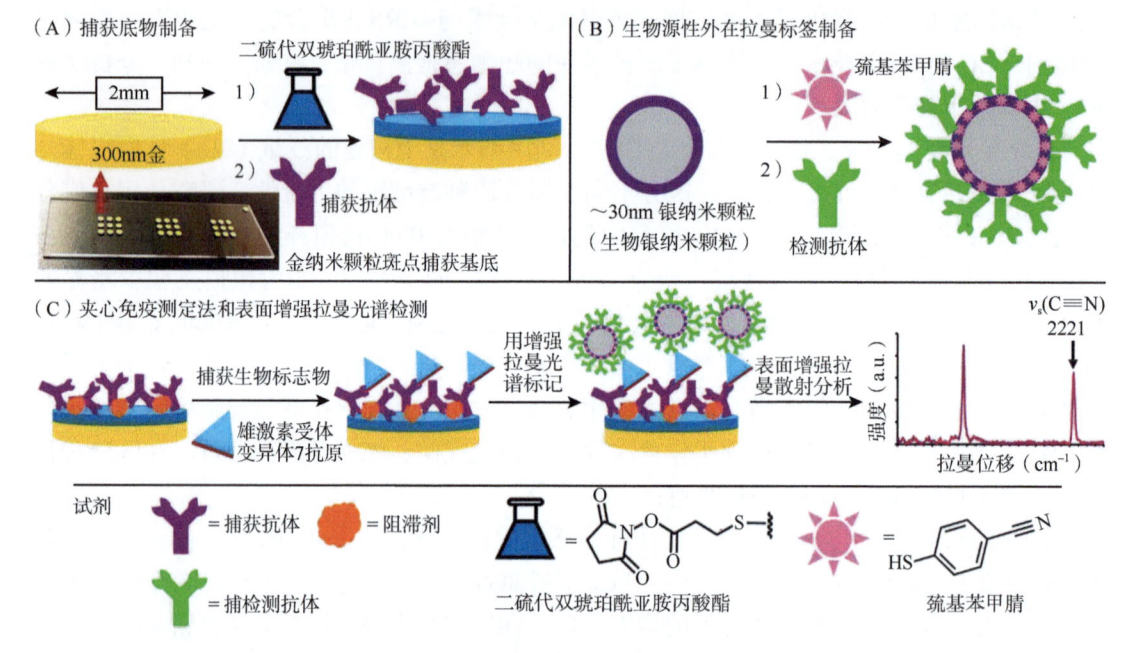

图6-5 采用夹心免疫测定法和表面增强拉曼光谱技术检测雄激素受体变体7的方案

A. 利用标准显微镜载玻片进行底物制备的捕获。B. 制备生物源性外在拉曼标签。C. 主要测定步骤：步骤A和B需在步骤C之前完成。首先，将样本（3.0μl）点样至具有雄激素受体变体7结合活性的捕获底物位点（2mm）上，并封闭其他反应位点。随后，在室温（22℃）下进行孵育。之后，对样本进行冲洗处理，暴露于增强拉曼光谱环境下再次冲洗并干燥。最后，运用拉曼光谱技术进行分析，并监测2221cm^{-1}处丁腈的拉伸振动。捕获抗体为单克隆抗雄激素受体变异体7特异性抗体；检测抗体则为多克隆抗雄激素受体特异性抗体。V_s（C≡N）2221cm^{-1}，分子中C≡N键振动的特征峰

资料来源：Rajput S, Pink D, Findlay S, et al. 2022. Application of surface-enhanced Raman spectroscopy to guide therapy for advanced prostate cancer patients. ACS Sens, 7（3）：827-838

经许可转载（改编）引用，版权所有：2022年美国化学学会

  直肠指检（digital rectal examination，DRE）是诊断前列腺疾病的主要方法之一。DRE具有高度的变异性，该方法主要依赖检查者的触觉敏感度及专业知识水平。PSA检测最初被应用于PCa的监测，随后也被采纳为诊断检测。拉曼光谱作为一种强大的分析技术，能够测定复杂生物样本（如体液）中的化学成分。疾病引发的生化改变可导致拉曼光谱发生显著变化。Correia等的研究旨在识别正常与PSA异常的血清样本在拉曼光谱上的差异，并借助多变量技术（PCA与PLSR）对这些差异进行分析。研究中共收集了108名受试者的321个光谱，其中包括270个来自91名PSA未改变的受试者的光谱，以及51个来自17名PSA值改变的受试者的光谱，利用PCA与PLS构建了判别与定量模型。PCA模型的预测准确率为85.7%（敏感度87.41%，特异度76.47%）。PLS检验结果显示，灵敏度高达98.51%，特异度为62.75%。PLS回归定量模型进一步表明，PSA与光谱特征之间存在良好

的相关性（$r=0.605$）。这项研究表明，拉曼光谱技术可有效地应用于PSA改变患者的筛查及PCa治疗的随访监测中，具体可通过首先运用PLS技术识别潜在的PCa病例，随后利用PCA技术进行确诊。

PCa的诊断与近距离的局部治疗，受到活检样本采集与放射性粒子植入过程中缺乏精准术中信息以准确靶向肿瘤的限制。影像引导技术的应用，旨在提升穿刺活检的安全性和诊断准确性，同时增强放疗的治疗效果。为评估原位拉曼光谱在人体临床试验中检测PCa的准确性，并探究体内与体外测量之间的生化差异，Picot等实施了以下研究：在经直肠超声引导下，采用了一种配备电磁（EM）跟踪器的新型微型拉曼光谱光纤系统，并与术前磁共振成像融合，从而成功地从18例PCa患者中获取了49个原位光谱数据。此外，还从14例接受根治性前列腺切除术的患者中采集了新鲜前列腺样本，并获得了179个光谱数据。基于上述原位与离体数据集，两个机器学习模型被训练用于区分肿瘤组织与正常前列腺组织。

有研究者在原位数据集上训练了一个支持向量机（SVM）模型，并采用了包含28个正常前列腺测量值和21个肿瘤测量值的LOOCV方法来评估其性能。该模型的灵敏度达到了86%，特异度为72%。此外，研究者还利用包含152个正常前列腺测量值和27个肿瘤测量值的离体数据集对SVM模型进行了训练。结果显示，由于探针测量值和组织学评估之间存在空间配准不准确的问题，肿瘤疾病检测性能有所下降。对原位和离体测量进行的定性比较表明，主要拉曼条带（如酰胺Ⅰ～Ⅱ条带、苯丙氨酸）之间存在一一对应且比例相似的关系。在前列腺活检过程中，通过结合拉曼光谱技术和机器学习模型进行图像引导应用，利用原位测量可以实现PCa的检测。

PCa的诊断与治疗因术中信息的缺乏，难以精确定位肿瘤以进行活检和近距离治疗，故面临一定的限制。通过采用光学设备的影像引导技术，可有效提升活检诊断的准确性与放疗的治疗效果。将原位拉曼光谱的生物分子特性与多参数磁共振成像（mpMRI）的影像组学特性相结合，可用于多模态PCa的检测。该方法结合了多模态影像融合技术（术前mpMRI与术中经直肠超声的联合应用）及电磁追踪技术，可在前列腺内部引导拉曼光谱穿刺针实施近距离治疗。该数据集由mpMRI的拉曼光谱及影像组学特性数据构成，特征选择依据为非弹性散射光谱与影像组学的综合考量。通过运用这些特征，该方法训练了SVM分类器，并采用LOOCV方法对PCa进行检测。拉曼光谱与活检样本分别从纤维光学针插入轨迹的47个部位采集，根据组织病理学报告的结果，拉曼光谱指纹区域与影像组学的结合展现出83%的准确率（灵敏度为81%，特异度为85%）。原位拉曼光谱与mpMRI影像组学特性的结合应用，可实现PCa的高精度检测，进而提升活检样品采集与放疗粒子植入的体内靶向精确性。

第五节　结论与展望

鉴于PCa已成为导致美国乃至全球男性肿瘤相关死亡的主要原因之一，开发一种改进型、高灵敏度、无创且快速的PCa筛查诊断检测方法显得尤为迫切。未来的研究方向将聚焦于泌尿系统肿瘤的遗传易感性、遗传风险因素、潜在的靶向治疗方案及积极监测策略对肿瘤侵袭性和致死率的影响。已知的基因变异、肿瘤代谢组学和治疗靶点、DNA甲基转移酶、组蛋白脱乙酰酶抑制剂、糖缀合物成果转化、纳米医学研究成果的应用、单细胞透镜在肿瘤免疫治疗中的应用及细胞学靶向尿路上皮细胞的下一代测序等，均需要进一步的临床前和临床试验验证，包括前瞻性试验的实施和对照组的精心选择，尤其是基于生物标志物在尿液中的表现特性。

拉曼光谱技术已被应用于判定肿瘤的良恶性本质，或在手术中明确恶性肿瘤与正常组织间的边界，该技术能够通过光学信号呈现内部组成特征。其处理固体、液体、气体和凝胶形式生物样本的可行性意味着无须特殊制备。拉曼光谱能有效弥补现有诊断工具在肿瘤细胞微环境检测方面的不足。SERS通过将有机分子固定于等离子体纳米颗粒表面，显著增强了拉曼散射信号，从而实现了高灵敏性和特异性的多重生物分子检测能力。时间门控拉曼技术基于仪器设计，通过光谱信号的时间分辨率抑制荧光，获取荧光材料的拉曼光谱；共聚焦拉曼技术能实现组织结构的实时显微可视化，同时对组织进行逐点无标记生物分子表征和指纹识别，为内镜检查的多模态诊断开辟新路径；单细胞拉曼技术利用无细胞毒性标记和非侵入性成像，实现对活细胞代谢动力学的长期监测。

拉曼光谱技术兼具体内外检测能力，其在医疗特征识别与区分功能，以及信号处理方面，展现出显著的技术优势。作为一种快速简便的疾病早期筛查手段，以体液（包括血液、尿液、唾液、汗液）和呼吸气体为检测介质的SERS无标记传感技术在肿瘤诊断领域取得了显著进展。随着新型和改进的拉曼技术及新型仪器的不断涌现，拉曼光谱在揭示和定义组织及其病变过程中的重要性日益凸显。高质量的研究和足够大的样本量是评估诊断工具准确性和可靠性的关键。

参 考 文 献

Ahmadi H，Duddalwar V，Daneshmand S，2021. Diagnosis and staging of bladder cance. Hematol Oncol Clin North Am，35（3）：531-541.

Andraud M，Kissel M，Sun R，et al.，2022. Brachytherapy for the conservative treatment of female peri-urethral carcinoma. Cancers（Basel），14（3）：845.

Atkin N B，Baker M C，1982. Specific chromosome change，i（12p），in testicular tumours. Lancet，2（8311）：1349.

Bai X，Lin J，Wu X，et al.，2022. Label-free detection of bladder cancer and kidney cancer plasma based on SERS and multivariate statistical algorithm. Spectrochim Acta A Mol Biomol Spectrosc，279：121336.

Beaumont K G，Beaumont M A，Sebra R，2020. Application of single-cell sequencing to immunotherapy. Urol Clin North Am，47（4）：475-485.

Bhanji Y，Isaacs W B，Xu J，et al.，2021. Prostate cancer predisposition Urol Clin North Am，48（3）：283-296.

Canetta E，Mazilu M，De Luca A C，et al.，2011. Modulated Raman spectroscopy for enhanced identification of bladder tumor cells in urine samples. J Biomed Opt，16（3）：037002.

Carlsson S V，Vickers A J，2020. Screening for prostate cancer. Med Clin North Am，104（6）：1051-1062.

Chan E C，Pasikanti K K，Hong Y，et al.，2015. Metabonomic profiling of bladder cancer. J Proteome Res，14（2）：587-602.

Chavarriaga J, Hamilton R J, 2023. miRNAs for testicular germ cell tumours: contemporary indications for diagnosis, surveillance and follow-up. Andrology, 11(4): 628-633.

Chen C, Chen F, Yang B, et al., 2022. A novel diagnostic method: FT-IR, Raman and derivative spectroscopy fusion technology for the rapid diagnosis of renal cell carcinoma serum. Spectrochim Acta A Mol Biomol Spectrosc, 269: 120684.

Cheng L, Lyu B, Roth L M, 2017. Perspectives on testicular germ cell neoplasms. Hum Pathol, 59: 10-25.

Cheng Y, Xu T, Li S, et al., 2019. GPX1, a biomarker for the diagnosis and prognosis of kidney cancer, promotes the progression of kidney cancer. Aging(Albany NY), 11(24): 12165-12176.

Cheng Z, Choi N, Wang R, et al., 2017. Simultaneous detection of dual prostate specific antigens using surface-enhanced Raman scattering-based immunoassay for accurate diagnosis of prostate cancer. ACS Nano, 11(5): 4926-4933.

Constantinou M, Hadjigeorgiou K, Abalde-Cela S, et al., 2022. Label-free sensing with metal nanostructure-based surface-enhanced Raman spectroscopy for cancer diagnosis. ACS Appl Nano Mater, 5(9): 12276-12299.

Correia N A, Batista L T A, Nascimento R J M, et al., 2020. Detection of prostate cancer by Raman spectroscopy: a multivariate study on patients with normal and altered PSA values. J Photochem Photobiol B, 204: 111801.

Crow P, Barrass B, Kendall C, et al., 2005. The use of Raman spectroscopy to differentiate between different prostatic adenocarcinoma cell lines. Br J Cancer, 92(12): 2166-2170.

Chuang Y T, Cheng T Y, Kao T L, et al., 2020. Hollow Au_xCu_{1-x} alloy nanoshells for surface-enhanced Raman-based tracking of bladder cancer cells followed by triggerable secretion removal. ACS Appl. Nano Mater, 3(8): 7888-7898.

De Jong B W, De Gouveia Brazao C A, Stoop H, et al., 2004. Raman spectroscopic analysis identifies testicular microlithiasis as intratubular hydroxyapatite. J Urol, 171(1): 92-96.

Desai K, McManus J M, Sharifi N, 2021. Hormonal therapy for prostate cancer. Endocr Rev, 42(3): 354-373.

Dieckmann K P, Simonsen-Richter H, Kulejewski M, et al., 2019. Serum tumour markers in testicular germ cell tumours: frequencies of elevated levels and extents of marker elevation are significantly associated with clinical parameters and with response to treatment. Biomed Res Int, 2019: 5030349.

Dobruch J, Oszczudłowski M, 2021. Bladder cancer: current challenges and future directions. Medicina(Kaunas), 57(8): 749.

Eng T Y, Chen T W, Patel A J, et al., 2018. Treatment and outcomes of primary urethra cancer. Am J Clin Oncol, 41(9): 905-908.

Eppelmann U, Gottardo F, Wistuba J, et al., 2013. Raman microspectroscopic discrimination of TCam-2 cultures reveals the presence of two sub-populations of cells. Cell Tissue Res, 354(2): 623-632.

Fitzmaurice C, Allen C, Barber R M, et al., 2017. Global, regional, and national cancer incidence, mortality, years of life lost, years lived with disability, and disability-adjusted life-years for 32 cancer groups, 1990 to 2015: a systematic analysis for the global burden of disease study. JAMA Oncol, 3(4): 524-548.

Flitcroft J G, Verheyen J, Vemulkar T, et al., 2022. Early detection of kidney cancer using urinary proteins: a truly non-invasive strategy. BJU Int, 129(3): 290-303.

Ge R, Wang Z, Montironi R, et al., 2020. Epigenetic modulations and lineage plasticity in advanced prostate cancer. Ann Oncol, 31(4): 470-479.

Ghazarian A A, Kelly S P, Altekruse S F, et al., 2017. Future of testicular germ cell tumor incidence in the United States: Forecast through 2026. Cancer, 123(12): 2320-2328.

Grajales Lopera D O, Picot F, Shams R, et al., 2022. Image-guided Raman spectroscopy navigation system to improve transperineal prostate cancer detection. Part 2: in-vivo tumor-targeting using a classification model combining spectral and MRI-radiomics features. J Biomed Opt, 27（9）: 095004.

Gray R E, Harris G T, 2019. Renal cell carcinoma: diagnosis and management. Am Fam Physician, 99（3）: 179-184.

Haffner M C, Zwart W, Roudier M P, et al., 2021. Genomic and phenotypic heterogeneity in prostate cancer. Nat Rev Urol, 18（2）: 79-92.

Han J, Gu X, Li Y, et al., 2020. Mechanisms of BCG in the treatment of bladder cancer-current understanding and the prospect. Biomed Pharmacother, 129: 110393.

Haroon M, Tahir M, Nawaz H, et al., 2022. Surface-enhanced Raman scattering（SERS）spectroscopy for prostate cancer diagnosis: a review. Photodiagnosis Photodyn Ther, 37: 102690.

Harris T, Sheel A, Zong Y, et al., 2021. Cytologically targeted next-generation sequencing: a synergy for diagnosing urothelial carcinoma. J Am Soc Cytopathol, 10（1）: 94-102.

Harrison H, Thompson R E, Lin Z, et al., 2021. Risk prediction models for kidney cancer: a systematic review. Eur Urol Focus, 7（6）: 1380-1390.

He C, Wu X, Zhou J, et al., 2021. Raman optical identification of renal cell carcinoma via machine learning. Spectrochim Acta A Mol Biomol Spectrosc, 252: 119520.

Henrique R, Jerónimo C, 2017. Testicular germ cell tumors go epigenetics: will miR-371a-3p replace classical serum biomarkers. Eur Urol, 71（2）: 221-222.

Houldsworth J, Reuter V, Bosl G J, et al., 1997. Aberrant expression of cyclin D2 is an early event in human male germ cell tumorigenesis. Cell Growth Differ, 8（3）: 293-299.

Hu D, Xu X, Zhao Z, et al., 2021. Detecting urine metabolites of bladder cancer by surface-enhanced Raman spectroscopy. Spectrochim Acta A Mol Biomol Spectrosc, 247: 119108.

Huang Z, Feng S, Guan Q, et al., 2021. Correlation of surface-enhanced Raman spectroscopic fingerprints of kidney transplant recipient urine with kidney function parameters. Sci Rep, 11（1）: 2463.

Huttanus H M, Vu T, Guruli G, et al., 2020. Raman chemometric urinalysis（Rametrix）as a screen for bladder cancer. PLoS One, 15（8）: e0237070.

Janisch F, Abufaraj M, Fajkovic H, et al., 2019. Current disease management of primary urethral carcinoma. Eur Urol Focus, 5（5）: 722-734.

Jeppson P C, Jakus-Waldman S, Yazdany T, et al., 2021. Microscopic hematuria as a screening tool for urologic malignancies in women. Female Pelvic Med Reconstr Surg, 27（1）: 9-15.

Jin H, He X, Zhou H, et al., 2020. Efficacy of Raman spectroscopy in the diagnosis of kidney cancer: a systematic review and meta-analysis. Medicine（Baltimore）, 99（27）: e20933.

Jung S, Darvin M E, Schleusener J, et al., 2020. In vivo detection of changes in cutaneous carotenoids after chemotherapy using shifted excitation resonance Raman difference and fluorescence spectroscopy. Skin Res Technol, 26（2）: 301-307.

Kang B, Afifi M M, Austin L A, et al., 2013. Exploiting the nanoparticle plasmon effect: observing drug delivery dynamics in single cells via Raman/fluorescence imaging spectroscopy. ACS Nano, 7（8）: 7420-7427.

Kanmalar M, Abdul Sani S F, Kamri N I N B, et al., 2022. Raman spectroscopy biochemical characterisation of bladder cancer cisplatin resistance regulated by FDFT1: a review. Cell Mol Biol Lett, 27（1）: 9.

Kar S, Jaswandkar S V, Katti K S, et al., 2022. Label-free discrimination of tumorigenesis stages using in vitro prostate cancer bone metastasis model by Raman imaging. Sci Rep, 12（1）: 8050.

Kim D K, Kim Y H, Lee H Y, et al., 2021. Diagnostic accuracy of Raman spectroscopy for the diagnosis of bladder cancer: a systematic review and meta-analysis. J Cancer Res Ther, 17（2）: 426-433.

Kirkby C J, Gala de Pablo J, Tinkler-Hundal E, et al., 2021. Developing a Raman spectroscopy-based tool to stratify patient response to pre-operative radiotherapy in rectal cancer. Analyst, 146（2）: 581-589.

Knott M E, Manzi M, Zabalegui N, et al., 2018. Metabolic footprinting of a clear cell renal cell carcinoma in vitro model for human kidney cancer detection. J Proteome Res, 17(11): 3877-3888.

Lai H, Cheng X, Liu Q, et al., 2021. Single-cell RNA sequencing reveals the epithelial cell heterogeneity and invasive subpopulation in human bladder cancer. Int J Cancer, 149(12): 2099-2115.

Larsen L K, Lind G E, Guldberg P, et al., 2019. DNA-methylation-based detection of urological cancer in urine: overview of biomarkers and considerations on biomarker design, source of DNA, and detection technologies. Int J Mol Sci, 20(11): 2657.

Leão R, Ahmad A E, Hamilton R J, 2019. Testicular cancer biomarkers: a role for precision medicine in testicular cancer. Clin Genitourin Cancer, 17(1): e176-e183.

Leão R, Albersen M, Looijenga L H J, et al., 2021. Circulating microRNAs, the next-generation serum biomarkers in testicular germ cell tumours: a systematic review. Eur Urol, 80(4): 456-466.

Lee K H, Kim B C, Jeong S H, et al., 2020. Histone demethylase LSD1 regulates kidney cancer progression by modulating androgen receptor activity. Int J Mol Sci, 21(17): 6089.

Lenis A T, Lec P M, Chamie K, et al., 2020. Bladder cancer: a review. JAMA, 324(19): 1980.

Li C, Zeng X, Qiu S, et al., 2022. Nanomedicine for urologic cancers: diagnosis and management. Semin Cancer Biol, 86(Pt 2): 463-475.

Linehan W M, Schmidt L S, Crooks D R, et al., 2019. The metabolic basis of kidney cancer. Cancer Discov, 9(8): 1006-1021.

Lobo J, Costa A L, Vilela-Salgueiro B, et al., 2018. Testicular germ cell tumors: revisiting a series in light of the new WHO classification and AJCC staging systems, focusing on challenges for pathologists. Hum Pathol, 82: 113-124.

Looijenga L H, Zafarana G, Grygalewicz B, et al., 2003. Role of gain of 12p in germ cell tumour development. APMIS, 111(1): 161-171, discussion 172-173.

Lu J, Getz G, Miska E A, et al., 2005. microRNA expression profiles classify human cancers. Nature, 435(7043): 834-838.

Ma Y, Chi J, Zheng Z, et al., 2021. Therapeutic prognosis of prostate cancer using surface-enhanced Raman scattering of patient urine and multivariate statistical analysis. J Biophotonics, 14(1): e202000275.

Mahmud I, Pinto F G, Rubio V Y, et al., 2021. Rapid diagnosis of prostate cancer disease progression using paper spray ionization mass spectrometry. Anal Chem, 93(22): 7774-7780.

Maleki Dana P, Reiter R J, Hallajzadeh J, et al., 2020. Melatonin as a potential inhibitor of kidney cancer: a survey of the molecular processes. IUBMB Life, 72(11): 2355-2365.

Mao W, Wang K, Wu Z, et al., 2021. Current status of research on exosomes in general, and for the diagnosis and treatment of kidney cancer in particular. J Exp Clin Cancer Res, 40(1): 305.

Mehrotra S, Chouhan D, Konwarh R, et al., 2019. Comprehensive review on silk at nanoscale for regenerative medicine and allied applications. ACS Biomater Sci Eng, 5(5): 2054-2078.

Mert S, Özbek E, Ötünçtemur A, et al., 2015. Kidney tumor staging using surface-enhanced Raman scattering. J Biomed Opt, 20(4): 047002.

Moisoiu T, Iancu S D, Burghelea D, et al., 2022. SERS liquid biopsy profiling of serum for the diagnosis of kidney cancer. Biomedicines, 10(2): 233.

Murray M J, Huddart R A, Coleman N, 2016. The present and future of serum diagnostic tests for testicular germ cell tumours. Nat Rev Urol, 13(12): 715-725.

Nappi L, Nichols C, 2019. microRNAs as biomarkers for germ cell tumors. Urol Clin North Am, 46(3): 449-457.

Nappi L, Thi M, Lum A, et al., 2019. Developing a highly specific biomarker for germ cell malignancies:

plasma miR371 expression across the germ cell malignancy spectrum. J Clin Oncol, 37(33): 3090-3098.

Ng K, Stenzl A, Sharma A, et al., 2021. Urinary biomarkers in bladder cancer: a review of the current landscape and future directions. Urol Oncol, 39(1): 41-51.

O'Rourke C J, Knabben V, Bolton E, et al., 2013. Manipulating the epigenome for the treatment of urological malignancies. Pharmacol Ther, 138(2): 185-196.

Ottesen A M, Skakkebæk N E, Lundsteen C, et al., 2003. High-resolution comparative genomic hybridization detects extra chromosome arm 12p material in most cases of carcinoma in situ adjacent to overt germ cell tumors, but not before the invasive tumor development. Genes Chromosomes Cancer, 38(2): 117-125.

Patel V G, Oh W K, Galsky M D, 2020. Treatment of muscle-invasive and advanced bladder cancer in 2020. CA Cancer J Clin, 70(5): 404-423.

Peixoto C, Martins M, Costa L, et al., 2022. Kidney cancer biomarker selection using regularized survival models. Cells, 11(15): 2311.

Peng J, Liu K, Cao L, et al., 2022. Adenoviral vector for enhanced prostate cancer specific transferrin conjugated drug targeted therapy. Nano Lett, 22(10): 4168-4175.

Peng X, Xu F, Liu S, et al., 2017. Identification of missing proteins in the phosphoproteome of kidney cancer. J Proteome Res, 16(12): 4364-4373.

Picot F, Shams R, Dallaire F, et al., 2022. Image-guided Raman spectroscopy navigation system to improve transperineal prostate cancer detection. Part 1: Raman spectroscopy fiber-optics system and in situ tissue characterization. J Biomed Opt, 27(9): 095003.

Qian H, Wang Y, Ma Z, et al., 2023. Surface-enhanced Raman spectroscopy of pretreated plasma samples predicts disease recurrence in muscle-invasive bladder cancer patients undergoing neoadjuvant chemotherapy and radical cystectomy. Int J Nanomedicine, 17: 1635-1646.

Qiu J, Liu J, Zhong Y, et al., 2022. Analysis of urinary flora characteristics in urinary tumor based on 16S rRNA sequence. Biomed Res Int, 2022: 9368687.

Rajpert-De M E, 2006. Developmental model for the pathogenesis of testicular carcinoma in situ: genetic and environmental aspects. Hum Reprod Update, 12(3): 303-323.

Rajput S, Pink D, Findlay S, et al., 2022. Application of surface-enhanced Raman spectroscopy to guide therapy for advanced prostate cancer patients. ACS Sens, 7(3): 827-838.

Rich B J, Noy M A, Dal Pra A, 2022. Stereotactic body radiotherapy for localized kidney cancer. Curr Urol Rep, 23(12): 371-381.

Roelofs H, Mostert M C, Pompe K, et al., 2000. Restricted 12p amplification and RAS mutation in human germ cell tumors of the adult testis. Am J Pathol, 157(4): 1155-1166.

Rose K M, Abdul-Muhsin H, Wilson J, et al., 2019. Primary urethral carcinoma with nodal metastasis. Fed Pract, 36(Suppl 1): S27-S29.

Saletnik A, Saletnik B, Puchalski C, 2021. Overview of popular techniques of Raman spectroscopy and their potential in the study of plant tissues. Molecules, 26(6): 1537.

Samoylenko A, Kögler M, Zhyvolozhnyi A, et al., 2021. Time-gated Raman spectroscopy and proteomics analyses of hypoxic and normoxic renal carcinoma extracellular vesicles. Sci Rep, 11(1): 19594.

Sekhoacha M, Riet K, Motloung P, et al., 2022. Prostate cancer review: genetics, diagnosis, treatment options, and alternative approaches. Molecules, 27(17): 5730.

Shivatare S S, Shivatare V S, Wong C H, 2022. Glycoconjugates: synthesis, functional studies, and therapeutic developments. Chem Rev, 122(20): 15603-15671.

Si Y, Li L, He B, et al., 2020. A novel surface-enhanced Raman scattering-based ratiometric approach for detection of hyaluronidase in urine. Talanta, 215: 120915.

Siegel R L, Miller K D, Jemal A, 2018. Cancer statistics, 2018. CA Cancer J Clin, 68(1): 7-30.
Siracusano S, Rizzetto R, Porcaro A B, 2020. Bladder cancer genomics. Urologia, 87(2): 49-56.
Skakkebaek N E, Rajpert-De Meyts E, Buck Louis G M, et al., 2016. Male reproductive disorders and fertility trends: influences of environment and genetic susceptibility. Physiol Rev, 96(1): 55-97.
Skotheim R I, Lothe R A, 2003. The testicular germ cell tumour genome. APMIS, 111(1): 136-150, discussion 50-51.
Sohová M, Bodík M, Siffalovic P, et al., 2018. Label-free tracking of nanosized graphene oxide cellular uptake by confocal Raman microscopy. Analyst, 143(15): 3686-3692.
Sperger J M, Chen X, Draper J S, et al., 2003. Gene expression patterns in human embryonic stem cells and human pluripotent germ cell tumors. Proc Natl Acad Sci U S A, 100(23): 13350-13355.
Taieb A, Berkovic G, Haifler M, et al., 2022. Classification of tissue biopsies by Raman spectroscopy guided by quantitative phase imaging and its application to bladder cancer. J Biophotonics, 15(8): e202200009.
Talkar S S, Patravale V B, 2021. Gene therapy for prostate cancer: a review. Endocr Metab Immune Disord Drug Targets, 21(3): 385-396.
Thirunavukkarasu S, Banerjee S, Tantray I, et al., 2024. Non-coding RNA and reprogrammed mitochondrial metabolism in genitourinary cancer. Front Genet, 15: 1364389.
Trabert B, Chen J, Devesa S S, et al., 2015. International patterns and trends in testicular cancer incidence, overall and by histologic subtype, 1973–2007. Andrology, 3(1): 4-12.
Traboulsi S L, Witjes J A, Kassouf W, 2016. Contemporary management of primary distal urethral cancer. Urol Clin North Am, 43(4): 493-503.
Vietri M T, D'Elia G, Caliendo G, et al., 2021. Hereditary prostate cancer: genes related, target therapy and prevention. Int J Mol Sci, 22(7): 3753.
Wang F, Sun N, Li Q, et al., 2023. Self-referenced synthetic urinary biomarker for quantitative monitoring of cancer development. J Am Chem Soc, 145(2): 919-928.
Wang P, Miller B L, 2022. Waveguide-enhanced Raman spectroscopy(WERS): an emerging chip-based tool for chemical and biological sensing. Sensors(Basel), 22(23): 9058.
Wang Y, Liu W, Chen Z, et al., 2024. A noninvasive method for predicting clinically significant prostate cancer using magnetic resonance imaging combined with PRKY promoter methylation level: a machine learning study. BMC Med Imaging, 24(1): 60.
Wang Z, McGlynn K A, Rajpert-De Meyts E, et al., 2017. Meta-analysis of five genome-wide association studies identifies multiple new loci associated with testicular germ cell tumor. Nat Genet, 49(7): 1141-1147.
Wasim S, Lee S Y, Kim J, 2022. Complexities of prostate cancer. Int J Mol Sci, 23(22): 14257.
Williams C, Lamar M, Delgado P, 2020. Urethral carcinoma: a compilation of case studies and research findings. Urol Case Rep, 31: 101169.
Wu Z, Zhang Z, Xia W, et al., 2019. Extracellular vesicles in urologic malignancies: implementations for future cancer care. Cell Prolif, 52(6): e12659.
Xi X, Liang C, 2021. Perspective of future SERS clinical application based on current status of Raman spectroscopy clinical trials. Front Chem, 9: 665841.
Yao X, Liu H, Xu H, 2021. The impact of metformin use with survival outcomes in urologic cancers: a systematic review and meta-analysis. Biomed Res Int, 2021: 5311828.
Yosef H K, Schütze K, 2020. Raman trapping microscopy for non-invasive analysis of biological samples. Methods Mol Biol, 2095: 303-317.
Yu G, Li R, Hubel A, 2021. Raman cryomicroscopic imaging and sample holder for spectroscopic subzero temperature measurements. Methods Mol Biol, 2180: 351-361.

Zhang F, Cai Z, Lv H, et al., 2019. Multiple functions of HuR in urinary tumors. J Cancer Res Clin Oncol, 145(1): 11-18.

Zhang F, Hu J S, Zhang K Y, et al., 2024. Perioperative, functional, and oncologic outcomes of laparoscopic partial nephrectomy versus open partial nephrectomy for complex renal tumors: a systematic review and meta-analysis. Front Oncol, 13: 1283935.

Zhang F, Tan Y, Ding J, et al., 2022. Application and progress of Raman spectroscopy in male reproductive system. Front Cell Dev Biol, 9: 823546.

Zhu S, Deng B, Liu F, et al., 2022. Surface-enhanced Raman scattering bioimaging with an ultrahigh signal-to-background ratio under ambient light. ACS Appl Mater Interfaces, 14(7): 8876-8887.

第七章

拉曼光谱技术在骨与软组织肿瘤筛查和早诊早治中的应用

拉曼光谱作为一种无标记振动技术，能够在分子层面上对组织和细胞的结构与组成提供独特分析能力，具备极高的生物分子特异性。该技术不仅能提供丰富的组织分子结构信息，还能实现定量分析。近期，拉曼光谱在生物组织深层非侵入性表征领域取得了显著进展，这得益于空间偏移拉曼光谱（spatially offset Raman spectroscopy，SORS）的发展及透射拉曼光谱的兴起，使得在远超常规拉曼光谱检测范围的几个数量级下，对漫射散射样本进行评估成为可能。在肿瘤疾病诊断领域，拉曼光谱的潜力已被发掘，保留组织的手术越来越多地应用于肿瘤疾病治疗。然而，此类手术面临的主要挑战之一是肿瘤边缘的检测。尽管基于组织切片和染色的组织病理学一直是肿瘤诊断的金标准，但在保留组织的手术中，其应用受到耗时和主观判断的限制。SERS技术利用金、银等纳米结构材料产生的强表面等离子体共振效应，显著增强了吸附在纳米结构表面上的分子拉曼信号，从而实现了超灵敏的样本自身或拉曼探针分子指纹图谱的获取。这一技术有望协助临床医生区分生物组织的不同组分，有效应对活体肿瘤诊断的挑战，展现了拉曼光谱在临床病理诊断领域的广阔应用前景。此外，机器学习和化学计量学方法的应用，通过光谱预处理、特征提取与分类识别，构建了拉曼光谱病理诊断模型。即使在小样本范围内，该模型也能获得较好的诊断结果，满足临床实际应用的需求。这一技术的实现，将拉曼光谱与生化信息进行了关联，为骨和软组织肿瘤的诊断提供了更为广泛的解决方案。

第一节 骨与软组织肿瘤的概述

根据肿瘤起源的组织类型，良性原发性骨肿瘤（primary bone tumor，PBT）被划分为五大类别，具体为骨形成肿瘤、软骨形成肿瘤、结缔组织肿瘤、血管组织肿瘤及特发性肿瘤（涵盖巨细胞瘤、动脉瘤样骨囊肿与单纯性骨囊肿）。良性骨形成肿瘤包含骨瘤、骨样骨瘤与骨母细胞瘤三种类型。值得注意的是，骨样骨瘤与骨母细胞瘤主要发病于年轻患者，且伴有疼痛症状。两者在形态学上呈现相似性，并具有 *FOS* 基因重排及蛋白层面 c-FOS 表达的特征。骨肉瘤（osteosarcoma，OSA）与尤因肉瘤（Ewing sarcoma）作为侵袭性骨肿瘤，是儿童群体中最常见的骨肿瘤类型。其中，骨肉瘤主要发生于间充质成骨分化缺陷后的管状骨部位。尽管已开展大量基础与医学研究，旨在探索新的治疗手段并优化现有治疗方案，但遗憾的是，仍有接近40%的骨肉瘤与尤因肉瘤患者最终因该病逝世。患者预后不良主要与诊断时已存在转移或化疗耐药现象相关。肉瘤作为间叶组织来源的罕见肿瘤，在成人肿瘤疾病中占比约为1%。肉瘤组织类型多样，具备独特的影像学、生物学特征、临床行为表现及治疗策略，这使得其疾病表现尤为复杂。因此，深入了解具有骨及淋巴结转移倾向或较高局部及远处复发率的各类表型，对于恰当选择诊断性影像学检查手段及其结果解读具有至关重要的作用。良性与恶性软组织和骨肿瘤展现出共同的影像学特征。此外，不同组织类型的转移瘤可能呈现出一系列非典型的影像学表现。相较于CT，PET/CT在恶性骨肿瘤的诊断效能上表现出优势，能更精确地判断恶性骨肿瘤的病理性质，并有效诊断恶性骨肿瘤的临床分期，为后续的临床治疗提供可靠的临床诊断依据。

软组织肉瘤（soft tissue sarcoma，STS）属罕见恶性肿瘤，其5年生存率约为50%。上皮样肉瘤作为一种间叶性软组织肉瘤，常见于四肢，尤其好发于35岁左右的年轻人群。此病多累及长骨及骨盆髓腔，导致患者出现疼痛、影响运动功能的肿胀乃至骨折等症状。软骨肉瘤的预后情况与其组织学分级密切相关。骨肿瘤与其他间质性和非间质性骨病变之间存在多样性，且形态学特征上存在较大程度的重叠，这无疑增加了诊断的复杂性。因此，准确的组织学诊断对于制订恰当的治疗方案及判断预后至关重要。针对组织学诊断困难的病例，检测肿瘤特异性分子改变有助于实现准确诊断。在治疗软组织肉瘤和骨肿瘤方面，需采取强化治疗策略，包括术前与术后多药联合化疗、放疗及安全边缘手术切除等。尽管有报道指出，非转移性肉瘤患者的预后情况较为良好，但转移性或复发性肉瘤患者的预后依然不容乐观。影响骨肉瘤患者预后的独立因素包括肿瘤部位与大小、原发灶转移情况、化疗疗效及手术缓解程度等。肉瘤具有较高的转移与复发率，且转移性病变患者的临床治疗效果并不理想。近期针对基因突变及分子生物学的研究，或许能为发现新的治疗靶点提供有益线索。

孤立性纤维性肿瘤（solitary fibrous tumor，SFT）是一种罕见的成纤维细胞肿瘤，可发生于人体的任何解剖部位，并表现出多种组织病理学特征。SFT被归为具有中等生物学潜力的肿瘤，具有低转移风险和相对良性的病程。然而，5%~45%的SFT表现出侵袭性临床行为，可能导致局部复发和（或）转移性疾病。尽管*NAB2-STAT6*基因融合已被确认为一个敏感且特异的分子特征，但其组织学多样性仍可能导致诊断具有挑战性。

软组织和骨肿瘤的分子特征研究领域正处于快速发展阶段，这一变化正在深刻影响当前对于此类肿瘤的诊断。尽管形态学和临床影像学背景依然是诊断过程中不可或缺的考量因素，但分子数据的补充正在越来越多地起到客观化和确认分类的作用。分析手段包括针对突变或基因融合特异性的免疫组织化学抗体检测、荧光原位杂交、DNA和RNA测序及CpG甲基化分析（cytosine-phosphorothioate-guanine methylation analysis）等。新型分子技术的应用有助于发现新的基因改变，进而加深对肿瘤发生、检测及分类的理解。此外，甲基化分析已成为软组织和骨肿瘤分类的重要工具。在判断患者预后及确定可用于靶向治疗的靶点方面，分子病理学同样发挥着举足轻重的作用。Simpson等指出，犬类骨肉瘤的疾病演变过程与人类骨肉瘤（OSA）具有高度相似性。经qRT-PCR及免疫组织化学方法验证，发现OSA组织与非肿瘤组织间存在1281个基因的表达差异，其中包括839个基因表达下调及442个基因表达上调。Greither等探究了miR-155-5p与miR-203a-3p的表达水平对软组织肉瘤患者预后情况的影响。他们通过qPCR技术从肿瘤总RNA中检测这两种

miRNA的表达水平，并将其与患者的人口统计学特征、临床病理信息及预后数据进行了关联分析。结果显示，miR-155-5p表达水平的上升与肿瘤分期及缺氧相关mRNA/蛋白表达水平的上升存在显著相关性，提示miRNA可能成为开发骨肉瘤新型治疗策略的潜在靶点。

上皮样肉瘤（epithelioid sarcoma，ES）的典型特征为SMARCB1/INI1（整合酶相互作用因子1）或SWI/SNF复合体中其他蛋白的缺失。ES可分为近端型与远端型两种不同亚型，两者具有不同的生物学特性及治疗效果。ES具有较强的侵袭性，表现为高复发率及区域淋巴结转移率。对于局限性ES，最佳治疗手段为广泛的手术切除，而新辅助或辅助放疗则可降低局部复发率。在多种与肿瘤进展相关的信号通路中，Hippo/YAP信号通路参与了组织再生、免疫应答、干细胞分化、肿瘤等生理过程及病理调节。该信号通路在肿瘤进展的各个阶段均发挥重要作用，包括原发肿瘤生长、血管生成、上皮-间质转化及转移性播散。当然，仍需进一步深入研究Hippo/YAP通路在肉瘤细胞中的作用机制及其治疗靶点，以评估其作为肉瘤患者治疗靶点的有效性。

肿瘤干细胞（CSC）是一类具备干细胞特性的肿瘤细胞亚群，其能够驱动肿瘤的生长进程并展现出对常规治疗的抵抗能力。在部分CSC中，自噬过程呈现上调趋势，并通过保持干细胞属性及增强其面对不良微环境和治疗的抵抗性而发挥核心作用。自噬机制允许细胞内部成分的降解与再利用，并在某些肿瘤干细胞中被激活。Camuzard等研究者采用两个具有不同自噬活性的骨肉瘤细胞系，分离出富含CSC的细胞群体，并对基础条件及营养剥夺条件下的自噬现象进行了分析。他们证实，自噬在CSC中是一个至关重要的过程，与亲代细胞系相比，在富含CSC的骨肉瘤群体中，自噬的作用更为显著，是骨肉瘤中CSC存活的一个关键机制。尽管当前可用的新辅助治疗手段日益增多，但对于耐药性骨肉瘤患者而言，尚缺乏能够有效改善预后的抗肿瘤药物。Ando等研究者发现，多柔比星与吉西他滨的联合治疗方案在抑制细胞活力、细胞侵袭性、细胞迁移能力和血管内皮生长因子生成方面，相较于单一药物治疗，展现出更为显著的效果。

鉴于软组织肉瘤（STS）的异质性特征，制订恰当的围手术期治疗方案面临挑战。新辅助治疗因其在局部晚期患者中展现出的诸多优势，正日益受到重视。目前，可供选择的新辅助治疗手段日益丰富，涵盖放疗、化疗、靶向治疗、放射增敏剂、热疗及其联合应用等多种方式。值得注意的是，STS包含多种组织学亚型，这些亚型在突变谱及抗肿瘤药物敏感性方面存在显著差异。针对特定组织学亚型的靶向治疗，以及针对每个STS患者特定基因突变的精准治疗策略，目前正处于研发阶段。随着肿瘤基因组图谱技术的普及，迫切需要将临床获取的基因组图谱数据与最优的临床治疗策略相结合。尽管已有抗肿瘤药物获得批准用于不同肿瘤亚型，但STS中存在多种基因突变。尽管STS在恶性肿瘤中仅占1%，但根据其临床及组织学特征，STS已被细分为50种亚型。STS的罕见性和多样性为在临床试验中评估抗肿瘤药物的疗效和安全性带来了挑战。近年来，基因组图谱技术在STS领域得到了广泛应用。为了确定STS患者的最优临床治疗策略，需深入理解基因组图谱数据与最佳治疗策略之间的关联。

以蒽环类药物为核心的化疗方案，仍然是针对晚期或转移性STS的首选治疗手段。自化疗作为手术辅助疗法被引入并不断优化以来，尽管历经数十年，转移性骨肉瘤患者的生存率却并未见显著提升。超过2/3的转移性骨肉瘤患者（其中不乏儿童与青少年）未能实现长期缓解，最终因疾病进展而去世。传统软骨肉瘤普遍被认为对化疗及放疗具有耐药性，致使治疗选择极为有限。尽管多数晚期软骨肉瘤患者会接受化疗，但能够对化疗产生客观疗效的患者比例却相当有限。

近期研究聚焦于分子遗传学领域的发现，深化了对软骨肉瘤生物学特性的理解。尽管检查点抑制剂已在多种肿瘤疾病治疗中获准应用，但其在STS中的研究仍处于探索阶段。一项涉及88例患者的临床试验显示，32%的未分化多形性肉瘤（UPS）患者与46%的平滑肌肉瘤患者对检查点抑制剂治疗产生了客观反应，证实了抗PD-1疗法在治疗转移性STS中的有效性与安全性。基于此数据，免疫检查点抑制剂有望成为UPS及平滑肌肉瘤患者的治疗新选择。肿瘤免疫治疗药物在特定STS亚型中展现出了治疗潜力，但业界已认识到，仅凭抑制PD-1/PD-L1轴尚不足以实现理想疗效，需根据STS不同亚型的分子特征对临床试验进行更为精细的分层设计。此外，过继细胞疗法（adoptive cell therapy，ACT）在滑膜肉瘤及黏液样/圆细胞（高级别黏液样）脂肪肉瘤治疗中的应用，是当前最具发展前景的治疗领域之一。

深入理解骨肉瘤复杂的生物学特性，有望为其治疗探索出全新的靶点。骨肉瘤细胞通过分泌或摄取细胞外囊泡（EV）与周围环境进行交互。EV是一种微小的双层膜结构颗粒，能够运载关键的信号分子，在骨肉瘤的进展及侵袭性方面扮演着至关重要的角色。EV在肿瘤微环境中被释放，是肿瘤增殖及转移过程中的重要调控因素，并且具有作为骨肉瘤患者新型治疗手段的潜力，可通过搭载药物实现。对骨肉瘤相关囊泡进行特征描述，可能代表着将这些原本对人体健康具有抑制作用的囊泡转化为治疗或诊断药物的一种途径。EV的分泌作为细胞间通信的一种机制，为发现新的标志物提供了可能。对囊泡制剂进行的蛋白质组学分析，揭示了与蛋白质代谢紧密相关的蛋白质标志物。鉴于骨与软组织肿瘤属于罕见肿瘤类别，相较于其他肿瘤类型，开展旨在探索创新性治疗手段的研究面临更大挑战。然而，近期的基础研究与临床研究已取得进展，提出了潜在的治疗靶点候选，这可能为改善骨与软组织肿瘤患者的临床预后带来积极影响。

引导骨再生（guided bone regeneration，GBR）技术作为当前牙槽骨增量手术中应用广泛的手段之一，其机制在于通过在骨缺损区域植入屏障膜，有效隔离快速增殖的软组织细胞，从而保障骨细胞能够优先占据并填充缺损部位，进而促进骨组织的再生。然而，植入GBR膜可能会引发机体的免疫反应，可能导致炎症反应的发生，并可能对骨增量过程产生不利影响。巨噬细胞在免疫应答过程中发挥着至关重要的作用，参与了骨损伤修复的全过程。在维持骨骼的生理稳态及调节对生物材料的异物反应方面，巨噬细胞扮演着核心角色。它们能够分泌多种细胞因子和趋化因子，对骨形成过程产生显著影响。巨噬细胞的极化状态及其在时空上的分布是炎症反应的表征，特别是在炎症早期阶段，M1型巨噬细胞的短暂极化对于引导骨组织再生过程中的骨再生具有决定性作用。M1型巨噬细胞释放的促炎细胞因子在炎症反应中发挥关键作用，它们能够吸引间充质干细胞（mesenchymal stem cell，MSC）向受损组织迁移，并促进其向成骨细胞分化，同时促进血管新生和生长。极化的M2型巨噬细胞在促进MSC的招募、成骨分化及新血管的成熟和重塑过程中发挥关键作用，从而参与骨组织的修复过程。及时且有效的从M1型向M2型的极化转换能够显著增强骨组织的形成。相对地，持续激活的M1型巨噬细胞将引发慢性炎症反应，而无法促进骨组织的生成；而M2型巨噬细胞的早期极化和长期存在可能导致纤维性包膜围绕GBR膜形成，这会妨碍GBR膜与骨组织之间的相互作用，进而抑制骨组织的愈合过程。当前，针对免疫调节性GBR膜的研究主要集中在调控巨噬细胞的募集与极化机制上。因此，未来研究的一个重要方向可能包括开发更为合理且精细的巨噬细胞激活剂的顺序递送系统。此外，通过调节GBR膜的降解速率来调控免疫微环境，以及整合牙科植入物与骨移植材料的免疫特性以协同促进骨愈合，可能是提升GBR效果的潜在替代策略。因此，基于免疫调节原理的GBR膜优化策略对于改善骨再生效果具有显著的潜力。

在肿瘤学领域，近年来已取得显著的科研进展，为骨与软组织肉瘤患者带来了新的治疗希望。通过应用机器学习算法进行骨肉瘤转移的预测，以及采用细胞减灭术联合腹腔热灌注化疗治疗腹膜恶性肿瘤，这些研究成果显著扩展了围手术期治疗骨与软组织肉瘤的策略。当前研究正致力于确定这些围手术期干预措施的最佳序列、组合及持续时间，旨在实现治疗效果的最大化与潜在毒性的最小化。

第二节　拉曼光谱技术在骨肿瘤筛查和早诊早治中的应用

拉曼光谱作为一种光学技术，通过其特有的分子振动谱系，能够精确识别样本的化学成分。多年来，该技术在肿瘤与正常组织的鉴别应用研究中，已在前列腺、乳腺、脑、皮肤、头颈部及儿科肿瘤等多个领域取得了显著成果。近年来，众多研究聚焦于开发非侵入性的"拉曼"探针，以实现对潜在肿瘤病变的实时诊断。实践表明，拉曼技术为患者提供快速、微创的肿瘤实时诊断方案具有可行性。在放射治疗领域，拉曼光谱的应用尚属新兴领域。针对细胞系的研究揭示，拉曼技术能够辨识受放射治疗影响的蛋白质及其他标志物。长期以来，拉曼散射在生物系统化学成分分析方面发挥着重要作用。凭借其高度的化学特异性和无创检测优势，拉曼散射技术被广泛应用于肿瘤疾病筛查、诊断及术中指导。

为了应对自发拉曼散射信号较弱的挑战，相干拉曼散射和表面增强拉曼散射技术应运而生，并被成功应用于肿瘤研究领域。作为一种非破坏性的分析技术，拉曼光谱能够详尽揭示肿瘤的化学结构信息。有研究采用共聚焦拉曼光谱仪，对52例骨巨细胞瘤（giant cell tumor of bone，GCTB）和21例肿瘤旁正常组织的福尔马林固定石蜡包埋及冰冻标本进行了拉曼光谱采集，并运用机器学习和深度学习算法进行深入分析。在GCTB标本中，成功检测到苯丙氨酸和酪氨酸的特征性拉曼位移。基于光谱数据，包括支持向量机、k近邻法和长短期记忆在内的分类算法，实现了GCTB与肿瘤旁正常组织的有效区分，准确率为82.8%～94.5%。其中，长短期记忆网络处理的共聚焦拉曼光谱，凭借其固有的生化特异性，能够非破坏性地评估肿瘤边缘，为术中评估肿瘤清除是否充分提供了可能。

放射治疗针对四肢骨骼可能增加灾难性骨折延迟愈合或不愈合的风险，且可能需要多次手术干预乃至截肢。生物力学研究揭示，受辐射骨骼表现出更高的脆性，但其具体机制尚未明确，无法单纯通过骨结构或形态的变化来阐释，这表明受辐射骨骼材料的性质发生了关键性改变。拉曼光谱技术为评估骨矿物质及基质成分的化学特性提供了一种有效手段，这可能对揭示辐射后骨骼脆性的原因有所帮助。Gong等运用局部照射的小鼠胫骨模型，结合拉曼光谱检测，对以下假设进行了验证，即照射后骨骼的化学变化与骨质量下降相吻合，并且在照射后的长期过程中持续存在。实验中，12周龄的雌性BALB/F小鼠接受了单侧后肢的局部照射，每日4次，累积剂量达20Gy，随后在照射后的1、4、8、12、26周分别处死，每组6只。取出照射侧（右侧）与未照射的对侧（左侧）胫骨，对其近端骨皮质表面进行了非偏振及偏振拉曼光谱分析。评估的拉曼光谱参数涵盖了矿物/基质比、矿物结晶度、碳酸盐/磷酸盐比、胶原交联率及去极化率。研究结果显示，照射后1周，胶原交联率即显著上升，基质去极化率则显著降低，这一趋势一直持续到26周。除8周和26周外，其余时间点的去极化率均有明显下降。照射后4周，矿物/基质比显著上升，矿物结晶度增加，碳酸盐/磷酸盐比显著降低。然而，至照射后12周，这些参数发生了逆转，矿物/基质比显著下降，结晶度降低，碳酸盐/磷酸盐比显著上升。至26周时，矿物/基质比、结晶度及碳酸盐/磷酸盐比均恢复至正常水平。在此小鼠模型中，拉曼光谱揭示，由辐射诱导的骨矿物质及胶原交联异常早在照射后1周即已显现，并持续至26周。在重塑过程中，由辐射损伤胶原所形成的病理性交联难以被吸收，在有缺陷的支架上形成新组织，进而加剧了骨骼的脆性。

骨转移的一项重要并发症系由慢性骨量丢失与退化所致的病理性骨折。当前，针对病理性骨折风险预测的指南主要依据X线片或CT检查结果，但二者在评估骨折风险方面的效能存在局限。Ding等采用拉曼光谱技术，旨在通过描绘转移性骨组织成分特性变化，探讨评估病理性骨折风险的可行性。研究选取了存在显著骨质破坏的胫骨样本，运用拉曼光谱技术进行深入分析。结果显示，在近端干骺端与骨干的全部采样区域，以碳酸盐/磷酸盐比值表征的碳化水平均呈现显著提升，而由肿瘤诱导的矿化作用及结晶度增高现象在干骺端尤为突出。此外，碳酸水平的上升与骨损伤程度呈正相关，提示该参数可作为一项独特的光谱标志物，用以追踪肿瘤进展及骨丢失状况。鉴于空间偏移拉曼光谱技术在深部组织测量领域的进展，该光谱标志物未来有望应用于非侵入性评估转移性骨状态及预测病理性骨折风险。

具有光热效应的骨种植体有望应用于骨肿瘤缺损的治疗领域。贵金属基光热纳米剂因其稳定的光热转换性能而受到广泛关注，然而，高昂的成本及难以直接在植入物表面生长的特性限制了其广泛应用。相比之下，非贵金属光热纳米剂虽然成本较低，但其稳定性不足。为开发一种兼具稳定性与经济性的骨植入物光热膜，科研人员通过还原镍钛层双氢氧化物的方法（图7-1），在镍钛合金表面原位生长了一种掺杂镍纳米粒子的氧化物半导体薄膜。该薄膜中的镍纳米颗粒在流体中浸泡1个月后，仍能保持稳定的$NiTiO_3$结构，从而在近红外光照射下展现出可靠的光热效应。该光热膜在体外及体内实验中均表现出优异的抗肿瘤性能。此外，其表面的纳米结构能够促进小鼠胚胎细胞（C3H10T1/2）的骨分化，同时释放的Ni离子对人静脉内皮细胞的血管生成行为具有支持作用。骨植入实验进一步证实，改良后的Nitinol种植体在体内具有增强的骨结合能力。这种新型多功能镍钛合金骨种植体的设计，为骨肿瘤相关骨缺损的治疗提供了一种具有前景的策略。

第七章　拉曼光谱技术在骨与软组织肿瘤筛查和早诊早治中的应用

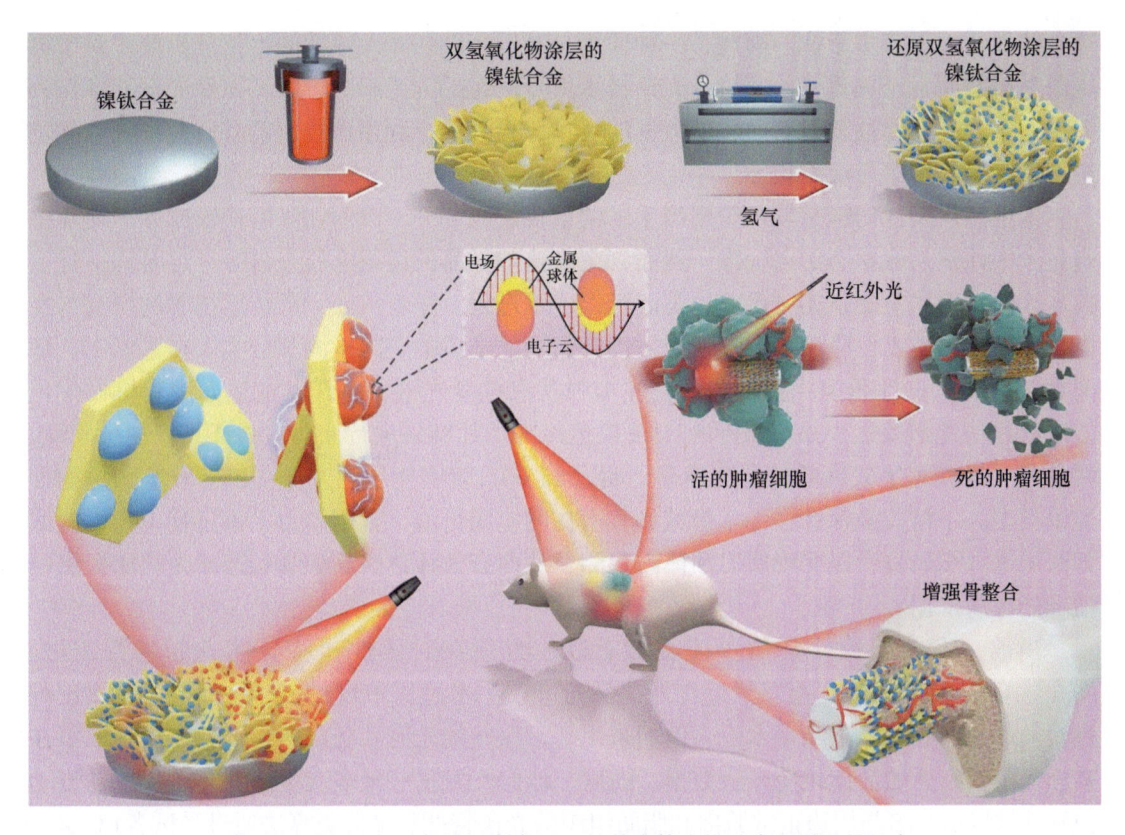

图7-1　层状双氢氧化物的制备流程及其在体内抗肿瘤和增强骨整合

资料来源：Yao M，Hao X，Shao H，et al. 2022. Metallic nanoparticle-doped oxide semiconductor film for bone tumor suppression and bone regeneration. ACS Appl Mater Interfaces，14（42）：47369-47384

经许可转载（改编）引用，版权所有：2022年美国化学学会

第三节　拉曼光谱技术在软组织肿瘤筛查和早诊早治中的应用

　　拉曼光谱技术是一种基于分子振动的非弹性散射原理的光学技术，能够为细胞、组织或生物流体提供化学指纹信息。凭借高化学特异性、无须或极少需要样品制备以及在可见或近红外光谱范围内应用先进光学技术的能力，拉曼光谱技术近期在医学诊断领域的应用显著增加。该领域的关键假设在于，细胞、组织或生物体液中的分子变化，作为疾病的原因或结果，可通过拉曼光谱技术进行检测和量化。此外，基于拉曼光谱技术的多变量校准和分类模型可在大型训练数据集上进行开发，并应用于新患者的样本，从而实现定量且客观的诊断。非线性光学效应和金属纳米粒子可用于增强拉曼信号，优化的光纤拉曼探针可用于实时体内单点测量，而与其他光学技术的多模态集成则可指导拉曼测量，提升采集速度和诊断的空间准确性。再生医学领域涵盖了从实验室的单细胞培养至人体全器官移植。为确保研究成果能够顺利从实验室转化为临床应用，对细胞、组织、器官及患者的再生过程进行生化水平的评估至关重要。再生过程依赖众多生物因子，而传统生物分析技术可能

对这些生物因子产生干扰。因此，一种通用、非侵入性、非破坏性的生化分析技术对于再生医学研究而言至关重要，而拉曼光谱技术正是潜在的理想解决方案。拉曼光谱技术作为一种通过光的非弹性散射获取化学数据的生物分析工具，利用该技术能够区分细胞、活检组织及患者的健康与疾病状态。

术中确认阴性切缘是软组织肉瘤手术的重要组成部分，肉瘤切除后切缘床冰冻切片检查是术中评估切缘状态的金标准。然而，完成这些样品的组织学检查需要一定时间，且该技术无法在手术室提供实时诊断，可能延误手术进程。随着拉曼光谱传感技术的研究与发展，拉曼光谱技术已应用于肉瘤切缘阴性肿瘤切除术后的实时检测和分类。在手术中，从肉瘤及其周围良性肌肉、脂肪和真皮样本中获取拉曼光谱，并开发定量方法和机器学习方法以评估光谱模式，并与邻近的H&E染色冷冻切片结果进行比对，验证其识别准确性。两种方法均获得了较高的分类准确率（超过85%），表明使用该方法可以有效鉴别这四种组织类型。手持拉曼探针在手术领域具有潜在的应用价值，有望助力手术过程中光谱获取方法的进一步研发，以实现实时活体内检测，从而有效评估肉瘤切缘状态，为临床提供更精准的诊断依据。

当前，术中切缘评估的手段相对有限，亟须在时效性和特异性方面进行改进。Nguyen等针对此问题，探究了近红外拉曼光谱在手术过程中对STS与周边正常组织进行辨识的潜力。在STS切除手术中，他们采用基于探针的光谱系统，从受试者体内获取了在785nm光激发下的活体拉曼光谱数据。随后，他们开发了一种多变量分类算法，旨在自动识别能够区分STS与周边正常肌肉和脂肪组织的光谱特征。该分类算法通过受试者LOOCV进行了测试。在排除高分化脂肪肉瘤的情况下，该算法展现出将STS从周边正常肌肉和脂肪组织中区分的能力，其敏感度达到89.5%，特异度高达96.4%。因此，单点近红外拉曼光谱技术可作为一种快速、无损的手术辅助手段，用于识别需进一步切除的异常组织边界。

在骨肉瘤的早期诊断中，提高患者生存率至关重要。然而，传统的组织学活检具有高度的侵袭性，且存在引发肿瘤扩散的风险。针对这一挑战，Han等开发了一种融合微流控技术与SERS的方法，用于分离血浆中的外泌体，并分析了多种用于骨肉瘤诊断的外泌体生物标志物。该方法能够高效地从人血浆中直接分离外泌体，并基于蛋白质生物标志物对外泌体进行分析，检测下限低至每微升2个外泌体。整个检测流程可在5小时内完成，每次分析仅需消耗50μl血浆。利用该方法，他们对20例骨肉瘤患者和20名健康对照者的血浆外泌体中CD63、波形蛋白（VIM）和上皮细胞黏附分子（EpCAM）的表达水平进行了检测。结果显示，骨肉瘤患者血浆外泌体中CD63、VIM和EpCAM的表达水平显著高于健康对照者。基于外泌体生物标志物的水平，他们建立了快速诊断骨肉瘤的分类模型，其敏感度、特异度和准确率分别达到了100%、90%和95%。该方法操作简便，无须昂贵设备，作为一种液体活检技术，在肿瘤的临床诊断中展现出广阔的应用前景。

第四节　结论与展望

在生物医学领域，拉曼光谱成像技术的应用日益广泛。高特异性和无须或极少需要样品制备的特点，使得拉曼光谱成为一种极具吸引力的分析技术。骨与软组织肿瘤的研究重心，主要聚焦于新治疗方法的开发及现有治疗方法的优化。在骨和软组织肿瘤的基因突变、分子生物学、治疗靶点、免疫疗法等方面，均已取得重大进展。精准医学领域的蛋白质组学、转录组学和代谢组学分析，已成为研究骨和软组织肿瘤发生及发展分子机制的重要工具。机器学习技术在拉曼光谱数据分析中的应用日益广泛，涵盖主成分分析（PCA）、k最近邻（KNN）、随机森林（RF）、支持向量机（SVM）及基于神经网络的深度学习算法，如人工神经网络（ANN）、卷积神经网络（CNN）等。拉曼散射技术的创新性研究展现出从实验室向临床转化的巨大潜力。拉曼散射与基于组织自发荧光成像的综合光学技术，能够诊断未切片组织层中是否存在肿瘤，该技术具备提供快速且客观的术中指导的潜力，通过确认肿瘤细胞是否被切除，来减少切除健康组织并减少不必要的手术操作。

总之，拉曼光谱技术能够提供关于肿瘤化学结构的详尽信息。通过从原始光谱数据中提取特征、构建和优化分类模型，结合多变量数据分析和机器学习算法，该技术能够有效区分不同类型的肿瘤细胞和组织。在骨和软组织肿瘤的筛查与早期诊断中，拉曼光谱技术已展现出其在肿瘤诊断领域的巨大潜力。随着技术的进一步改进和研究，未来有望实现更广泛的应用，为肿瘤患者提供更加快速且准确的识别和分类。

参考文献

Anaya D A，Lev D C，Pollock R E，2008. The role of surgical margin status in retroperitoneal sarcoma. J Surg Oncol，98（8）：607-610.

Ando T，Ichikawa J，Fujimaki T，et al.，2020. Gemcitabine and rapamycin exhibit additive effect against osteosarcoma by targeting autophagy and apoptosis. Cancers（Basel），12（11）：3097.

Bao Q，2023. Editorial：Efficacy，safety and biomarkers of novel therapeutics and regimens in the peri-operative setting of bone and soft tissue sarcoma. Front Surg，10：1228469.

Baumhoer D，Hench J，Amary F，2024. Recent advances in molecular profiling of bone and soft tissue tumors. Skeletal Radiol，53（9）：1925-1936.

Benz M R，Crompton J G，Harder D，2021. PET/CT variants and pitfalls in bone and soft tissue sarcoma. Semin Nucl Med，51（6）：584-592.

Bevilacqua R G，Rogatko A，Hajdu S I，et al.，1991. Prognostic factors in primary retroperitoneal soft-tissue sarcomas. Arch Surg，126（3）：328-334.

Bielack S S，Kempf-Bielack B，Delling G，et al.，2002. Prognostic factors in high-grade osteosarcoma of the extremities or trunk：an analysis of 1,702 patients treated on neoadjuvant cooperative osteosarcoma study group protocols. J Clin Oncol，20（3）：776-790.

Bremjit P J，Jones R L，Chai X，et al.，2014. A contemporary large single-institution evaluation of resected retroperitoneal sarcoma. Ann Surg Oncol，21（7）：2150-2158.

Camuzard O，Trojani M C，Santucci-Darmanin S，et al.，2020. Autophagy in osteosarcoma cancer stem cells is critical process which can be targeted by the antipsychotic drug thioridazine. Cancers（Basel），12（12）：3675.

Choi J H，Ro J Y，2021. The 2020 WHO classification of tumors of bone：an updated review. Adv Anat Pathol，28（3）：119-138.

Choi J H，Ro J Y，2023. The recent advances in molecular diagnosis of soft tissue tumors. Int J Mol Sci，24（6）：5934.

Chowdhury Z，Mishrikotkar S，Nehra P，et al.，2024. Exploring solitary fibrous tumors at a tertiary cancer center: clinicopathological and immunomorphologic profile. Cureus, 16(3): e56899.

Cojocaru E, Napolitano A, Fisher C, et al., 2022. What's the latest with investigational drugs for soft tissue sarcoma.Expert Opin Investig Drugs, 31(11): 1239-1253.

Cordier F, Ferdinande L, Hoorens A, et al., 2023. Soft tissue and bone tumor diagnostics: harnessing the power of molecular techniques. Genes(Basel), 14(12): 2229.

Cui S, Zhang S, Yue S, 2018. Raman spectroscopy and imaging for cancer diagnosis. J Healthc Eng, 2018: 8619342.

Czarnecka A M, Sobczuk P, Kostrzanowski M, et al., 2020. Epithelioid sarcoma-from genetics to clinical practice. Cancers(Basel), 12(8): 2112.

De Martino V, Rossi M, Battafarano G, et al., 2021. Extracellular vesicles in osteosarcoma: antagonists or therapeutic agents. Int J Mol Sci, 22(22): 12586.

Devpura S, Barton K N, Brown S L, et al., 2014. Vision 20/20: The role of Raman spectroscopy in early stage cancer detection and feasibility for application in radiation therapy response assessment. Med Phys, 41(5): 050901.

Ding H, Nyman J S, Sterling J A, et al., 2014. Development of Raman spectral markers to assess metastatic bone in breast cancer. J Biomed Opt, 19(11): 111606.

Ember K J I, Hoeve M A, McAughtrie S L, et al., 2017. Raman spectroscopy and regenerative medicine: a review. NPJ Regen Med, 2: 12.

Gong B, Oest M E, Mann K A, et al., 2013. Raman spectroscopy demonstrates prolonged alteration of bone chemical composition following extremity localized irradiation. Bone, 57(1): 252-258.

Gou M, Wang H, Xie H, et al., 2024. Macrophages in guided bone regeneration: potential roles and future directions. Front Immunol, 15: 1396759.

Greither T, Koser F, Holzhausen H J, et al., 2020. miR-155-5p and miR-203a-3p are prognostic factors in soft tissue sarcoma. Cancers(Basel), 12(8): 2254.

Han S, Li Y, Li Y, et al., 2019. Diagnostic efficacy of PET/CT in bone tumors. Oncol Lett, 17(5): 4271-4276.

Han Z, Peng X, Yang Y, et al., 2022. Integrated microfluidic-SERS for exosome biomarker profiling and osteosarcoma diagnosis. Biosens Bioelectron, 217: 114709.

Harris M A, Hawkins C J, 2022. Recent and ongoing research into metastatic osteosarcoma treatments. Int J Mol Sci, 23(7): 3817.

Jain S, Xu R, Prieto V G, et al., 2010. Molecular classification of soft tissue sarcomas and its clinical applications. Int J Clin Exp Pathol, 3(4): 416-428.

Kong K, Rowlands C J, Varma S, et al., 2013. Diagnosis of tumors during tissue-conserving surgery with integrated autofluorescence and Raman scattering microscopy. Proc Natl Acad Sci U S A, 110(38): 15189-15194.

Lau C P Y, Ma W A, Law K Y, et al., 2022. Development of deep learning algorithms to discriminate giant cell tumors of bone from adjacent normal tissues by confocal Raman spectroscopy. Analyst, 147(7): 1425-1439.

Li L, Mustahsan V M, He G, et al., 2021. Classification of soft tissue sarcoma specimens with Raman spectroscopy as smart sensing technology. Cyborg Bionic Syst, 2021: 9816913.

Liu C Y, Yen C C, Chen W M, et al., 2010. Soft tissue sarcoma of extremities: the prognostic significance of adequate surgical margins in primary operation and reoperation after recurrence. Ann Surg Oncol, 17(8): 2102-2111.

Luu A K, Cadieux M, Wong M, et al., 2022. Proteomic assessment of extracellular vesicles from canine tissue explants as a pipeline to identify molecular targets in osteosarcoma: PSMD14/Rpn11 as a proof of principle. Int J Mol Sci, 23(6): 3256.

Miwa S, Yamamoto N, Tsuchiya H, 2021. Bone and soft tissue tumors: new treatment approaches. Cancers

(Basel), 13(8): 1832.

Monga V, Mani H, Hirbe A, et al., 2020. Non-conventional treatments for conventional chondrosarcoma. Cancers(Basel), 12(7): 1962.

Monga V, Skubitz K M, Maliske S, et al., 2020. A retrospective analysis of the efficacy of immunotherapy in metastatic soft-tissue sarcomas. Cancers(Basel), 12(7): 1873.

Morice S, Danieau G, Rédini F, et al., 2020. Hippo/YAP signaling pathway: a promising therapeutic target in bone paediatric cancers. Cancers(Basel), 12(3): 645.

Nakano K, Takahashi S, 2020. Precision medicine in soft tissue sarcoma treatment. Cancers(Basel), 12(1): 221.

Nguyen J Q, Gowani Z S, O'Connor M, et al., 2016. Intraoperative Raman spectroscopy of soft tissue sarcomas. Lasers Surg Med, 48(8): 774-781.

Pfeifer J D, Hill D A, O'Sullivan M J, et al., 2000. Diagnostic gold standard for soft tissue tumours: morphology or molecular genetics. Histopathology, 37(6): 485-500.

Rossi M, Del Fattore A, 2023. Molecular and translational research on bone tumors. Int J Mol Sci, 24(3): 1946.

Simpson S, Dunning M, de Brot S, et al., 2020. Molecular characterisation of canine osteosarcoma in high risk breeds. Cancers(Basel), 12(9): 2405.

Spałek M J, Kozak K, Czarnecka A M, et al., 2020. Neoadjuvant treatment options in soft tissue sarcomas. Cancers(Basel), 12(8): 2061.

Vroobel K, Gonzalez D, Wren D, et al., 2016. Ancillary molecular analysis in the diagnosis of soft tissue tumours: reassessment of its utility at a specialist centre. J Clin Pathol, 69(6): 505-510.

Yao M, Hao X, Shao H, et al., 2022. Metallic nanoparticle-doped oxide semiconductor film for bone tumor suppression and bone regeneration. ACS Appl Mater Interfaces, 14(42): 47369-47384.

第八章

拉曼光谱技术在女性恶性肿瘤筛查和早诊早治中的应用

拉曼光谱技术是通过非弹性散射现象研究细胞或组织内生物分子的一种手段。当光子与分子发生碰撞时，可能会保留原有能量（即瑞利散射）或发生能量交换（即拉曼散射）。拉曼光谱表现为散射强度与能量差之间的关联图谱，该图谱能够反映分子振动模式的变化情况。其中，入射光子与散射拉曼光子之间的频率差异被称为拉曼位移，该位移对于特定分子具有唯一性。相较于其他光谱分析方法，如荧光光谱和红外光谱，拉曼光谱凭借其更高的光谱分辨率和更狭窄的带宽，能够实现对不同分析物的多重检测。此外，依据拉曼信号强度与分析物浓度之间的比例关系，还可以进行定量分析，这在识别病理组织及为临床手术提供实时辅助方面具有应用潜力。拉曼光谱技术因具备高空间分辨率和高化学特异性，在肿瘤医学研究领域得到了广泛应用。女性恶性肿瘤中，乳腺癌、宫颈癌、卵巢癌、子宫内膜癌等较为常见。尽管女性恶性肿瘤的管理和治疗已取得显著成就，但若能在肿瘤尚处于较小且局限的阶段进行早期发现和诊断，患者的生存机会将得到显著提升。然而，当前采用的检测与诊断方法在识别无症状或极早期肿瘤时，敏感度和特异度仍有待提高。因此，研发更为迅速且可靠的早期诊断技术，对于优化疾病管理效果和改善患者预后至关重要。妇科肿瘤疾病特异性表现及一般全身症状需得到详尽而全面的阐述。在制定妇科肿瘤疾病患者的治疗决策及进行病情监测的过程中，对整体病程中症状的细致评估显得尤为重要。为确保精确诊断和有效管理，应始终考虑采用更为完善的鉴别诊断流程，并推动多学科间的紧密合作，以实现最佳的治疗效果。本章旨在概述拉曼光谱技术的核心原理，进而探讨其在女性恶性肿瘤诊断分析领域的具体应用，并对该技术在妇科恶性肿瘤研究领域的发展前景进行探讨。

第一节　乳腺癌和妇科恶性肿瘤的概述

一、乳腺癌概述

对于女性群体而言，乳腺癌（breast cancer，BC）是最为常见的肿瘤类型，同时也是造成女性肿瘤死亡及伤残调整生命年升高的主要因素，其中骨骼为BC最常见的转移部位。流行病学研究在深化对BC环境因素及遗传风险因素的理解方面发挥了至关重要的作用。在美国，除肺部肿瘤外，BC在女性肿瘤死亡病例中占的比例最高。流行病学研究已明确BC的多种危险因素，包括人种、民族背景、肿瘤家族史、遗传特质，以及可调控的暴露因素（如酒精摄入量增加、体力活动缺乏、外源性激素使用及某些女性生殖因素）。初潮年龄偏小、生育次数较多及首次足月妊娠年龄偏大，可能通过长期影响性激素水平或经由其他生物学机制，对BC的发病风险产生影响。

另外，人体微生物组在生理功能中发挥着不可或缺的作用，其中大多数微生物被视为良性或有益。然而，与肿瘤及其他以异常炎症为特征的疾病相关的微生物则对人类健康构成威胁。微生态失调指的是一种微生物失衡状态，表现为有害细菌种类、数量超过良性细菌，这种状态可导致包括肿瘤在内的多种疾病。不同身体部位具有各自独特的微生物组成，尤其是肠道、泌尿生殖系统和皮肤组织的微生物特征尤为明确。然而，对于正常乳腺组织与乳腺疾病相关的微生物群的认识仍然有限。总体而言，研究表明，乳腺组织具有独特的微生物组，在乳腺组织本身及BC女性患者的乳头穿刺液和肠道细菌中，富集了特定种类的微生物。更为重要的是，乳腺及其相关微生物可能调节治疗反应，并有望作为诊断和分期BC的潜在生物标志物。

BC作为全球女性中最普遍的恶性肿瘤，尽管大多数患者能够获得及时的诊断和有效的治疗，但仍有部分患者面临复发或转移的问题。药物耐受性与免疫逃逸已成为肿瘤药物治疗领域亟待解决的问题。在BC中，免疫检查点表达模式呈现多样性，且不同免疫检查点在肿瘤治疗中的评估价值亦存在显著差异。免疫检查点抑制剂能够提升肿瘤细胞对化疗药物的敏感度。适量的放射治疗能够激活免疫系统，诱导活化的细胞毒性T细胞向肿瘤微环境迁移，进而促进肿瘤细胞的破坏及免疫调节。将肿瘤疫苗与免疫检查点抑制剂相结合，为克服BC的低免疫原性问题提供了潜在的解决策略。免疫疗法相较于传统抗肿瘤治疗手段，展现出更为持久的疗效，尤其适用于晚期肿瘤或经历了多种辅助治疗后复发的病例。在多种肿瘤类型中，免疫疗法的治疗效果已得到验证，并且预期将发展成为更具靶向性、副作用更小的治疗策略。

BC是一种由遗传因素与环境因素共同作用的异质性疾病，因其在全球范围内的高发病率而广受关注。BC病例数量的急剧上升凸显了在多个层面对该疾病实施管理的紧迫性。BC在形态学与分子层面展现出高度的异质性，有必要依据不同的分子亚型来制订针对性的治疗方案。各亚型BC患者的临床预后存在差异。近期研究表明，部分BC病例与DNA修复通路及DNA双链断裂同源重组中关键蛋白质相关基因（包括APEX1、BRCA1、BRCA2、XRCC1、XRCC3、ATM、CHEK2、PALB2、RAD51、XPD等）的变异体和突变存在关联。众多调控细胞增殖、凋亡、分化及维护基因组完整性的基因与信号通路，均在肿瘤的发生与发展过程中扮演重要角色。采用基因表达系列分析及cDNA微阵列等技术手段，可有效检测BC中p53及雌激素受体的表达情况，进而在识别新型肿瘤亚组方面展现出强大潜力。Wnt信号通路作为一种高度保守的信号转导机制，在胚胎与器官发育调控及肿瘤进展过程中发挥着至关重要的作用。全基因组测序及基因表达谱分析揭示，Wnt信号通路主要参与BC的增殖及转移过程。此外，最新研究成果亦表明，Wnt信号通路在BC免疫微环境调节、干性维持、治疗抗性及表型塑造等方面同样具有不可或缺的作用。

BC患者的预后情况与免疫细胞浸润状态及lncRNA的表达水平密切相关。Shen等利用单样本基因集富集分析（ssGSEA）方法对癌症基因组图谱（TCGA）数据库中1109份BC样本的转录组数据进行分析，评估免疫细胞浸润情况，并据此将样本分为高免疫细胞浸润组与低免疫细胞浸润组。在此基础上，研究人员鉴定出696个差异表达的lncRNA，并通过单因素Cox回归分析及逐步多元Cox回归分析，筛选出11个lncRNA可作为BC预后标志物。进一步通过Kaplan-Meier分析、单因素Cox回归、多因素Cox回归及ROC曲线分析。进一步证实，这11个lncRNA组成的特征组是一个独立于多种临床病理参数的新型重要预后因子。TIMER数据库分析显示，该11个lncRNA乳腺癌预后特征与免疫细胞亚型的浸润程度显著相关。

乳腺癌干细胞（breast cancer stem cell，BCSC）构成了多种肿瘤侵袭性的核心细胞群体，同时也是肿瘤治疗领域面临的主要挑战。此外，治疗耐药性是阻碍实现有效治疗的关键因素。针对BC患者的治疗手段多种多样，当前治疗方法包括传统疗法及新兴疗法，如抗体药物偶联（antibody-drug conjugation，ADC）系统、纳米颗粒（涵盖白蛋白、金属、脂质、聚合物、胶束等类型的纳米颗粒）及针对BCSC的疗法。此外，与BC预后相关的生物标志物，如Oncotype DX、Mamm alphaPrint和uPA/PAI-1等，已被用作BC转归预测因子。

近年来，线性和非线性光学技术的不断进步，为提升肿瘤细胞检测的敏感性和特异性提供了宝贵的手段。当前，肿瘤诊断领域面临的一大挑战在于，多数肿瘤疾病类型不仅基因构成复杂多样，还存在于不同的微环境中，并与多种类型细胞相互作用。迄今为止，尚未有一种技术能够全面有效地检测出浸润至细胞外基质的浸润性肿瘤。尽管早期发现与治疗手段的进步已使BC的死亡率有所下降，但BC仍是女性群体中最为常见的肿瘤类型，且预计未来数十年内其发病率将持续上升。针对这一现状，需采取多元化的应对策略。首要任务是深入探究病因的异质性，包括不同种族与肿瘤亚型的危险因素，特别是针对当前治疗手段有限的ER阴性/基底样肿瘤。其次，应加强对已知危险因素潜在机制的研究，涵盖不同绝经状态或肿瘤亚型异质性的成因，并尽可能利用新兴技术（如代谢组学、蛋白质组学）来评估局部及全身生物标志物和肿瘤异质性。此外，还需进一步改进并验证风险预测模型，如纳入更多生物标志物或检测方法（如乳房成像、遗传学方法、激素水平检测）及生活方式因素，开发能够更精准地模拟最小年龄与最大年龄、不同种族及亚型（尤其是ER阴性）风险的模型。在肿瘤尚处于较小且局限的阶段时进行诊断与治疗，患者的生存率将显著提高。然而，当前的检测与诊断方法在无症状或极早期阶段识别BC时，缺乏足够的敏感性和特异性。因此，迫切需要开发更为迅速且可靠的方法，以便尽早发现疾病，从而优化疾病管理并改善患者预后。

BC的异质性进一步强调，采用先进的分子检测技术对于实现疾病的早期诊断及改善生存率具有重要意义。新兴领域如液体活检与人工智能等，将有助于深入理解BC的复杂性，并为制定有效的BC管理策略与治疗方案提供支持。

二、妇科恶性肿瘤的概述

妇科肿瘤是一系列临床表现及预后各异的恶性肿瘤，对女性健康构成严重威胁，其中宫颈癌、子宫内膜癌及卵巢癌尤为常见。针对此类肿瘤，主要治疗方法包括手术治疗、放射治疗及化学治疗。近十年来，妇科恶性肿瘤的发病率与死亡率均呈现上升趋势。在缺乏有效治疗方案的背景下，众多晚期患者对传统治疗手段产生了耐药性，这导致了预后的不良。与其他类型的肿瘤相比，妇科肿瘤的发病与遗传因素的关联更为显著。当前，基因检测技术已经成为肿瘤预防、预后评估及治疗策略规划的关键工具。典型的遗传性妇科肿瘤涵盖遗传性乳腺癌和卵巢癌、Lynch综合征、Peutz-Jeghers综合征及Cowden综合征。近年来，多基因组合检测（即针对预先筛选的基因子集进行遗传变异分析）已成为首选检测方法，能够提供相较于单一检测更为精确的风险评估，进而为个性化肿瘤疾病治疗方案的制订提供了可能。

近距离放射治疗（BT），作为一种局灶性肿瘤放射治疗手段，能够向局部肿瘤部位精准投放高聚焦剂量的辐射，同时避免对周边正常组织造成损伤。BT在妇科恶性肿瘤，特别是宫颈癌的治疗领域，已有超过百年的历史。自20世纪初首次应用于妇科近距离治疗以来，该领域已历经重大变革，这一进展主要归因于技术的持续进步。具体而言，高剂量率放射源、远程后装技术、新型施源器及三维图像引导技术的不断涌现，不仅提升了肿瘤治疗的药物剂量，而且增强了局部控制效果与患者生存率，也进一步巩固了BT在妇科肿瘤治疗方案中不可或缺的地位。当前，研究工作正聚焦于生物标志物探索、新型影像技术的整合应用及放射增敏治疗等领域，旨在进一步优化BT的个体化剂量方案，以期进一步提升局部控制率，并有效减少治疗相关的不良反应。此外，X线修复交叉互补1（*XRCC1*）基因所编码的同名蛋白，在单链DNA损伤修复过程中扮演着至关重要的角色。*XRCC1*基因中的非同义突变，会引发氨基酸序列的变化，进而影响蛋白质的功能和DNA修复能力，甚至可能干扰其与其他DNA修复蛋白的相互作用，最终导致肿瘤发病风险上升。已有研究对*XRCC1*基因中的Arg399Gln、Arg194Trp、Arg280His位点单核苷酸多态性与女性生殖系统肿瘤风险之间的潜在联系进行了深入探讨。

淋巴结转移是影响妇科恶性肿瘤患者生存率的关键因素。在鉴别良恶性淋巴结及确定妇科肿瘤分期与治疗策略方面，影像学检查发挥着至关重要的作用。^{18}F-氟脱氧葡萄糖（FDG）正电子发射断层扫描（PET）是妇科肿瘤分期、制订治疗计划及评估疗效最常用的功能显像手段，然而，PET在揭示这些肿瘤生物学特性信息方面存在局限性。鉴于选择最适宜治疗方案的需求日益增加，无创性确定患者肿瘤不同生物学特性的需求愈发迫切。功能分子成像技术的应用有望转化为临床实践，进而实现对肿瘤更为全面的评估。

新抗原作为一种新兴的肿瘤特异性抗原（tumor-specific antigen，TSA），源自肿瘤细胞的基因组突变。相较于肿瘤相关抗原（tumor-associated antigen，TAA），新抗原展现出了更高的免疫原性，并且不存在诱发自身免疫应答的风险，因此被视为极具潜力的肿瘤治疗性疫苗候选药物。随着下一代测序（NGS）技术的进步，新抗原的鉴定工作日益完善，其应用范围也在不断扩大。新抗原与免疫检查点抑制剂（immune-checkpoint inhibitor，ICI）或过继细胞疗法（ACT）等其他治疗手段联合使用后，在妇科肿瘤疾病领域的临床应用已逐步展开。此外，生长分化因子-15（GDF-15）作为一种新的妇科肿瘤标志物，已被部分学者认定为鉴别妇科恶性肿瘤与非恶性肿瘤的潜在标志物。PARP抑制剂、抗血管生成疗法、免疫疗法联合用药及靶向药物的涌现，极大地改变了卵巢癌、子宫内膜癌和宫颈癌的传统治疗方案。免疫疗法在子宫内膜癌中的应用，宫颈癌、阴道癌和外阴癌中放射增敏剂的使用，卵巢癌的靶向治疗，以及针对罕见妇科癌症的分子驱动治疗等方法，将为患妇科恶性肿瘤的女性带来生活质量的改善。

子宫癌肉瘤（uterine carcinosarcoma，UCS），亦称恶性混合米勒管肿瘤，属于妇科领域中一种罕见的恶性肿瘤，预后情况不佳。此类"双相"型肿瘤的特征在于上皮与间质/肉瘤样肿瘤细胞的混合存在，其中部分细胞共享特定的分子特征，并展现出典型的上皮-间质转化基因表达模式。鉴于该疾病罕见，当前尚未制定特异性的治疗指导原则。除晚期疾病的标准治疗策略外，对UCS发病机制的深入探究及其组织病理学与分子特征的明确识别，已促进了新型且更为有效的治疗药物的研发进程。手术切除依然是针对局限性病灶的首选治疗方法，而围手术期放疗、化疗及放化疗联合应用的实践已证实能够进一步改善患者的预后状况。针对转移性UCS，当前首选的治疗方案为姑息性化疗，然而，关于最佳治疗策略的选择，尚未形成统一共识。

宫颈管腺癌是宫颈癌中位居第二的常见类型，其发病率持续上升。尽管多数宫颈癌属于鳞状细胞癌，且与高危型人乳头瘤病毒（HPV）密切相关，然而，约15%的宫颈管腺癌（当前约占宫颈癌总数的1/4）并不与HPV相关。宫颈管腺癌中存在部分与HPV无关的情况，对于制定HPV疫苗接种策略及基于HPV的筛查方案具有重要意义。

子宫内膜癌是中高收入国家最为普遍的妇科恶性肿瘤之一，尽管其总体预后相对乐观，但高级别的子宫内膜癌却存在复发的风险。复发性子宫内膜癌的预后情况不容乐观，因此预防其复发显得尤为重要。针对肿瘤生物学特性的个体化治疗方案，是平衡治疗效果与毒性的最优方案。自从TCGA明确了子宫内膜癌的四个分子亚组以来，分子因素在预后评估和治疗策略的制定中扮演着日益重要的角色。标准治疗手段涵盖子宫切除术及双侧输卵管卵巢切除术。淋巴结切除术（及日益普及的前哨淋巴结活检）有助于筛选出淋巴结阳性且需接受辅助治疗（含放疗与化疗）的患者。辅助治疗主要适用于存在高危因素的Ⅰ～Ⅱ期患者及Ⅲ期患者；化疗的适应证主要包括非子宫内膜样癌亚型以及具有TP53突变特征的高拷贝数变异分子亚型。在晚期疾病的治疗中，将无残留病灶的手术与化疗（可联合或不联合放疗）相结合，可望获得最佳疗效。对于复发性疾病，仅在患者体能状态良好且无病间期较长的情况下，才推荐进行手术治疗。

第二节　拉曼光谱技术在乳腺癌筛查和早诊早治中的应用

拉曼光谱在区分肿瘤组织与正常组织方面展现出一定的应用潜力。Kast等研究者运用近红外光激发的拉曼光谱技术，对正常乳腺组织及接种了肿瘤细胞系的11只小鼠的肿瘤进行了深入研究。采集了17例肿瘤样本、18例邻近乳腺组织及淋巴结样本，以及17例对侧乳腺组织及其邻近淋巴结样本的光谱数据。继而，以主成分分析所获分数作为输入变量，采用判别函数分析法进行分类处理。样本经福尔马林固定及H&E染色后，在光学显微镜下观察其组织结构。判别函数分析的结果与组织学诊断结果相吻合，涵盖了几乎所有正常组织、肿瘤组织及乳腺炎组织样本，仅有一个肿瘤组织样本的判别结果更接近正常组织。对每个肿瘤邻近的正常组织进行了独立的检查，并将其定义为瘤床。在瘤床样本中，观察到形态可疑、无法确定为肿瘤的异型细胞散在分布。瘤床组织的分类结果显示，部分瘤床组织在诊断上与正常组织、肿瘤组织及乳腺炎组织存在显著差异。这可能意味着恶性

第八章 拉曼光谱技术在女性恶性肿瘤筛查和早诊早治中的应用

分子改变先于形态学改变发生，符合肿瘤前过程的预期。

拉曼光谱技术不仅能够区分肿瘤组织与正常乳腺组织，还能够在明确的形态学改变出现之前，检测到早期的肿瘤变化。肿瘤的检测与边缘的精确勾画对于确保肿瘤的成功切除至关重要。拉曼光谱作为一种新兴的临床诊断技术，虽已展现出优异的检测准确性，但其在组织边界识别方面的局限性限制了该技术在精确定位检测中的应用。Horgan等研发了一种基于多模态计算机视觉的诊断系统，该系统具备检测和识别可疑病变的能力，并能对疾病边缘进行精确勾画。在具体实施中，他们首先采用视觉跟踪拉曼光谱探针技术，实现了对肿瘤边缘的实时勾画；随后，该系统进一步与原卟啉Ⅸ荧光成像技术结合，从而实现了荧光引导下的拉曼光谱边缘勾画。此外，该系统还兼容白光与荧光图像引导，充分展现了其在临床肿瘤切除手术中的应用潜力。

RESpect探针采用便携式光纤器件增强的拉曼光谱技术，能够通过对分子化学成分的差异性或相似性进行识别，来表征组织与细胞，适用于潜在肿瘤标志物或诊断的探测。通过采用RESpect探针，拉曼光谱技术得以转化为一种具有潜力的床旁筛查手段，这可能预示着肿瘤筛查范式的转变，使其作为初步步骤，以确定是否需要进一步实施明确的组织活检。如图8-1所示，有学者设计、合成了由染料敏化的单壁碳纳米管（single-walled carbon nanotube，SWCNT）构成的拉曼纳米探针，并对其进行了表征。此探针具备选择性靶向BC细胞生物标志物的功能。该纳米探针的核心为封装在SWCNT内部的拉曼活性染料，其表层则通过共价键连接了聚乙二醇（PEG）。通过使α-环硫噻吩和β-胡萝卜素衍生的纳米探针与抗E-钙黏蛋白（E-cad）抗体或抗角蛋白19（KRT19）抗体进行共价结合，研究者制备出了两种能够特异性识别BC细胞上生物标志物的纳米探针。免疫金实验与透射电子显微镜（TEM）成像技术首先被用于指导合成方案的优化，旨在提高PEG-抗体结合效率及生物分子负载能力。随后，研究者将这两种双重纳米探针应用于T47D和MDA-MB-231BC细胞系中的E-cad和KRT19生物标志物检测。通过特定拉曼波段的高光谱成像技术，该纳米探针双联体可在目标细胞上实现同步检测，无须额外滤光装置或后续孵育步骤。研究结果证实了该纳米探针在双联检测中具有高度可重复性，同时凸显了拉曼成像技术在肿瘤学等生物医学前沿领域的应用潜力。

拉曼光谱技术是一种非破坏性分析方法，能够迅速提供样本生物化学组成及分子结构的高度特异性信息。在肿瘤疾病研究领域，该技术具备探测恶性肿瘤转化初期生化改变的能力，甚至在形态学变异显现之前，即可生成疾病的特征光谱指纹。拉曼光谱在BC研究中的应用，体现了对体外组织及液体活检样本的分析能力，并展现了其向体内应用转化的潜力。已有多种创新的光纤拉曼探针被研发出来，实现了拉曼光谱技术从实验室台式设备向临床诊疗应用的转化。有研究者对BC患者进行了为期约1年的化疗全程监测，包括血清样本的拉曼光谱分析及多变量统计分析。研究中实现了对健康人群与临床诊断BC患者的区分，BC检测的灵敏度及特异度分别达到87.14%与90.55%。尽管BC患者样本的平均光谱与对照组样本的平均光谱相比，未观察到峰位移动的现象，但部分峰在强度上表现出显著差异。在509cm^{-1}、545cm^{-1}、1063cm^{-1}、1103cm^{-1}、1338cm^{-1}、1556cm^{-1}、1083cm^{-1}及1449cm^{-1}处观察到的差异，与氨基酸及磷脂相关；而1246cm^{-1}与1654cm^{-1}处的差异则分别对应酰胺Ⅲ及酰胺Ⅰ。在450cm^{-1}、661cm^{-1}、890cm^{-1}、917cm^{-1}和1405cm^{-1}处观察到的特征峰与谷胱甘肽相关，其中，谷胱甘肽对应的拉曼光谱450cm^{-1}峰的强度，有潜力用于BC的检测。

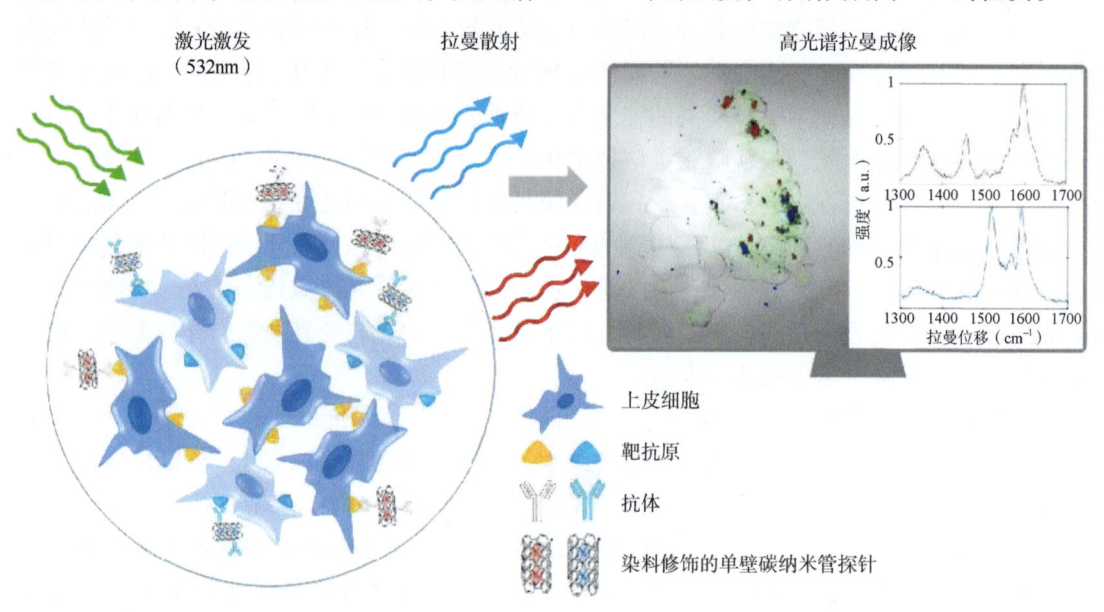

图8-1 利用纳米管探针和拉曼成像技术，对乳腺癌细胞进行双重表型检测及靶向分析
资料来源：Mal S，Duarte E S L，Allard C，et al. 2023. Duplex phenotype detection and targeting of breast cancer cells using nanotube nanoprobes and Raman imaging. ACS Appl Bio Mater，6（3）：1173-1184
经许可转载（改编）引用，版权所有：2023年美国化学学会

准确分析原发性肿瘤在诊断时的转移表型特征及其随时间演变的规律，对于控制肿瘤转移的进展至关重要。Paidi等介绍了一种采用拉曼光谱与机器学习技术的无标记光学方法，该方法能够准确识别由转移潜能梯度递增的同源小鼠乳腺癌细胞系所形成的肿瘤中不同的转移表型。研究采用4T1同源小鼠乳腺癌细胞系培育具有不同转移潜能的肿瘤，并利用基于光纤探针的便携式拉曼光谱系统获取非标记光谱数据。通过应用多元曲线解析-交替最小二乘法（multivariate curve resolution-alternating least squares，MCR-ALS）和随机森林分类器，研究者能够识别推定的光谱标志物，并基于光谱特征预测肿瘤的转移表型。此外，研究还利用了*TWIST*、*FOXC2*和*CXCR3*基因表达沉默的4T1细胞来源的肿瘤，通过拉曼光谱对其转移表型进行了评估。MCR-ALS光谱分解结果显示，在非转移性67NR肿瘤与由FARN、4T07和4T1细胞形成的转移性肿瘤之间，胶原和脂质成分的贡献呈现出一致的差异。基于拉曼光谱的随机森林分析进一步证实，根据光谱数据构建的机器学习模型能够准确识别独立测试样本中肿瘤的转移表型。研究通过沉默在高转移性细胞系中对转移至关重要的基因，表明随机森林分类器提供的预测结果与观察到的肿瘤向较低转移潜能表型转换的现象相吻合。同时，肿瘤脂质和胶原含量的光谱评估也与观察到的表型转换保持一致。研究结果提示，拉曼光谱可能为临床患者原发性肿瘤活检提供一种评估转移风险的新颖策略。

SERS已逐步成为各类生物传感应用中极具潜力的方法之一，展现出了特异性、极高的灵敏度、出色的稳定性、较低的成本、良好的可重复性及用户友好性等诸多优势。此外，SERS凭借其提供分子指纹信息的能力，能够在低浓度水平识别目标分析物，从而在检测循环肿瘤生物标志物方面展现出广阔应用前景，具备更高的灵敏度和可靠性。在各类生物分子中，oncomiRNA正逐渐成为BC早期筛查的关键生物标志物。人表皮生长因子受体2（HER2）的过表达是BC的一个重要亚型，其会导致患者复发和转移的风险上升。目前，免疫组织化学检测BC组织中HER2的表达水平被视为金标准。然而，免疫组织化学技术亦存在易受主观因素干扰、耗时较长、试剂成本高等局限性。如图8-2所示，研究者提出了一种结合形态学特征与光谱信息的基于非标记SERS技术的乳腺肿瘤HER2表达诊断方法。该方法不仅能够通过光谱测量实现对BC组织中HER2表达水平的定量检测，还能够提供反映HER2在组织中分布情况的形态学图像。研究发现，该方法的结果与免疫组织化学检测结果的吻合度高达95%，有效实现了对组织切片肿瘤区域的精确标记。该方法具有耗时短、可量化、直观、可扩展、易于理解等特点，结合深度学习方法，有望推动BC等肿瘤疾病的临床检测和诊断技术的发展。

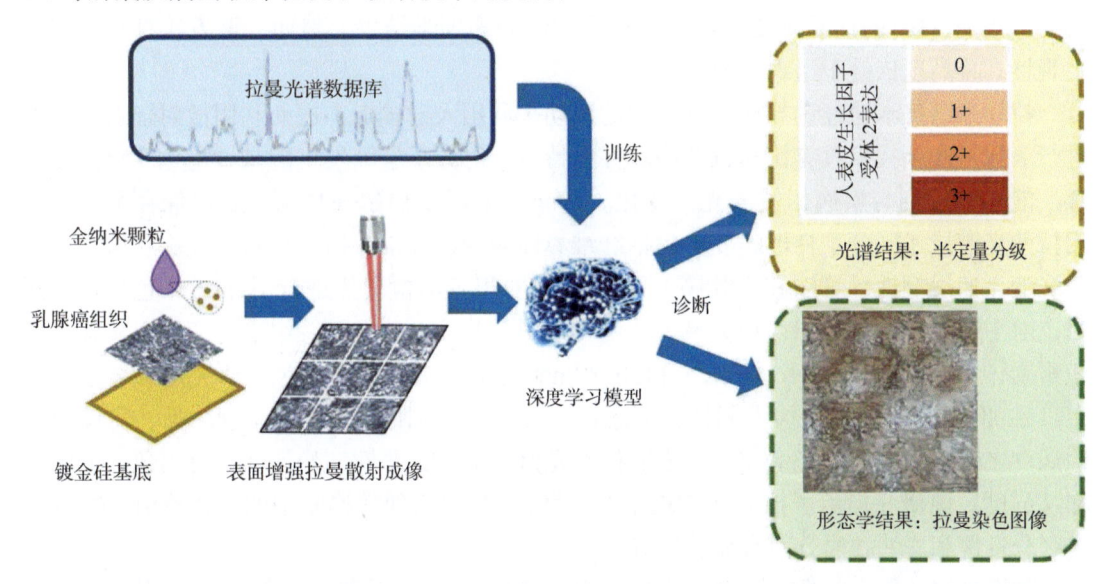

图8-2 基于无标记表面增强拉曼散射技术的乳腺癌组织中人表皮生长因子受体2的形态学与光谱学联合诊断

资料来源：Mo W, Ke Q, Zhou M, et al. 2023. Combined morphological and spectroscopic diagnostic of HER2 expression in breast cancer tissues based on label-free surface-enhanced Raman scattering. Anal Chem, 95（5）: 3019-3027

经许可转载（改编）引用，版权所有：2023年美国化学学会

拉曼光谱技术已被应用于从手术获取的标本中，对人类BC及其不同肿瘤分子亚型（包括luminal A、luminal B、HER2及三阴性）进行鉴别。有学者收集了31例患者的BC及正常组织样本，这些样本均通过手术切除获得，并送组织病理学检查。在解剖病理处理之前，对所有标本进行了拉曼光谱检测，采用830nm、25mW的激光激发参数，共获得了424个拉曼光谱数据。为进行探索性分析，研究者采用了PCA方法，旨在揭示肿瘤组织与正常组织之间的成分差异。此外，研究者还采用了PLS回归，构建了判别模型，以区分不同的肿瘤亚型。PCA结果显示，载体具有与乳腺组织生化成分相关的光谱特征，包括脂质、蛋白质、氨基酸和类胡萝卜素等。与正常组织相比，乳腺肿瘤中的脂质含量减少，而蛋白质含量增加。尽管不同亚型的乳腺肿瘤与正常组织之间的光谱差异较为细微，但基于PLS的判别模型仍能够准确地区分乳腺肿瘤与正常组织的光谱，其准确率达到97.3%。同时，该模型在区分luminal与非luminal亚型、非三阴性与三阴性亚型及其他亚型方面，也

表现出了较高的准确性，分别为89.9%、94.7%和73.0%。综上所述，PCA方法能够揭示肿瘤组织与正常组织之间的成分差异，而PLS方法则能基于组织拉曼光谱有效区分BC的亚型，因此，拉曼光谱技术作为一种有用的肿瘤诊断工具，具有广阔的应用前景。

为了增强基于拉曼光谱的肿瘤检测与分析方法的可信度，Li等针对健康对照组（healthy control，HC）、实性乳头状癌（solid papillary carcinoma，SPC）、黏液癌（mucinous carcinoma，MC）、导管原位肿瘤（ductal carcinoma in situ，DCIS）及浸润性导管癌（invasive ductal carcinoma，IDC）的组织样本，开展了一项体外研究。研究采用PCA-LDA算法，对不同乳腺组织间的光谱差异进行精确识别。经过训练后，结合LOOCV方法构建的分类模型，成功实现了对不同乳腺组织类型的准确区分，总体准确率达100%。研究表明，拉曼光谱技术与多变量分析技术的结合，在提高BC诊断效率与准确性方面具有显著潜力。当前，BC的诊断主要依赖乳腺活检的组织病理学结果，然而，该方法具有一定的主观性，且高度依赖于组织的形态学变化。

拉曼光谱技术通过诱导样本分子中的振动来利用入射辐射，进而利用散射辐射对样本进行表征。此项技术具有快速且非破坏性的特点，对分子层面发生的微妙生化变化高度敏感，能够检测到与疾病相关的光谱变化。Lyng等采用了福尔马林固定石蜡保存组织，运用拉曼光谱技术区分了良性病变（包括纤维囊性病变、纤维腺瘤及导管内乳头状瘤）与肿瘤病变（如浸润性导管癌和小叶癌）。病理学家对患者活检切片进行了H&E染色处理。同时，对平行的未染色组织切片记录了拉曼光谱图。此外，还在另一组平行切片上实施了雌激素受体（estrogen receptor，ER）和HER2/neu的免疫组织化学染色。研究结果显示，所有良性和恶性病变的ER均为阳性，而恶性病变HER2为阳性。值得注意的是，良性与恶性病变之间存在显著的光谱差异，表明拉曼光谱在鉴别良恶性病变方面具有出色的灵敏度和特异度。该研究揭示了拉曼光谱技术在辅助BC组织病理学诊断中的潜在价值，特别是在区分良性和恶性肿瘤方面有显著优势。

如图8-3所示，便携式拉曼光谱仪与基于多元统计的识别算法的结合应用，展示了在人泪液中检测或预测无症状BC的实际应用潜力。这一潜力的实现得益于精心制备的等离子体SERS衬底，该衬底由金修饰的六方密排聚苯乙烯（gold-decorated, hexagonal-close-packed polystyrene，Au/HCP-PS）纳米球单层构成。无论测量部位如何，该衬底均能提供飞秒量级的检测速度、十亿级的信号增强效果，以及低于5%的相对标准偏差，从而确保了检测结果的可靠性和可重复性。研究结果为开发一种无创、实时的无症状肿瘤检测技术及预防肿瘤复发的筛查手段奠定了初步基础。

Lazaro-Pacheco等利用拉曼显微光谱技术对BC（n=499）和正常乳腺（n=79）样本进行了表征和鉴别，并采用了PCA进行特征提取，以及LDA进行特征验证。其结果显示，该方法在鉴别正常乳腺与BC方面的灵敏度达到了90%，特异度为78%。在正常乳腺组织中，脂质（尤其是脂肪酸）占据主导地位；而在恶性肿瘤样本光谱中，蛋白质则占据主要地位。在正常乳腺组织中检测到更高强度的类胡萝卜素、β-胡萝卜素和胆固醇信号，而乳腺癌的光谱中则主要可见神经酰胺相关特征峰。拉曼显微光谱技术所获取的生物化学特征揭示，该技术在面对不同异质性样本时，均表现出作为监测和诊断BC的强大且可靠的工具。同时，拉曼光谱技术还提供了与BC进展和演化相关的生物化学变化的重要见解。

第八章 拉曼光谱技术在女性恶性肿瘤筛查和早诊早治中的应用

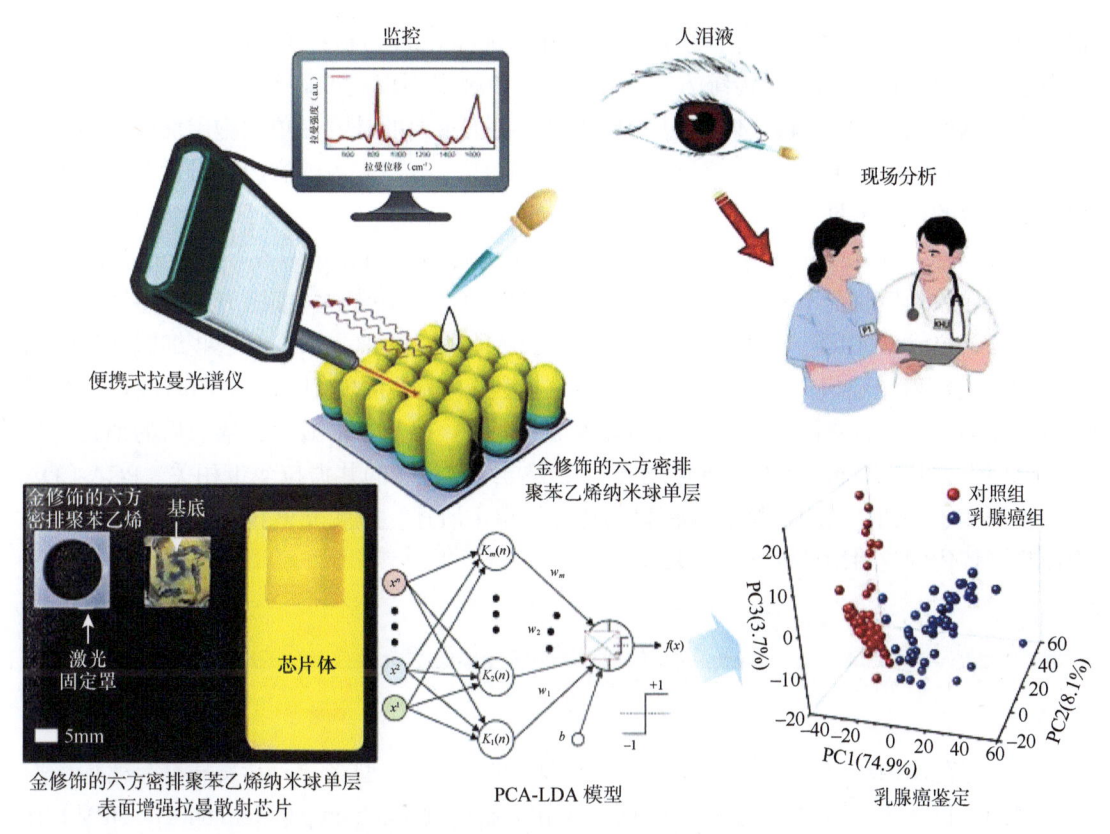

图8-3 无标记表面增强拉曼散射（SERS）生物传感器能够通过分析人泪液实现乳腺癌的现场检测

资料来源：Kim S, Kim T G, Lee S H, et al. 2020. Label-free surface-enhanced Raman spectroscopy biosensor for on-site breast cancer detection using human tears. ACS Appl Mater Interfaces, 12（7）：7897-7904

经许可转载（改编）引用，版权所有：2020年美国化学学会

有学者已证实，空间偏移拉曼光谱（SORS）技术能够有效区分两层软组织，尤其是在乳腺肿瘤中区分正常乳腺组织。他们开发了一套蒙特卡罗程序，用以评估软组织的SORS特性，并将该程序所得结果与实验结果进行了对比。该程序进一步研究了组织和探针几何形状对SORS的影响，为SORS技术应用于乳腺肿瘤手术切缘评估制定了设计策略。该程序能够预测实验中难以精确控制的不同组织几何形状下的SORS信号，如正常层和肿瘤层的大小变化及第三层的加入。研究结果表明，在源-探测器分离距离达到3.75mm的情况下，SORS技术能够成功探测到隐藏于1mm正常组织层下、厚度小于1mm的肿瘤组织，以及位于2mm正常组织层下、厚度至少为1mm的肿瘤组织。

传统的体外抗肿瘤药物敏感性检测面临操作耗时长、假阳性率偏高的挑战。为了改进这些不足，Wang等研发了一种共聚焦拉曼显微镜传感系统，并提出了一种基于拉曼-氘同位素探测（Raman-deuterium isotope probing，Raman-DIP）的单细胞分析方法，旨在提供一种快速且可信的体外药物疗效评估途径。Raman-DIP检测的是细胞中氘元素的掺入情况，这一指标与细胞的代谢活性紧密相关。研究选取人非小细胞肺癌细胞株HCC827及人BC细胞株MCF-7作为研究对象，评估了它们对8种不同抗肿瘤药物的反应。实验结果显示，肿瘤细胞的代谢活性在药物作用后仅12小时即可被有效监测，且这一监测结果与细胞生长状态无直接关联。此外，采用30%重水（deuterium oxide，D_2O）孵育并未对细胞活力造成显著影响。相较于传统方法，Raman-DIP技术不仅能准确判断药物的作用效果，还能将检测周期从72～144小时缩短至48小时。更为重要的是，在单细胞层面观察到了细胞对抗肿瘤药物反应的异质性，这表明Raman-DIP技术有望成为肿瘤药物研发及药物敏感性测试领域的可靠工具。

在肿瘤治疗领域，放射治疗耐药性是一项重大挑战，因其难以在早期阶段被准确识别，进而导致预后状况不良加剧。拉曼光谱技术作为一种预测肿瘤细胞放射敏感性的快速检测方法，已被证实可行。实验采用了源自BC（MCF7）的细胞系，对这些细胞施加不同剂量的电离辐射。随后，利用MTT法和拉曼光谱法对辐照后的细胞在不同时间点进行细胞活力评估，并通过克隆生成法评估其集落形成能力。研究结果显示，辐照后的细胞核酸特征峰消失，且750 cm^{-1}处的峰强度增强，可能与细胞色素的共振拉曼带相关。PCA-LDA进一步证实了MCF7细胞系具有耐辐射的特性。综上所述，拉曼光谱技术已被证明是一种快速且可替代的放射敏感性鉴定手段。

第三节　拉曼光谱技术在宫颈癌筛查和早诊早治中的应用

在全球范围内，宫颈癌是女性群体中常见的肿瘤疾病类型之一，其发病率与死亡率均位居第四，仅次于BC、结直肠癌及肺癌。人乳头瘤病毒（human papillomavirus，HPV）感染仍然是宫颈癌的主要风险因素，此外，吸烟、免疫抑制状态、长期口服避孕药及社会经济地位低也被确认为宫颈癌的已知危险因素。虽然多数HPV感染能够在数月内被人体免疫系统自然清除，但某些高危亚型，如HPV16与HPV18，能够持续存在并表达病毒肿瘤基因E6与E7，从而引发基因组不稳定性增加、体细胞突变累积，并可能导致HPV整合至宿主基因组中，最终诱发宫颈癌。人体子宫颈展现出多样的病理生理状态，包括但不限于宫颈功能不全、盆腔炎、宫颈炎、宫颈息肉、宫颈疣、宫颈发育不良及宫颈癌。截至目前，已确认有超过100种不同类型的HPV，其中14种被划分为高危HPV（high-risk human papillomavirus，hrHPV）类型，包括HPV16、HPV18、HPV31、HPV33、HPV35、HPV39、HPV45、HPV51、HPV52、HPV56、HPV58、HPV59、HPV66和HPV68。当前市场上有三种HPV疫苗可供选择：第一种是二价疫苗，针对高危HPV16和HPV18（约占宫颈癌病例的70%）；第二种是四价疫苗，针对HPV16、HPV18及低风险的HPV6和HPV11；第三种是九价疫苗，不仅包含四价疫苗所覆盖的病毒类型，还增加了HPV31、HPV33、HPV45、HPV52、HPV58等5种高危类型（占宫颈癌病例的20%）。尽管这些疫苗在预防宫颈癌前病变方面展现出卓越的效果，但在中低收入国家，疫苗接种率仍然很低，而这些国家却承载着全球80%的肿瘤病例负担。因此，在这些地区，高质量的宫颈筛查计划依然不可或缺。

高质量的宫颈筛查计划与HPV疫苗的接种正在有效降低众多国家的宫颈癌发病率，筛查对于所有女性而言仍然至关重要。当前，HPV检测与细胞学筛查被视为金标准，随后进行阴道镜检查与组织病理学诊断。然而，这些方法在灵敏度、特异度、成本及时间方面均存在一定的局限性。对于疫苗接种前宫颈细胞的拉曼光谱研究，当前大多聚焦于巴氏涂

第八章　拉曼光谱技术在女性恶性肿瘤筛查和早诊早治中的应用

片中肿瘤细胞与肿瘤前细胞的识别，无论其以细胞团块还是单个脱落细胞的形式存在。近年来，随着HPV初级筛查策略的调整，相关研究工作可能更倾向于HPV短暂性或转化性感染的精确识别。为优化HPV阳性女性的临床管理，亟须开发新型分类策略以减少不必要的阴道镜转诊。此外，基于SERS的早期生物标志物生物传感技术也备受期待，该技术利用微创样本（如血液、尿液或脱落细胞）对更大规模的患者群体进行检测，SERS技术提供了即时检测的潜在可能性。

早期识别宫颈病变，实现其精确诊断，并采取及时有效的治疗措施，对于预防宫颈癌的发生或提升患者生存率具有重要意义。Wang等应用共聚焦拉曼显微光谱仪，对60例宫颈炎症组织、30例宫颈上皮内瘤变（cervical intraepithelial neoplasia，CIN）Ⅰ级组织、30例CIN Ⅱ级组织、30例CIN Ⅲ级组织、30例宫颈鳞状细胞癌组织及30例宫颈腺癌组织的切片进行了光谱采集。通过对这6种宫颈组织的拉曼光谱进行深入分析，研究者总结了各组织的优势拉曼峰，并对比了6种组织化学成分的差异性。6种组织的拉曼光谱相对强度不同，能够反映出它们生化成分的差异及特征。在此基础上，研究者采用SVM算法，构建了针对宫颈炎症、CIN Ⅰ级、CIN Ⅱ级、CIN Ⅲ级、宫颈鳞状细胞癌及宫颈腺癌的分类模型，该模型总体诊断准确率达到85.7%。此项研究为拉曼光谱技术在宫颈瘤前病变及宫颈癌临床诊断领域的应用奠定了初步基础。另外，还有学者获取了共计662例宫颈液基细胞学样本，其中包括326例阴性样本、200例CIN Ⅰ级样本及136例CIN Ⅱ$^+$级样本，将其作为训练数据集。随后，从单个细胞的细胞核中记录了拉曼光谱信息，并采用了PLS-DA方法进行处理。为了验证PLS-DA分类模型的准确性和可靠性，研究者使用了盲法独立测试集进行验证。验证结果显示，拉曼光谱在一个独立的测试集中，能够实现对CIN Ⅰ级、CIN Ⅱ$^+$级及阴性样本的良好分类。

有学者开展了运用SERS技术结合SVM算法迅速区分健康体检者、子宫肌瘤患者及宫颈癌患者的可行性研究。该研究记录了30例子宫肌瘤患者、36例宫颈癌患者及30例健康体检者的血清SERS光谱数据。在此基础上，采用了SVM方法构建分类模型，并对比了线性核函数、多项式核函数及高斯径向基函数（RBF）3种不同类型的核函数。结果显示，在应用多项式核函数的情况下，对3组样本进行分类的总体诊断准确率达到了86.5%。进一步地，在选定最优核函数的情况下，健康体检者与子宫肌瘤患者、健康患者与宫颈癌患者、子宫肌瘤患者与宫颈癌患者之间的诊断准确率分别高达98.3%、93.9%、90.9%。当前的研究成果表明，血清SERS技术与SVM算法有望作为子宫肌瘤与宫颈癌快速筛查的临床辅助工具。

早期精确识别宫颈癌分期，可显著提升治愈率，并有效延长患者的生存期。Kang等采集了233例不同患者的699个组织切片的拉曼光谱数据，通过对比分析7种组织的平均拉曼光谱特征及其差异，揭示了这些组织在生化组成上的主要区别。在此基础上，Kang等将层次分类关系的先验知识与拉曼光谱深度学习研究相结合，创新性地提出了一种一维层次卷积神经网络（H-CNN）。H-CNN在传统卷积神经网络（CNN）的基础上，增设了3个网络分支，实现了对宫颈炎、低级别鳞状细胞癌、高级别鳞状细胞癌、高分化鳞状细胞癌、中分化鳞状细胞癌、低分化鳞状细胞癌及宫颈腺癌的分级。为验证H-CNN的识别效能，Kang等将其与贝叶斯分类器（NB）、决策树分类器（DT）、SVM及CNN等传统识别方法进行了对比。实验结果显示，H-CNN能够精确识别不同类别的组织切片，相较于其他4种传统识别方法，在识别精确度、稳定性及灵敏度等方面均展现出显著优势。研究提出的分层分类方法，为患者的准确诊断提供了有力支持，也为拉曼光谱作为宫颈癌临床诊断方法的深入探索奠定了坚实基础。

Aljakouch等开发了一种新型的无创、快速且高精度的无标记方法，该方法基于液体的细胞巴氏涂片。具体而言，该方法在上皮内病变或恶性肿瘤阴性（negative for intraepithelial lesions or malignancy，NILM）、低级别及高级别鳞状上皮内病变（squamous intraepithelial lesion，SIL）均阴性的患者的细胞巴氏涂片上，采用了如图 8-5 所示的相干反斯托克斯拉曼（CARS）和二次谐波/双光子荧光（second harmonic generation/two-photon fluorescence，SHG/TPF）成像技术，且两种检测在单一波数下完成。细胞的分类依据为细胞核与细胞质的比例及细胞形态，进而区分出正常细胞、低级别 SIL 细胞及高级别 SIL 细胞。为进一步获取细胞的完整生化信息，研究团队对源自相同涂片的单个细胞实施了拉曼光谱成像。在此基础上，研究结合了 CARS、SHG/TPF 和拉曼图像，并综合考虑了形态纹理与光谱信息，对深度卷积神经网络（DCNN）进行了独立训练。训练结果证明，该方法能够100%准确地区分正常与肿瘤细胞巴氏涂片。图 8-4 所展示的结果进一步验证了 CARS、SHG/TPF 显微镜作为一种非标记成像技术，在快速筛查细胞病理学样本中大量细胞方面具有应用前景。

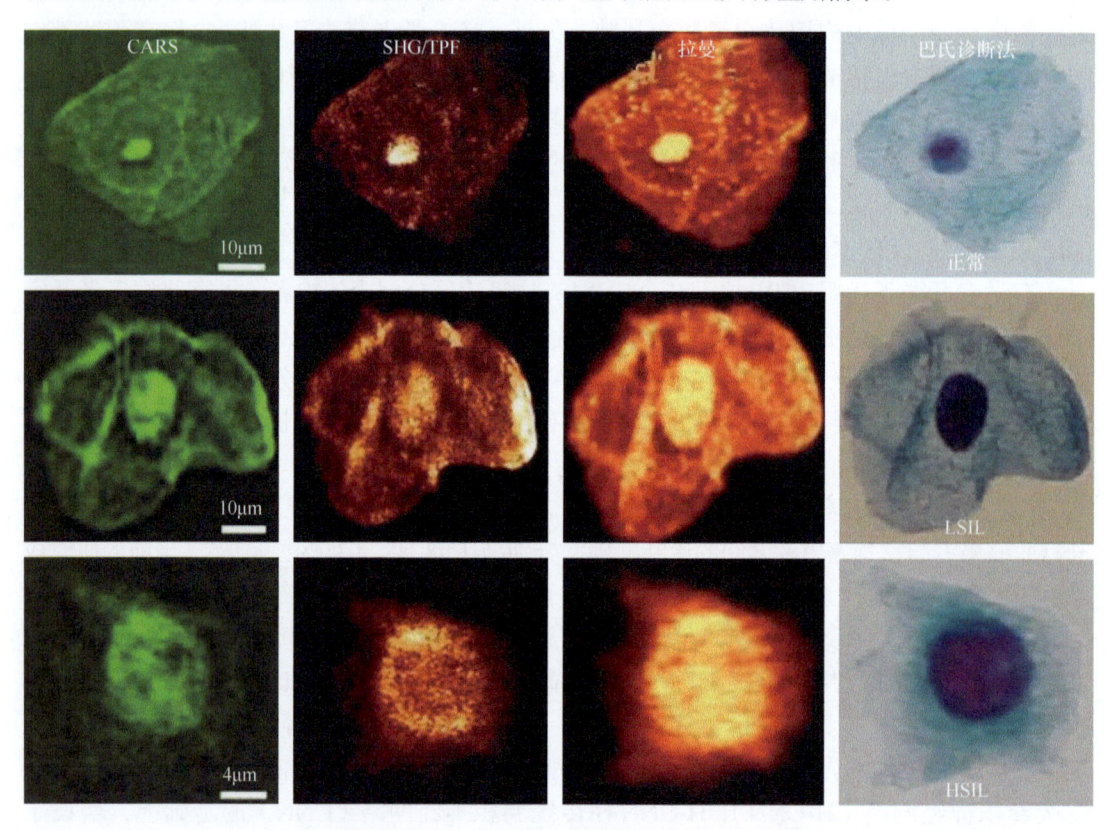

图 8-4 运用相干反斯托克斯拉曼散射技术，实现对宫颈癌的快速、无创检测（LSIL，低级别鳞状上皮内病变；HSIL，高级别鳞状上皮内病变）

资料来源：Aljakouch K, Hilal Z, Daho I, et al. 2019. Fast and noninvasive diagnosis of cervical cancer by coherent anti-stokes Raman scattering. Anal Chem, 91（21）：13900-13906

经许可转载（改编）引用，版权所有：2019年美国化学学会

第八章　拉曼光谱技术在女性恶性肿瘤筛查和早诊早治中的应用　　195

　　Traynor及其研究团队运用生物库液基细胞学（liquid based cytology，LBC）样本，对拉曼光谱在诊断经组织学确认的CIN病例中的应用效能进行了评估。他们对比了新鲜LBC样本与生物样本库LBC样本在拉曼光谱检测CIN方面的效果。数据揭示，由于细胞材料的缺失及细胞碎片的存在，那些在–80℃条件下储存的样本并不适宜通过拉曼光谱进行评估。但该技术能够应用于新鲜LBC样本及保存在–25℃条件下的样本。在能够阻止细胞溶解的温度下，保存于生物样本库中的宫颈细胞学样本，可以作为拉曼光谱分析的有效资源。Traynor等还介绍了一种针对不同类型的脱落细胞学样本（包括宫颈、口腔和肺）的拉曼显微光谱分析方法，涵盖样本制备、光谱采集、预处理及数据分析等环节。该方案要求2小时20分钟的样本制备时间，而完整的分析流程，包括测量和数据预处理，则长达8小时。该方案的一个核心优势在于，采用了与诊断细胞学实验室常规使用中相同的样本制备程序（即载玻片上的液体细胞学制备），从而确保了与临床工作流程的兼容性。此外，该实验方案还包含针对玻璃基底光谱干扰的校正方法，以及去除污染物（如血液和黏液）的样本预处理步骤，这些污染物可能会掩盖脱落细胞的光谱特征，并引入变异。通过该方案，建立了一个标准化的临床流程，使得能够收集高度可重复的拉曼光谱细胞病理学数据，这些数据可用于宫颈癌和肺部恶性肿瘤的诊断，以及口腔癌可疑病变的监测。

　　如图8-5所示，报告介绍了一种表面增强拉曼散射纳米标签（surface-enhanced Raman scattering nanotag，SERS-tag），旨在实现对p16/Ki-67的双生物标志物的同步检测，该标志物在人类宫颈鳞状细胞癌的发展过程中持续存在。SERS标签呈现纳米花形状，由混合的金纳米星与银尖端构成，能够从嵌入的报告分子中获取最大限度的指纹增强效应，并通过针对p16/Ki-67的鸡尾酒式单克隆抗体行进一步的功能化处理。SERS标签的识别效能首先

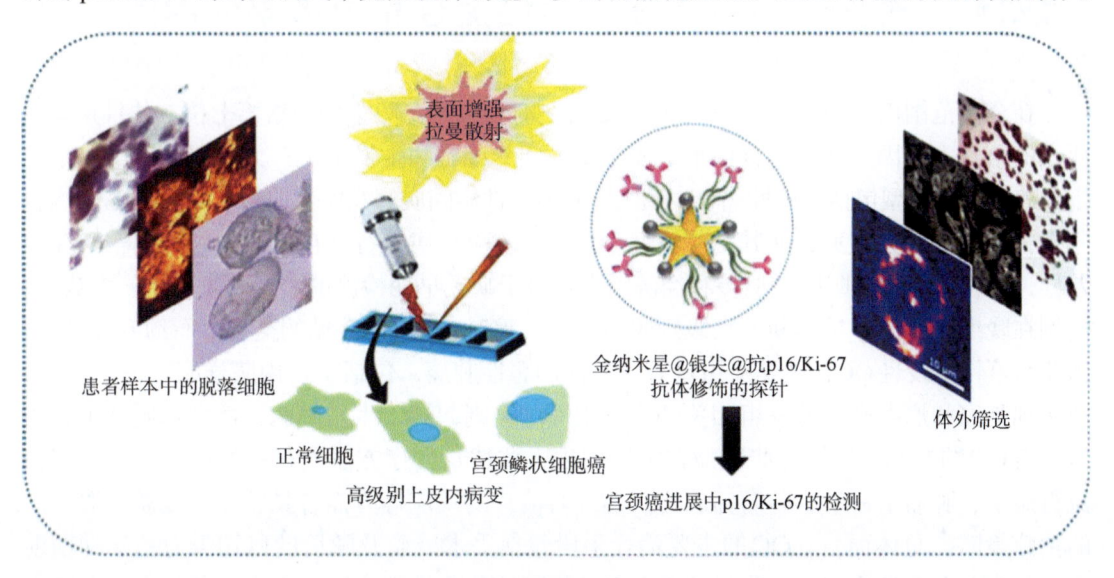

图8-5　利用双生物标志物结合表面增强拉曼散射纳米探针，对临床确诊的宫颈脱落细胞进行拉曼成像引导下的差异性识别

资料来源：Karunakaran V, Saritha V N, Ramya A N, et al. 2021. Elucidating raman image-guided differential recognition of clinically confirmed grades of cervical exfoliated cells by dual biomarker-appended SERS-tag. Anal Chem, 93（32）：11140-11150
经许可转载（改编）引用，版权所有：2021年美国化学学会

在宫颈鳞状细胞癌细胞系SiHa中进行了初步的验证，随后其应用范围扩展至不同临床级别的经验证的脱落细胞样本，包括正常细胞（normal cell，NC）、高级别上皮内病变（high-grade intraepithelial lesion，HC）及宫颈鳞状细胞癌（squamous cell carcinoma，CC）样本。基于不同等级脱落细胞特征拉曼峰的平均强度梯度，构建了精确的拉曼映射图像。在拉曼图像引导模式中，该技术有效补充了免疫细胞化学（immunocytochemistry，ICC）双染色分析。尽管SERS映射技术与免疫细胞化学技术均需耗费较长时间，但前者具备实时读取的能力，有效规避了后者烦琐的操作步骤。

细胞内胱天蛋白酶（caspase）-3的高灵敏和可靠检测、成像及监测，对于深入观察细胞凋亡过程及探究caspase-3相关宫颈癌的进展具有极其重要的意义。Sun等设计了一种创新的SERS探针，旨在实现对宫颈癌细胞凋亡过程中caspase-3的有效检测。此探针结构独特，由尼罗蓝A修饰的金纳米盒（作为拉曼报告分子）与caspase-3特异性肽（作为分子交联组件）共同构成。在caspase-3的存在下，特定的底物多肽会被裂解，进而引发金纳米盒表面电荷状态的改变，促使金纳米盒-尼罗蓝A-多肽组装体形成聚集体，从而导致SERS信号显著增强。时域有限差分法的模拟结果进一步揭示，信号增强的热点主要集中于聚集态金纳米盒的纳米间隙区域，从理论层面验证了该信号放大策略的合理性。实验表明，该SERS探针对caspase-3展现出良好的重复性与选择性。同时，MTT法检测结果确认，探针在特定浓度范围内对细胞无明显毒性影响，且SERS检测结果与蛋白质印迹检测结果高度一致。因此，该探针为监测细胞生理过程中的酶活性提供了应用前景。

第四节　拉曼光谱技术在卵巢癌筛查和早诊早治中的应用

在全球范围内，卵巢癌（ovarian cancer，OC）位列女性恶性肿瘤第七位，并且是女性死亡的第八大原因。卵巢包含卵巢上皮细胞、间质细胞和生发细胞三大主要细胞。卵巢的主要恶性肿瘤类型包括上皮性癌、生殖细胞肿瘤、性索间质瘤及库肯伯格（Krukenberg）瘤。其中，上皮癌最为常见，尤其是浆液性OC。OC的流行病学特征在不同种族和国家间存在差异，这种差异可能归因于遗传和经济因素。由于缺乏早期检测的公共筛查项目，多数OC病例在晚期扩散时才被诊断。高级别浆液性上皮癌是OC中最常见的类型，而约1/4的病例为非浆液性上皮性OC，这是一组具有异质性的恶性肿瘤，包括子宫内膜样癌、黏液性癌、透明细胞癌和癌肉瘤。另一组相关的非上皮性肿瘤则起源于生殖细胞或性索基质细胞，约占所有OC的10%。尽管这些肿瘤在临床表现、评估及治疗方法上存在相似性，但它们在流行病学、肿瘤生物学、肿瘤标志物表达及对治疗的反应等方面各具特点，故需采取不同的治疗策略。总体而言，OC的主要治疗手段包括手术减瘤及随后的以铂类为基础的辅助全身化疗。在全身治疗中，紫杉醇联合卡铂静脉给药是最为常见的化疗方案及给药途径。

目前OC一线治疗方案主要依赖于铂类抗肿瘤药物。然而，肿瘤细胞对铂类药物的耐药性问题导致治疗效果不佳及疾病进展。因此，研究并克服OC细胞对铂类药物的耐药性，对于提升治疗效率和延长患者生存期具有至关重要的意义。OC细胞通过多种机制获得对铂类药物的耐药性，涉及新突变的产生、DNA修复机制的增强、局部微环境的保护性屏

第八章　拉曼光谱技术在女性恶性肿瘤筛查和早诊早治中的应用

障形成、化疗药物的泵出机制及信号通路的操纵。此外，OC的异质性导致肿瘤细胞对治疗的反应存在差异，这增加了早期识别与耐药性相关的遗传和环境因素的难度。在OC铂类耐药性研究领域，当前面临的主要挑战涉及开发新的诊断工具及更有效的药物，旨在预测并克服铂类耐药性。有研究聚焦于药物输送系统的开发、精准医学方法的最新进展、新靶点及信号通路的识别、免疫治疗策略的深入探索，以及基因组学、转录组学和蛋白质组学的综合分析。这些研究工作有助于深化对铂类耐药机制的理解，并为新治疗策略的开发提供坚实的理论基础。

血液拉曼光谱技术具备简便、迅速、微创及经济的优势，可用于肿瘤检测，尤其针对OC的检测。尽管拉曼光谱在OC与正常对照的鉴别中展现出显著效果，但在实际临床操作中，二分类方法仍显理想化。囊肿病例的复杂性增加了区分难度，因其可能兼具肿瘤与正常病例的特征。Chen等进一步在高维空间内对差异进行可视化处理，发现肿瘤与正常病例的数据点分别形成聚类，而囊肿病例的数据则分散于这两类中。基于此，他们开发并测试了三元分类模型，该模型包含二分类的两个后续步骤。结果显示，该模型对肿瘤样本的识别灵敏度为81.0%，特异度为97.3%；对囊肿样本的识别灵敏度为63.6%，特异度为91.5%；对正常样本的识别灵敏度为100%，特异度为90.6%。

Tunç及其研究团队借助拉曼光谱的分子特征，通过自组装单层金属金纳米颗粒（AuNP）构建了高灵敏度的传感器平台，成功实现了对癌抗原125（cancer-antigen 125，CA125）抗体-抗原探针分子的精确检测。在纳摩尔浓度水平下，SERS的空间分布揭示了邻近AuNP周围高增强电磁场的热点构建。该技术通过记录CA125抗体与抗原偶对的时间分辨SERS光谱，显示出卓越的重复性，为OC的诊断提供具有潜力的前景。

Perumal等采用基于SERS的体外诊断方法，评估卵巢囊肿液中结合珠蛋白（haptoglobin，Hp）作为上皮性OC（epithelial ovarian cancers，EOC）的诊断生物标志物的应用潜力。他们通过组织病理学结论，并与CA125检测和冷冻切片结果进行比较，验证了基于SERS的检测方法的诊断性能。结果显示，恶性囊肿的归一化Hp浓度明显高于良性囊肿。经组织学验证，使用SERS测量Hp的灵敏度为94%，特异度为91%；同一组患者的CA125检测灵敏度为85%，特异度为90%；冷冻切片分析的灵敏度和特异性均为100%。此研究表明，基于SERS的检测方法具有高灵敏度和特异度，能在10分钟内发现恶性肿瘤，且在各阶段肿瘤疾病中均表现出一致性。

OC展现出一种特有的转移与扩散模式，最初阶段即在腹腔内部发生局部性扩散，这一特性与多数其他种类的肿瘤存在显著差异，较早时期后者往往通过血液流动转移至身体远端部位。OC的这一独特表现，为局部治疗手段及显像剂的应用创造了有利条件。在初次诊断时，已有75%的患者呈现出弥漫性腹膜扩散的态势，波及腹腔内的诸多器官，而所有肿瘤植入物的彻底切除已被证实为提高生存率的关键因素。然而，遗憾的是，当前外科医生尚无法观测到显微植入物，这一局限性严重阻碍了肿瘤的彻底移除，进而导致多数患者的肿瘤出现复发，并产生不良预后。因此，研发新型术中成像技术以克服这一难题显得尤为迫切。Oseledchyk及其研究团队开发了一种基于叶酸受体（folate receptor，FR）靶向的SERRS纳米颗粒技术，鉴于叶酸受体在OC中通常呈现过度表达的特性。Oseledchyk等在人卵巢腺癌的小鼠模型中，通过局部应用的表面增强共振拉曼比率光谱技术，成功检测到小至370μm的肿瘤病变，并借助生物发光成像及组织学染色技术，验证了术中检测到的微小残留肿瘤，这一成果有望降低OC及其他腹膜扩散性疾病的复发率。

David等采用拉曼光谱探针技术，对接受细胞减灭术的9例患者队列的标本进行了检测，该队列包含4例OC患者及3例子宫内膜癌患者。他们开发了一种特征选择算法，旨在确定哪些光谱波段对肿瘤检测具有关键作用，并据此训练了一个机器学习模型。该模型仅需利用8个光谱波段即可实现肿瘤检测，ROC曲线下面积高达0.96，对应的准确率、灵敏度及特异度分别达到了90%、93%和88%。这些研究成果为拉曼光谱在OC术中检测中的应用提供了有力证据。

Moothanchery等亦建议开发一种快速的单峰拉曼技术，利用预后生物标志物Hp来检测EOC。该技术通过基于拉曼光谱的体外诊断试验，可检测和定量卵巢囊液中的Hp。拉曼检测的独特之处在于，仅当分析物Hp存在时，检测试剂才会发生生化反应并形成产物，产生位于波数区域1500～1700cm^{-1}的拉曼信号。此拉曼系统对卵巢囊肿液的检测灵敏度为100.0%，特异度为85.0%，阴性预测值为100.0%，阳性预测值为84.2%。与血清CA125水平检测相比，基于拉曼系统的检测方法具有更高的诊断准确性，特别是在早期EOC中。

目前，SERS检测技术及便携式读出系统正在开发和测试中，并可作为卵巢膀胱切除术期间的即时检测试剂盒，用于区分手术室内的良性和恶性卵巢囊肿。这些技术在肿瘤筛查和诊断方面展现出巨大潜力。在SERS技术的传统应用中，分析物通常被吸附于涂覆有贵金属（如银或金）或其胶体纳米颗粒的粗糙平面基底上。然而，这些衬底/纳米颗粒的尺度不规则性可能导致SERS传感器的再现性和可重复性差。为应对该问题，Beffara等研究者构建了一款基于悬浮核光子晶体光纤（photonic crystal fiber，PCF）的SERS传感器，该传感器展现出卓越的重复性和再现性。由于引导光与被测物之间的相互作用面积增加（被测物被填充于光子晶体光纤的轴向微孔中），该平台可显著提高检测灵敏度。通过数值模拟，研究者确认了光耦合效率与倏逝场分布之间相互作用的重要性。最终，利用卵巢囊肿液中OC生物标志物Hp的检测，验证了所研制的SERS有源PCF传感器的灵敏度和可靠性。

Giamougiannis等通过拉曼光谱技术，在一个大规模的患者队列中，对血浆与血清等生物液体进行了比较分析，并对尿液进行了评估。他们通过对116例OC患者和307例对照者的样本进行测量，获取了相应的光谱数据。经由主成分分析发现，未接受治疗的肿瘤样本（$n=71$）与接受过新辅助化疗的肿瘤样本（$n=45$）之间存在显著的光谱差异。应用五种分类算法，血浆的灵敏度高达73%，血液的特异性和准确性均表现出较高水平，而尿液则相对较低。值得注意的是，接受过新辅助化疗的患者的血浆和血清的敏感性有所下降，而在尿液中则呈现出相反的趋势，这表明拉曼光谱技术能够识别与化疗相关的变化。

此外，Morais等对比了血浆、血清这两种常见的生物液体及腹水在使用拉曼显微光谱技术检测OC方面的性能。他们采用了不同的光谱预处理和判别分析技术，对38例患者样本（其中OC患者18例，良性病变对照者20例）进行了分析。在无监督和有监督的鉴别方法中，腹水提供了最佳的分类效果，其分类准确率、灵敏度和特异度均超过了80%，而血浆或血清的分类准确率则为60%～73%。研究还发现，腹水中似乎富含胶原蛋白信息，这些信息可用于区分OC样本。具体而言，胶原在1004cm^{-1}（苯丙氨酸）、1334cm^{-1}（CH$_3$CH$_2$摇摆振动）、1448cm^{-1}（CH$_2$变形振动）和1657cm^{-1}（酰胺Ⅰ）等处表现出高度的显著性差

第八章　拉曼光谱技术在女性恶性肿瘤筛查和早诊早治中的应用

异。因此，振动光谱技术，特别是拉曼光谱与腹水分析相结合的方法，被视为一种潜在的OC诊断手段，可用于区分良性妇科疾病与OC。

细胞外囊泡（EV）系一种纳米级别的膜包裹囊泡结构，内含能够反映其起源细胞特性的蛋白质及遗传信息，成为实现肿瘤早期及非侵入性诊断的一种途径。鉴于此，源自肿瘤细胞的EV可被视作肿瘤疾病的生物标志物。Ćulum等设计了一种金纳米孔阵列，用于捕获OC衍生的EV，并借助SERS技术对其进行了表征分析。该研究首次采纳SERS技术，针对两种已确立的OC细胞系（OV-90、OVCAR3）、两种原发性OC细胞系（EOC6、EOC18）及一种人永生化卵巢表面上皮细胞系（hIOSE）分离出的EV进行了系统表征。通过主成分分析手段，明确了这些EV的主要成分差异，并进一步运用基于逻辑回归的机器学习方法，实现了对各组EV的有效区分，其准确率、灵敏度及特异度均接近99%。

如图8-6所示，提出了一种结合光声/拉曼技术的方法，采用金纳米棒（gold nanorod，GNR）作为被动靶向分子显像剂，针对3种不同纵横比的GNR进行了深入研究。研究结果显示，纵横比为3.5的GNR在离体与体内实验中展现出最高的光声信号，因此被选定用于活体小鼠OC细胞系皮下异种移植的成像研究。通过对测试系统所得最大光声信号的全面分析，研究者发现光声信号与注射的GNR显像剂浓度之间存在线性关系。同时，利用SERS成像技术，显像剂能够清晰地描绘出肿瘤组织与正常组织之间的边界，并有效展示肿瘤体积缩小的变化。这些成像结果得到了生物分布数据及元素分析的严格验证，进一步证实了该方法准确性与可靠性。

卡铂（carboplatin，CBP）是OC治疗中最为常用的细胞毒性药物之一。如图8-7所示，研究者设计并评估了一种CBP纳米治疗递送系统，该系统在活的OC细胞中展现出化疗作用、pH传感功能及多模态追踪特性的综合效能。在设计方案中，研究者将一种pH敏感的拉曼报告分子——4-巯基苯甲酸（4-mercaptobenzoic acid，PMBA）锚定于壳聚糖涂层银纳米三角形（chitosan-coated silver nanotriangle，chit-AgNT）的表面，从而构建了一个高效的SERS可追溯系统。通过扫描共聚焦拉曼显微镜所收集的拉曼光谱，并结合多变量分析技术，研究者获得了与胞内pH传感相关的纳米载体精确位置的具参考价值的信息数据。体外细胞增殖测定结果清晰地表明了所制备的纳米载体在抑制肿瘤细胞生长方面的有效性，这预示着该纳米载体在图像引导OC化疗领域具有应用前景。

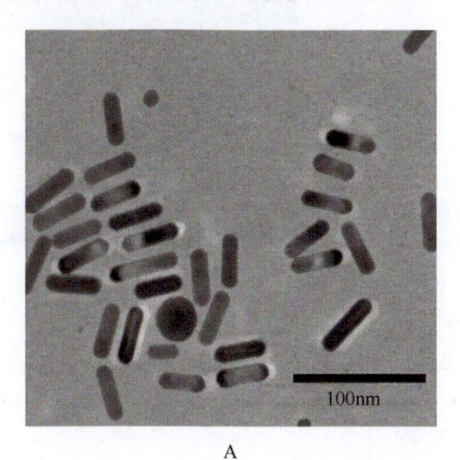

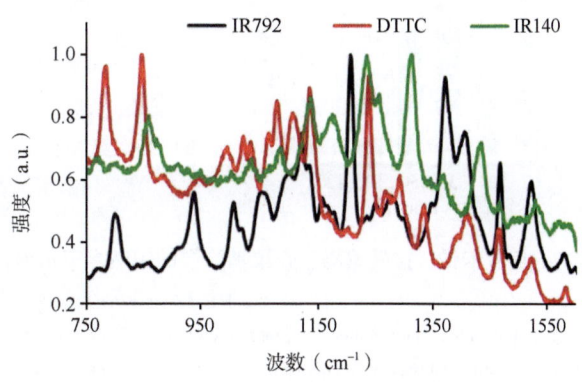

A

B

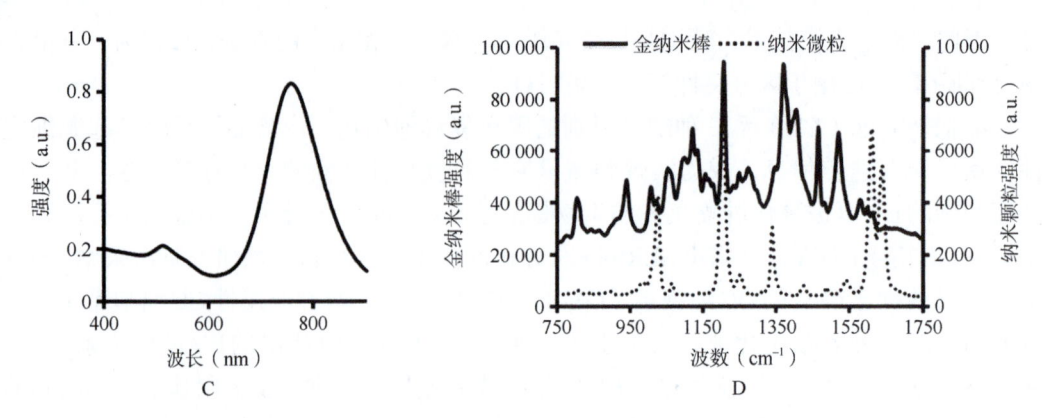

图8-6 用于活体小鼠的光声成像及切除引导的卵巢癌检测金纳米棒

A. 金纳米棒的透射电子显微镜图像展现了其典型的形态特征，其纵横比达到3.5。B. 通过对不同拉曼报告分子进行功能化处理，记录每种类型的金纳米棒的独特光谱特征，每个频谱都已归一化至其各自的最大值。C. 金纳米棒展现出纵向（约760nm）和轴向（约530nm）的吸光度峰值。D. 将金纳米棒（左纵坐标）的SERS信号与具有类似二氧化硅包覆层的球形纳米颗粒（右纵坐标）进行对比，结果表明信号强度有所增强，尽管金纳米棒的基线较高。在图D中，两种光谱均源自17pmol/L样本、1秒的采集时间和12倍物镜的采集条件。IR792、DTTC和IR140指的是用于增强拉曼信号的分子，这些分子能够显著提高拉曼光谱的强度，从而有助于更精确地检测和定位肿瘤组织

资料来源：Jokerst J V, Cole A J, Van de Sompel D, et al. 2012. Gold nanorods for ovarian cancer detection with photoacoustic imaging and resection guidance via Raman imaging in living mice. ACS Nano, 6(11): 10366-10377

经许可转载（改编）引用，版权所有：2012年美国化学学会

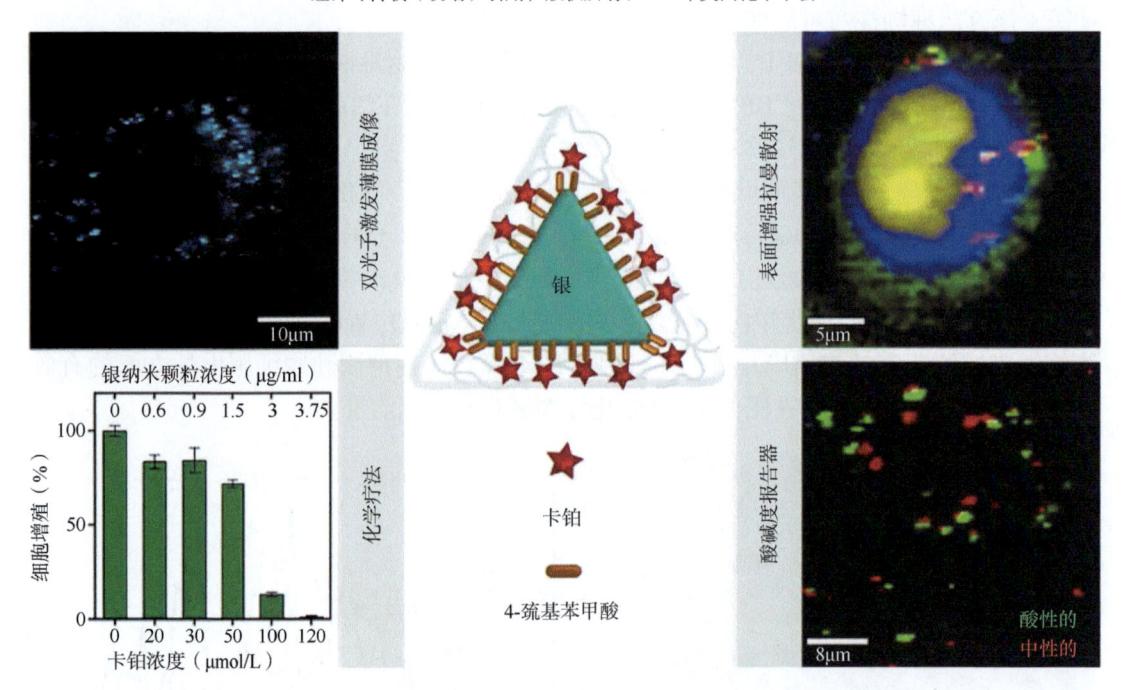

图8-7 负载卡铂、拉曼编码、壳聚糖涂层的银纳米三角形，作为针对人类卵巢癌细胞的多模态可溯源纳米治疗递送系统及酸碱度报告器

资料来源：Potara M, Nagy-Simon T, Craciun A M, et al. 2017. Carboplatin-loaded, Raman-encoded, chitosan-coated silver nano-triangles as multimodal traceable nanotherapeutic delivery systems and pH reporters inside human ovarian cancer cells. ACS Appl Mater Interfaces, 9(38): 32565-32576

经许可转载（改编）引用，版权所有：2017年美国化学学会

第五节　拉曼光谱技术在子宫内膜癌筛查和早诊早治中的应用

拉曼光谱作为化学分析领域中的一项重要技术，能够提供高灵敏度和选择性的测量结果，其作为一种"指纹"光谱，广泛应用于多种生物和化学样本的表征。该技术基于入射电磁辐射（激光束）与可偏振分子之间的非弹性散射相互作用，分子在散射过程中传递了其振动能量（拉曼效应）的信息。拉曼光谱技术能够检测生物样本中的分子水平生化变化，因此在疾病诊断和预后分析方面具有显著的应用价值。与传统样本保存技术相比，拉曼光谱无须使用化学试剂，即使在低浓度下也能缩短分析时间，并且在存在干扰物质或溶剂的环境中仍能有效工作。尽管传统拉曼系统因灵敏度限制仅能检测高浓度物质，但通过开发拉曼信号增强技术如SERS，已成功提升了检测灵敏度。分子报告基因结合拉曼成像技术，为亚细胞研究提供了一种较新的方法，相较于无标记技术，它在选择性和灵敏度方面具有明显优势，能够更清晰地对细胞器进行成像。

在妇科肿瘤学的日常临床实践中，确定肿瘤的类型及其原发来源是面临的常见挑战。此步骤对于妇科恶性肿瘤患者的管理策略、治疗方案的选择、预后评估及生存率均至关重要。当组织化学染色诊断结果存在不确定性时，免疫组织化学作为一种客观且科学的辅助手段，能够有效提升诊断的可重复性、准确度和精确分类能力，从而为个性化医疗方案的制订提供更加可靠的实验室依据。对于多学科协作团队而言，针对盆腔放疗后女性生殖道因放射因素诱发的继发性恶性肿瘤的管理是一项尤为艰巨的任务。鉴于当前关于此类疾病的发病率数据相对缺乏，且缺乏统一的治疗指南，Barcellini等通过对现有文献的系统分析，旨在明确妇科放射诱导的继发性恶性肿瘤的临床特征及治疗方案。研究指出，相较于散发性肿瘤，妇科放射诱导的继发性恶性肿瘤展现出更强的侵袭性、更低的分化程度及更为罕见的组织学类型。治疗方案的选择需充分考虑患者既往接受的放射剂量及继发性恶性肿瘤的具体位置。在条件允许的情况下，手术应作为首选的治疗方式；而当手术不可行时，放射治疗则成为一种替代选择。在当前情境下，应优先采纳高剂量适形放射治疗技术，并严格确保周围正常组织的安全性。

如图8-8所示，有学者建立了一种基于质谱（mass spectrometry，MS）技术的蛋白质组学分析标准操作流程，该流程专门应用于激光显微切割（laser microdissection，LMD）处理过的福尔马林固定石蜡包埋子宫组织样本。通过对大型EC组织微阵列进行高分辨率生物图像分析，研究者能够精确地对细胞进行计数，并确定EC组织的平均细胞密度为600个/nl。随着解剖组织体积的逐步增加，肽回收率呈现出近乎线性的增长趋势。这种"单管采集-进样一体化"蛋白质组学工作流程具有操作简便、扩展性强和可靠性高等优势，可为活检或手术组织样本的高通量LMD-MS分析提供高效的样本前处理方法。

Troisi等学者评估了EC患者血清代谢组学特征的诊断性能。研究者进行了两项登记，其中一项包含168名受试者（88名EC患者和80名健康女性），用于建立分类模型；第二项包含120名受试者（30名EC患者，30名OC患者，10名良性子宫内膜疾病患者和50名健康对照者），用于评估分类算法的性能。同时建立了两个集成模型，模型Ⅰ是所有EC患者与对照者，模型Ⅱ是EC患者根据其组织类型进行汇总。通过气相色谱-质谱法进行血清代谢组学分析，同时通过集成学习机进行分类。模型Ⅰ的准确率为62%～99%，模型Ⅱ的准确率为67%～100%，模型Ⅰ和模型Ⅱ的集合模型精度均为100%。分类中最重要的代谢物是乳酸、孕酮、同型半胱氨酸、3-羟基丁酸、亚油酸、硬脂酸、肉豆蔻酸、苏氨酸和缬氨酸。EC患者的血清代谢组学特征不同于健康对照者，也不同于良性子宫内膜疾病患者和OC患者。

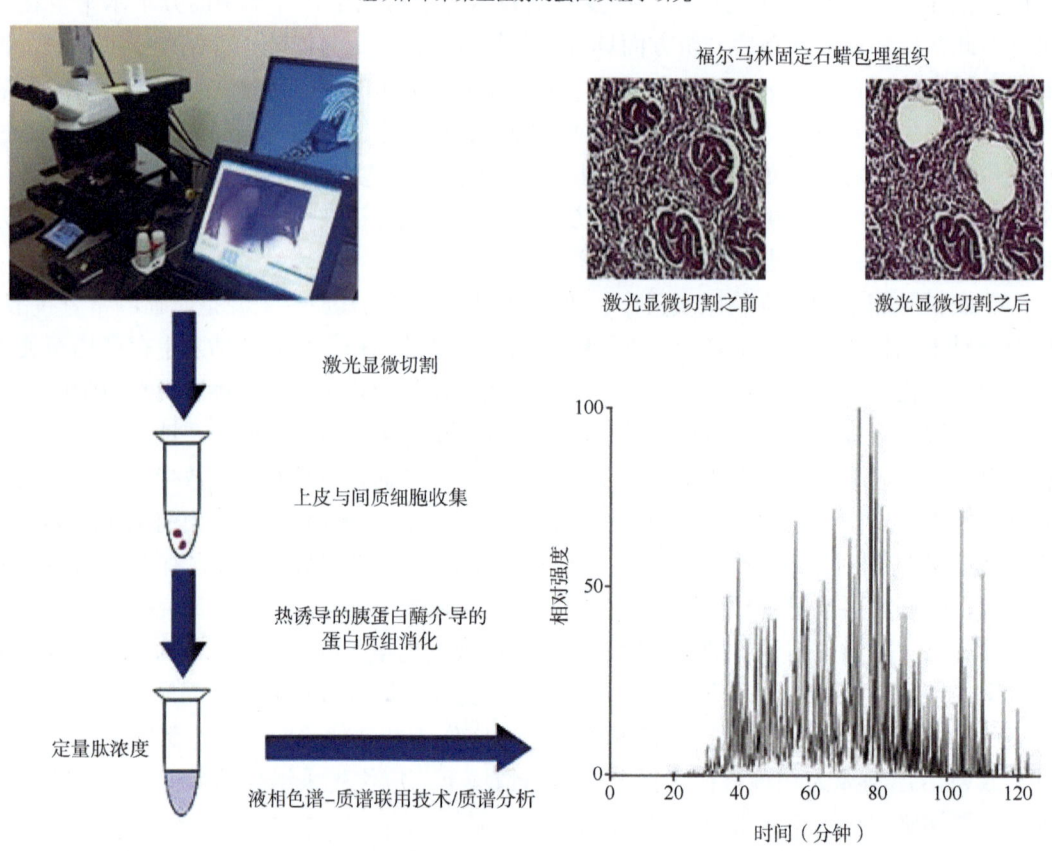

图8-8 子宫内膜癌组织蛋白质组学样品制备与分析流程

资料来源：Alkhas A, Hood B L, Oliver K, et al. 2011. Standardization of a sample preparation and analytical workflow for proteomics of archival endometrial cancer tissue. J Proteome Res, 10(11): 5264-5271

经许可转载（改编）引用，版权所有2011年美国化学学会

振动光谱，包括中红外吸收光谱与拉曼光谱，其凭借光与生物样本交互作用引发的原子振动吸收效应，产生具有独特性的"生化指纹"光谱。作为一种非破坏性技术手段，结合多元统计分析方法，该技术在过去10年间已被验证能有效区分肿瘤细胞与健康细胞，在肿瘤筛查及诊断领域展现出广阔的应用前景。部分子宫内膜增生（endometrial hyperplasia，EH）病例存在恶变为恶性肿瘤的风险，而EC与EH的诊断当前主要依赖耗时且主观性较强的组织病理学评估。肿瘤病变有一个复杂多变的肿瘤形成过程，正常细胞向

肿瘤细胞的初步转变往往难以在早期阶段被准确识别。Barnas等同步运用傅里叶变换红外光谱（FTIR）与拉曼光谱，并结合多维分析技术，对EC、不典型增生及正常组织进行了鉴别与区分。FTIR与拉曼光谱的结果揭示，相较于对照组，肿瘤组与非典型增生组的核酸与蛋白质在数量与质量上均发生了显著变化，同时在拉曼光谱中还观察到了脂质区域的变化。光谱学方法成功实现了对不典型增生与EC组织和正常生理子宫内膜组织的区分。Depciuch等的研究同样证实了傅里叶变换拉曼光谱与傅里叶变换红外光谱作为EC诊断手段的有效性。EC的发展伴随着拉曼光谱中核酸、酰胺Ⅰ及脂质化学成分的变化。FTIR则表明，肿瘤病变组织的特征在于碳水化合物与酰胺振动模式的改变。拉曼光谱的主成分分析与层次聚类分析进一步指出，肿瘤组织与被视为瘤前病变（即复杂非典型增生）之间存在相似性，但它们与正常对照组织存在显著差异。此外，拉曼光谱相较于FTIR在评估EC的发展方面展现出更高的有效性。针对上皮细胞黏附分子（epithelial cell adhesion molecule，EpCAM）的近红外荧光标记单克隆抗体的分子成像技术，被用作原位EC患者来源异种移植物（patient-derived xenograft，PDX）体内可视化的成像手段。该近红外探针（EpCAM-AF680）的应用，成功实现了原位PDX发展的时空可视化与纵向治疗监测。

  SERS纳米颗粒的拉曼成像技术展现了卓越的灵敏度，为分子靶向研究提供了坚实的平台，并赋予其多路及多模态成像的能力。这一技术的不断进步，主要得益于SERS造影剂的优化以及拉曼成像方法与相关仪器的持续发展。纳米颗粒在肿瘤与瘤前病变中具有优先的外渗与摄取特性，使得SERS纳米颗粒能够精确揭示这些肿瘤和病变的存在。此外，纳米颗粒还提供了一个平台，可用于功能分子的附着，进而支持通过特定靶向或其他成像手段进行检测。SERS纳米颗粒的最大优势在于，它们能够被设计成在一次扫描中实现对多个靶标的检测，同时具备高度的特异性和体内空间分辨率。拉曼图谱则包含了关于空间分布、组分粒度、压缩力及多态性的详尽信息，这些信息对于深入理解与分析物质结构具有极其重要的价值。借助适当的数据分析技术，复杂的数据可以被转化为简洁明了的数字信息，从而为机器学习模型的有效输入。Galata等采用羟丙基甲基纤维素（hydroxypropyl methylcellulose，HPMC）作为基质聚合物，制备了缓释片。他们运用了浓度离散化与小波分析两种方法，将HPMC的化学图谱转化为直方图形式，并随后通过主成分分析，提取出代表HPMC含量与粒度的关键分数值，并将这些值输入至经过精心训练的人工神经网络中，以实现对药片溶出度的预测。

第六节　结论与展望

  为有效提升女性恶性肿瘤患者的生存率，当前的工作重心在女性恶性肿瘤的筛查与早期诊断及治疗上。建议加强诊疗工作的标准化与规范化，开展创新性的临床试验，并构建妇科肿瘤多学科联合诊疗体系。当前，妇科恶性肿瘤的诊断主要依赖分子测序技术，但缺乏有效的快速辅助诊断手段。值得注意的是，在妊娠期间，妇科肿瘤的检出率较低，这一检查项目容易被忽视，且易受其他因素的干扰。在治疗方面，妇科恶性肿瘤仍主要采用放疗和化疗，这些治疗方法对人体损害较大，如何合理控制治疗强度是当前亟待解决的问题。寻找有效的靶向生物标志物或可为解决此问题提供契机。目前，科研人员正从形态学、免疫表型、分子遗传学、疫苗应用和鉴别诊断等多个角度，对女性恶性肿瘤的不同组织学类型、亚型和变异型进行深入探索。尽管在女性恶性肿瘤的管理和治疗方面已取得显著进展，但持续寻找和确认新的治疗靶点，开发新的治疗策略仍然至关重要。持续开展基础、转化和临床研究有望改善妇科肿瘤疾病的诊治状况。新研究成果深化了对肿瘤独特生物学和分子机制的认识，并正在转化为新型治疗方法。

　　拉曼光谱技术凭借其高效且无破坏性的特点，能够对血浆、尿液及脑脊液等体液中的化学分子实施精确分析。此类生物体液富含蛋白质、脂类、碳水化合物及核酸等在内的核心生物分子信息，这些信息共同形成了不同样本所特有的光谱化学特征。拉曼光谱技术具备同时分析多种生物分子的能力，可作为生物标志物提取的辅助手段，并为探究疾病的分子机制提供潜在的分析方法。拉曼光谱技术与其他光学方法在便携式装置中的结合，进一步拓宽了分析范围，并在理论上能够辨识人体多种病理状态。SERS技术是一种超灵敏的分子筛选技术，显著增强了来自等离子体纳米结构邻近区域微量分析物的拉曼散射信号。尽管拉曼光谱技术的应用范围广泛，但其发展仍受限于若干因素，如灵敏度不足、成本高、缺乏现场分析能力、荧光干扰、数据库不健全及物质自发拉曼光谱较弱等。因此，相关研究仍处于初级阶段，尚需通过大样本实验逐步探索，以期实现快速且简便的临床应用。拉曼光谱及拉曼成像技术，结合线性及非线性光学技术、金属纳米颗粒与有机分子的结合技术，以及多变量统计分析技术等，在靶向、多路及多模态成像领域呈现出迅猛的发展势头。这些技术的综合应用，为肿瘤的快速、简便及非侵入性诊断与治疗开辟了新的路径，具有重要的理论意义与实践价值。

参 考 文 献

Abramczyk H，Brozek-Pluska B，Jarota A，et al.，2020. A look into the use of Raman spectroscopy for brain and breast cancer diagnostics：linear and non-linear optics in cancer research as a gateway to tumor cell identity. Expert Rev Mol Diagn，20（1）：99-115.

Agsalda-Garcia M，Shieh T，Souza R，et al.，2020. Raman-enhanced spectroscopy（RESpect）probe for childhood non-Hodgkin lymphoma. SciMed J，2（1）：1-7.

Aljakouch K，Hilal Z，Daho I，et al.，2019. Fast and noninvasive diagnosis of cervical cancer by coherent anti-stokes Raman scattering. Anal Chem，91（21）：13900-13906.

Alkhas A，Hood B L，Oliver K，et al.，2011. Standardization of a sample preparation and analytical workflow for proteomics of archival endometrial cancer tissue. J Proteome Res，10（11）：5264-5271.

Barcellini A，Dominoni M，Gardella B，et al.，2022. Gynecological radio-induced secondary malignancy after a gynecological primary tumor：a rare entity and a challenge for oncologists. Int J Gynecol Cancer，32（10）：1321-1326.

Barnas E，Skret-Magierlo J，Skret A，et al.，2020. Simultaneous FTIR and Raman spectroscopy in endometrial atypical hyperplasia and cancer. Int J Mol Sci，21（14）：4828.

Barzaman K，Karami J，Zarei Z，et al.，2020. Breast cancer：biology, biomarkers, and treatments. Int Immunopharmacol，84：106535.

Basak M，Mitra S，Agnihotri S K，et al.，2021. Noninvasive point-of-care nanobiosensing of cervical cancer as an auxiliary to pap-smear test. ACS Appl Bio Mater，4（6）：5378-5390.

Beffara F, Perumal J, Puteri Mahyuddin A, et al., 2020. Development of highly reliable SERS-active photonic crystal fiber probe and its application in the detection of ovarian cancer biomarker in cyst fluid. J Biophotonics, 13(3): e201960120.

Bejar F G, Oaknin A, Williamson C, et al., 2022. Novel therapies in gynecologic cancer. Am Soc Clin Oncol Educ Book, 42: 1-17.

Brooks R A, Fleming G F, Lastra R R, et al., 2019. Current recommendations and recent progress in endometrial cancer. CA Cancer J Clin, 69(4): 258-279.

Cao T, Pan W, Sun X, et al., 2019. Increased expression of TET3 predicts unfavorable prognosis in patients with ovarian cancer-a bioinformatics integrative analysis. J Ovarian Res, 12(1): 101.

Chauhan P, Bhargava A, Kumari R, et al., 2022. Surface-enhanced Raman scattering biosensors for detection of oncomiRs in breast cancer. Drug Discov Today, 27(8): 2121-2136.

Chávarri-Guerra Y, González-Ochoa E, De-la-Mora-Molina H, et al., 2020. Systemic therapy for non-serous ovarian carcinoma. Chin Clin Oncol, 9(4): 52.

Chen F, Sun C, Yue Z, et al., 2022. Screening ovarian cancers with Raman spectroscopy of blood plasma coupled with machine learning data processing. Spectrochim Acta A Mol Biomol Spectrosc, 265: 120355.

Chen J, Douglass J, Prasath V, et al., 2019. The microbiome and breast cancer: a review. Breast Cancer Res Treat, 178(3): 493-496.

Chiuri A, Angelini F, 2021. Fast gating for Raman spectroscopy. Sensors(Basel), 21(8): 2579.

Coughlin S S, 2019. Epidemiology of breast cancer in women. Adv Exp Med Biol, 1152: 9-29.

Ćulum N M, Cooper T T, Lajoie G A, et al., 2021. Characterization of ovarian cancer-derived extracellular vesicles by surface-enhanced Raman spectroscopy. Analyst, 146(23): 7194-7206.

David S, Plante A, Dallaire F, et al., 2022. Multispectral label-free Raman spectroscopy can detect ovarian and endometrial cancer with high accuracy. J Biophotonics, 15(2): e202100198.

Delrue C, Speeckaert M M, 2022. The potential applications of Raman spectroscopy in kidney diseases. J Pers Med, 12(10): 1644.

Depciuch J, Barnaś E, Skręt-Magierło J, et al., 2021. Spectroscopic evaluation of carcinogenesis in endometrial cancer. Sci Rep, 11(1): 9079.

Ding H, Nyman J S, Sterling J A, et al., 2014. Development of Raman spectral markers to assess metastatic bone in breast cancer. J Biomed Opt, 19(11): 111606.

Espedal H, Fonnes T, Fasmer K E, et al., 2019. Imaging of preclinical endometrial cancer models for monitoring tumor progression and response to targeted therapy. Cancers(Basel), 11(12): 1885.

Feng C H, Mell L K, Sharabi A B, et al., 2020. Immunotherapy with radiotherapy and chemoradiotherapy for cervical cancer. Semin Radiat Oncol, 30(4): 273-280.

Fitzmaurice C, Allen C, Barber R M, et al., 2017. Global, regional, and national cancer incidence, mortality, years of life lost, years lived with disability, and disability-adjusted life-years for 32 cancer groups, 1990 to 2015: a systematic analysis for the global burden of disease study. JAMA Oncol, 3(4): 524-548.

Fonnes T, Strand E, Fasmer K E, et al., 2020. Near-infrared fluorescent imaging for monitoring of treatment response in endometrial carcinoma patient-derived xenograft models. Cancers(Basel), 12(2): 370.

Galata D L, Zsiros B, Mészáros L A, et al., 2022. Raman mapping-based non-destructive dissolution prediction of sustained-release tablets. J Pharm Biomed Anal, 212: 114661.

Gaona-Luviano P, Medina-Gaona L A, Magaña-Pérez K, 2020. Epidemiology of ovarian cancer. Chin Clin Oncol, 9(4): 47.

Giamougiannis P, Morais C L M, Grabowska R, et al., 2021. A comparative analysis of different biofluids towards ovarian cancer diagnosis using Raman microspectroscopy. Anal Bioanal Chem, 413(3): 911-922.

Giamougiannis P, Silva R V O, Freitas D L D, et al., 2021. Raman spectroscopy of blood and urine liquid biopsies for ovarian cancer diagnosis: identification of chemotherapy effects. J Biophotonics, 14(11): e202100195.

Gutiérrez-Hoya A, Soto-Cruz I, 2021. NK cell regulation in cervical cancer and strategies for immunotherapy. Cells, 10(11): 3104.

Haldorsen I S, Lura N, Blaakær J, et al., 2019. What is the role of imaging at primary diagnostic work-up in uterine cervical cancer. Curr Oncol Rep, 21(9): 77.

Hanna K, Krzoska E, Shaaban A M, et al., 2022. Raman spectroscopy: current applications in breast cancer diagnosis, challenges and future prospects. Br J Cancer, 126(8): 1125-1139.

Horgan C C, Bergholt M S, Thin M Z, et al., 2021. Image-guided Raman spectroscopy probe-tracking for tumor margin delineation. J Biomed Opt, 26(3): 036002.

Houghton S C, Hankinson S E, 2021. Cancer progress and priorities: breast cancer. Cancer epidemiol Biomarkers Prev, 30(5): 822-844.

Improta G, Pettinato A, Høgdall E, et al., 2019. Ovarian clear cell carcinoma: from morphology to molecular biology. Appl Immunohistochem Mol Morphol, 27(9): 631-636.

Jokerst J V, Cole A J, Van de Sompel D, et al., 2012. Gold nanorods for ovarian cancer detection with photoacoustic imaging and resection guidance via Raman imaging in living mice. ACS Nano, 6(11): 10366-10377.

Kalampokas E, Payne F, Nomikos A, et al., 2018. An update on the use of immunohistochemistry and molecular pathology in the diagnosis of pre-invasive and malignant lesions in gynecological oncology. Gynecol Oncol, 150(2): 378-386.

Kang Z, Li Y, Liu J, et al., 2023. H-CNN combined with tissue Raman spectroscopy for cervical cancer detection. Spectrochim Acta A Mol Biomol Spectrosc, 291: 122339.

Karunakaran V, Saritha V N, Ramya A N, et al., 2021. Elucidating Raman image-guided differential recognition of clinically confirmed grades of cervical exfoliated cells by dual biomarker-appended SERS-tag. Anal Chem, 93(32): 11140-11150.

Kashyap D, Pal D, Sharma R, et al., 2023. Global increase in breast cancer incidence: risk factors and preventive measures. Biomed Res Int, 2023: 9605439.

Kast R E, Serhatkulu G K, Cao A, et al., 2008. Raman spectroscopy can differentiate malignant tumors from normal breast tissue and detect early neoplastic changes in a mouse model. Biopolymers, 89(3): 235-241.

Keller M D, Wilson R H, Mycek M A, et al., 2010. Monte Carlo model of spatially offset Raman spectroscopy for breast tumor margin analysis. Appl Spectrosc, 64(6): 607-614.

Kenry, Nicolson F, Clark L, et al., 2022. Advances in surface enhanced Raman spectroscopy for in vivo imaging in oncology. Nanotheranostics, 6(1): 31-49.

Kim S, Kim T G, Lee S H, et al., 2020. Label-free surface-enhanced Raman spectroscopy biosensor for on-site breast cancer detection using human tears. ACS Appl Mater Interfaces, 12(7): 7897-7904.

Kononen J, Bubendorf L, Kallioniemi A, et al., 1998. Tissue microarrays for high-throughput molecular profiling of tumor specimens. Nat Med, 4(7): 844-847.

Koskas M, Amant F, Mirza M R, et al., 2021. Cancer of the corpus uteri: 2021 update. Int J Gynaecol Obstet, 155Suppl 1(Suppl 1): 45-60.

Lazaro-Pacheco D, Shaaban A M, Titiloye N A, et al., 2021. Elucidating the chemical and structural composition of breast cancer using Raman micro-spectroscopy. EXCLI J, 20: 1118-1132.

Lheureux S, Braunstein M, Oza A M, 2019. Epithelial ovarian cancer: Evolution of management in the era of precision medicine. CA Cancer J Clin, 69(4): 280-304.

Li H, Ning T, Yu F, et al., 2021. Raman microspectroscopic investigation and classification of breast cancer pathological characteristics. Molecules，26（4）：921.

Lino-Silva L S，2020. Ovarian carcinoma：pathology review with an emphasis in their molecular characteristics. Chin Clin Oncol，9（4）：45.

Liu Y，Wang Z，Zhou Z，et al.，2022. Analysis and comparison of machine learning methods for blood identification using single-cell laser tweezer Raman spectroscopy. Spectrochim Acta A Mol Biomol Spectrosc，277：121274.

Lu H，Ju D D，Yang G D，et al.，2019. Targeting cancer stem cell signature gene SMOC-2 Overcomes chemoresistance and inhibits cell proliferation of endometrial carcinoma. EBioMedicine，40：276-289.

Lucia F，Miranda O，Schick U，et al.，2022. Dose escalation by brachytherapy for gynecological cancers. Cancer Radiother，26（6-7）：905-910.

Lyng F M，Traynor D，Nguyen T N Q，et al.，2019. Discrimination of breast cancer from benign tumours using Raman spectroscopy. PLoS One，14（2）：e0212376.

Mal S，Duarte E Souza L，Allard C，et al.，2023. Duplex phenotype detection and targeting of breast cancer cells using nanotube nanoprobes and Raman imaging. ACS Appl Bio Mater，6（3）：1173-1184.

Matuszyk E，Adamczyk A，Radwan B，et al.，2021. Multiplex Raman imaging of organelles in endothelial cells. Spectrochim Acta A Mol Biomol Spectrosc，255：119658.

Melitto A S，Arias V E A，Shida J Y，et al.，2022. Diagnosing molecular subtypes of breast cancer by means of Raman spectroscopy. Lasers Surg Med，54（8）：1143-1156.

Mo W，Ke Q，Zhou M，et al.，2023. Combined morphological and spectroscopic diagnostic of HER2 expression in breast cancer tissues based on label-free surface-enhanced Raman scattering. Anal Chem，95（5）：3019-3027.

Moothanchery M，Perumal J，Mahyuddin A P，et al.，2022. Rapid and sensitive detection of ovarian cancer biomarker using a portable single peak Raman detection method. Sci Rep，12（1）：12459.

Ogawa C，Hirasawa A，Ida N，et al.，2022. Hereditary gynecologic tumors and precision cancer medicine. J Obstet Gynaecol Res，48（5）：1076-1090.

Oseledchyk A，Andreou C，Wall M A，et al.，2017. Folate-targeted surface-enhanced resonance Raman scattering nanoprobe ratiometry for detection of microscopic ovarian cancer. ACS Nano，11（2）：1488-1497.

Paidi S K，Troncoso J R，Harper M G，et al.，2022. Raman spectroscopy reveals phenotype switches in breast cancer metastasis. Theranostics，12（12）：5351-5363.

Pansare K，Raj Singh S，Chakravarthy V，et al.，2020. Raman spectroscopy：an exploratory study to identify post-radiation cell survival. Appl Spectrosc，74（5）：553-562.

Perumal J，Mahyuddin A P，Balasundaram G，et al.，2019. SERS-based detection of haptoglobin in ovarian cyst fluid as a point-of-care diagnostic assay for epithelial ovarian cancer. Cancer Manag Res，11：1115-1124.

Pezzicoli G，Moscaritolo F，Silvestris E，et al.，2021. Uterine carcinosarcoma：an overview. Crit Rev Oncol Hematol，163：103369.

Ponisio M R，Dehdashti F，2019. A role of PET agents beyond FDG in gynecology. Semin Nucl Med，49（6）：501-511.

Potara M，Nagy-Simon T，Craciun A M，et al.，2017. Carboplatin-loaded，Raman-encoded，chitosan-coated silver nanotriangles as multimodal traceable nanotherapeutic delivery systems and pH reporters inside human ovarian cancer cells. ACS Appl Mater Interfaces，9（38）：32565-32576.

Rajaram S，Gupta B，2021. Screening for cervical cancer：choices & dilemmas. Indian J Med Res，154（2）：210-220.

Ramanathan S，Tirumani S H，Ojili V，2020. Nodal metastasis in gynecologic malignancies：update on imaging and management. Clin Imaging，59（2）：157-166.

Ren X, Liang J, Zhang Y, et al., 2022. Single-cell transcriptomic analysis highlights origin and pathological process of human endometrioid endometrial carcinoma. Nat Commun, 13(1): 6300.

Revathidevi S, Murugan A K, Nakaoka H, et al., 2021. APOBEC: a molecular driver in cervical cancer pathogenesis. Cancer Lett, 496: 104-116.

Roy D, Modi A, Purohit P, et al., 2022. Growth differentiation factor-15 as a candidate biomarker in gynecologic malignancies: a meta-analysis. Cancer Invest, 40(10): 901-910.

Schiemer R, Furniss D, Phang S, et al., 2022. Vibrational biospectroscopy: an alternative approach to endometrial cancer diagnosis and screening. Int J Mol Sci, 23(9): 4859.

Shaikh R, Daniel A, Lyng F M, 2023. Raman spectroscopy for early detection of cervical cancer, a global women's health issue-a review. Molecules, 28(6): 2502.

Shen S, Zhang S, Liu P, et al., 2020. Potential role of microRNAs in the treatment and diagnosis of cervical cancer. Cancer Genet, 248-249: 25-30.

Shen Y, Peng X, Shen C, 2020. Identification and validation of immune-related lncRNA prognostic signature for breast cancer. Genomics, 112(3): 2640-2646.

Song Y, Zhang Y, 2022. Research progress of neoantigens in gynecologic cancers. Int Immunopharmacol, 112: 109236.

Stolnicu S, Park K J, Kiyokawa T, et al., 2021. Tumor typing of endocervical adenocarcinoma: contemporary review and recommendations from the international society of gynecological pathologists. Int J Gynecol Pathol, 40(Suppl 1): S75-S91.

Sun Y, Wang Y, Lu W, et al., 2021. A novel surface-enhanced Raman scattering probe based on Au nanoboxes for dynamic monitoring of caspase-3 during cervical cancer cell apoptosis. J Mater Chem B, 9(2): 381-391.

Torre-Gutiérrez L G, Martínez-Zérega B E, Oseguera-Galindo D O, et al., 2022. Breast cancer chemotherapy treatment monitoring based on serum sample Raman spectroscopy. Lasers Med Sci, 37(9): 3649-3659.

Travaglino A, Raffone A, Mascolo M, et al., 2020. TCGA molecular subgroups in endometrial undifferentiated/dedifferentiated carcinoma. Pathol Oncol Res, 26(3): 1411-1416.

Traynor D, Behl I, O'Dea D, et al., 2021. Raman spectral cytopathology for cancer diagnostic applications. Nat Protoc, 16(7): 3716-3735.

Traynor D, Duraipandian S, Bhatia R, et al., 2019. The potential of biobanked liquid based cytology samples for cervical cancer screening using Raman spectroscopy. J Biophotonics, 12(7): e201800377.

Traynor D, Duraipandian S, Bhatia R, et al., 2022. Development and validation of a Raman spectroscopic classification model for cervical intraepithelial neoplasia(CIN). Cancers(Basel), 14(7): 1836.

Troisi J, Sarno L, Landolfi A, et al., 2018. Metabolomic signature of endometrial cancer. J Proteome Res, 17(2): 804-812.

Trojano G, Olivieri C, Tinelli R, et al., 2019. Conservative treatment in early stage endometrial cancer: a review. Acta Biomed, 90(4): 405-410.

TunÇ İ, Susapto H H, 2020. Label-Free Detection of ovarian cancer antigen CA125 by surface enhanced Raman scattering. J Nanosci Nanotechnol, 20(3): 1358-1365.

Volkova L V, Pashov A I, Omelchuk N N, 2021. Cervical carcinoma: oncobiology and biomarkers. Int J Mol Sci, 22(22): 12571.

Wang J, Lin K, Hu H, et al., 2021. In vitro anticancer drug sensitivity sensing through single-cell Raman spectroscopy. Biosensors(Basel), 11(8): 286.

Wang J, Zheng C X, Ma C L, et al., 2021. Raman spectroscopic study of cervical precancerous lesions and cervical cancer. Lasers Med Sci, 36(9): 1855-1864.

Wei J J, Martinelli F, 2024. Editorial: New strategies to overcome platinum resistance in ovarian cancer. Front Oncol, 14: 1390760.

Xu X, Zhang M, Xu F, et al., 2020. Wnt signaling in breast cancer: biological mechanisms, challenges and opportunities. Mol Cancer, 19(1): 165.

Yang D, Liu Q, Guo J, et al., 2021. Cavity enhanced multi-channels gases Raman spectrometer. Sensors(Basel), 21(11): 3803.

Zhang X Q, Li L, 2021. A meta-analysis of XRCC1 single nucleotide polymorphism and susceptibility to gynecological malignancies. Medicine(Baltimore), 100(50): e28030.

Zhang X Y, Wang J, Zhou K Y, 2024. Progress in research and treatment of immune checkpoints in breast cancer. Asia Pac J Oncol, 5: 9-15.

Zheng X, Wu G, Wang J, et al., 2022. Rapid detection of hysteromyoma and cervical cancer based on serum surface-enhanced Raman spectroscopy and a support vector machine. Biomed Opt Express, 13(4): 1912-1923.